Silja Sperling · Ulrike Zander · Karolin Lankreijer

Yoga für die Hormon-Balance

Ausgeglichen und stark durch die Wechseljahre

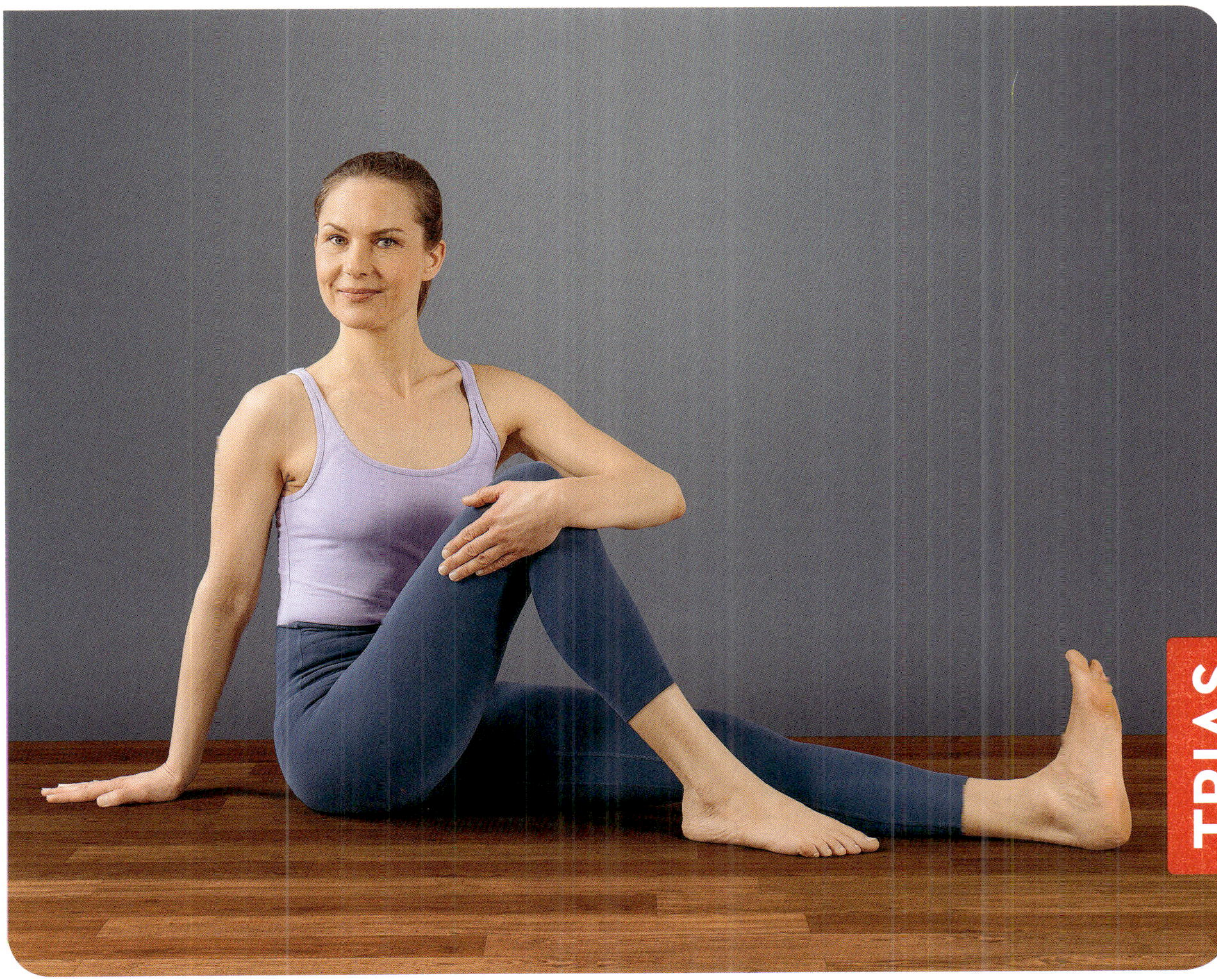

TRIAS

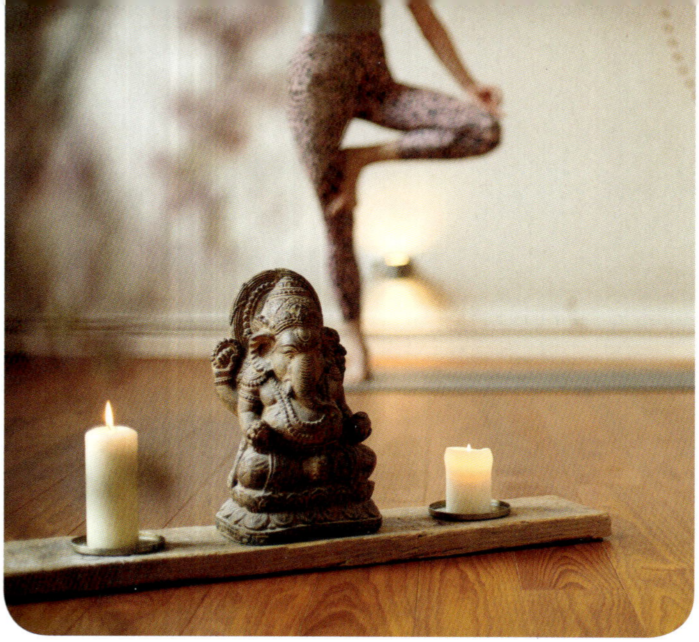

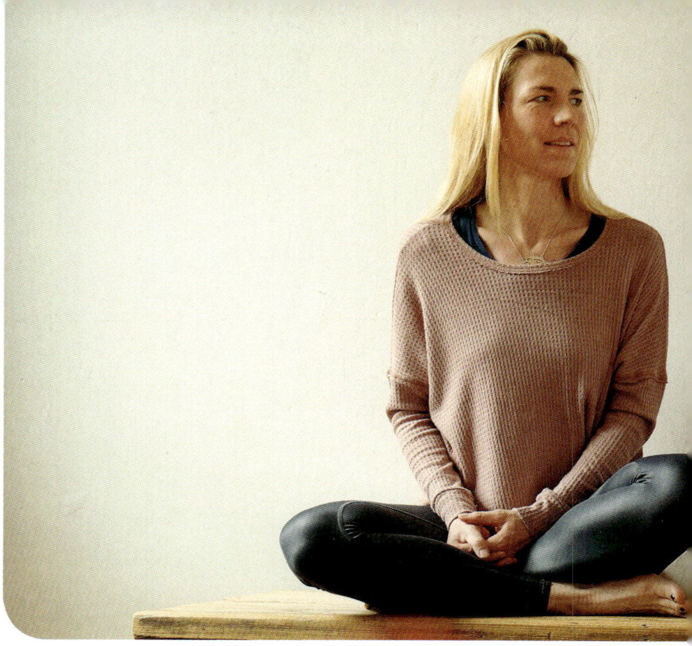

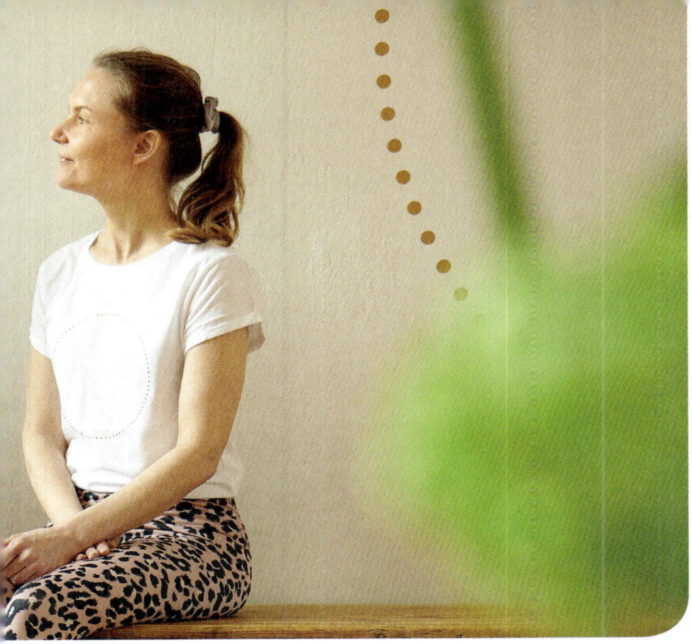

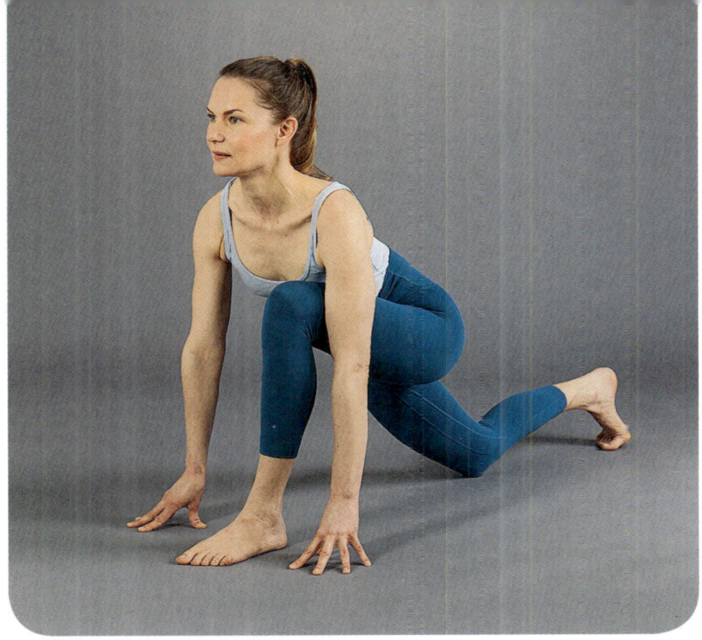

6

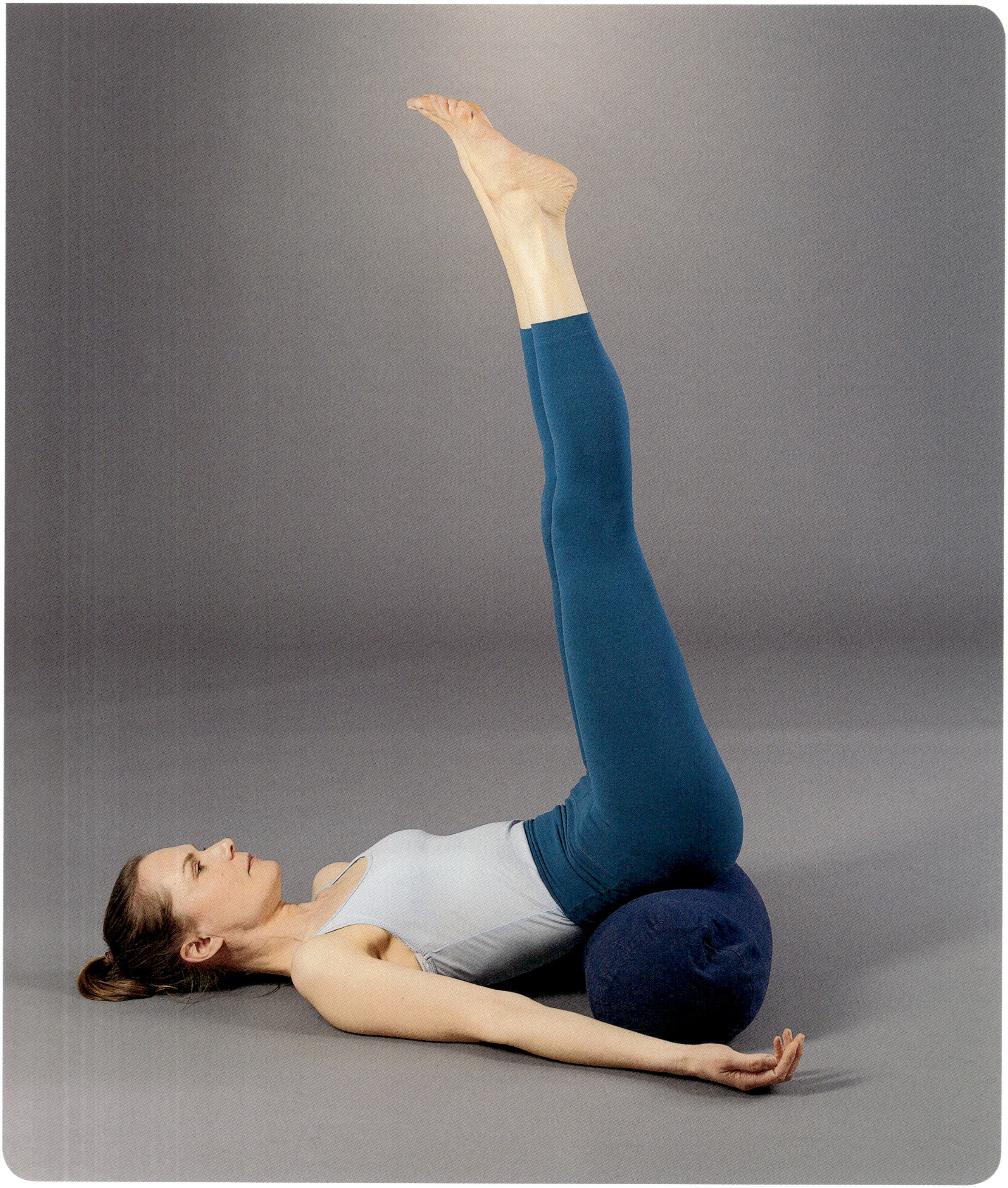

Mit Yoga gegen hormonelle Beschwerden

Leidest du unter Stimmungsschwankungen, Hautproblemen, Einschlafstörungen oder irgendwelchen anderen hormonellen Beschwerden? Dann ist dieses Buch genau richtig für dich. Hormonelle Beschwerden müssen nicht einfach ertragen werden, sondern du kannst durch einen achtsamen Lebensstil in Kombination mit ausgesuchten Yogaübungen durchaus positive Veränderungen in deinem Hormonhaushalt bewirken.

Wenn du Wechseljahresbeschwerden hast, möchten wir dich dazu ermuntern, gut für dich zu sorgen und unsere Übungen und Tipps als eventuelle Alternative zu synthetischen Hormonersatztherapien in Erwägung zu ziehen.

Aber auch wenn du keine hormonell bedingten Beschwerden hast, kannst du dieses Buch für dich nutzen, um deinen Körper entspannt auf die Umstellung der Wechseljahre vorzubereiten und diese dann leicht und voller Energie zu durchschreiten.

Was hat uns zum Hormon-Yoga geführt?

Seit ihrer Jugend plagte Silja sich mit sehr belastenden prämenstruellen Symptomen (depressiven Verstimmungen, Erschöpfung und starken Regelschmerzen) herum, die ihre Lebensqualität bis zu zwei Wochen pro Monat erheblich beeinträchtigten. Die Ärzte konnten ihr dabei nicht wirklich helfen. Daher probierte sie alle erdenklichen alternativen Heilmethoden aus, kam aber erst durch eine konsequent regelmäßige Hormon-Yoga-Übungspraxis zu einem wirklich positiven Ergebnis und konnte ihre Beschwerden um bis zu 70 Prozent lindern. Zudem fühlte sie sich insgesamt ausgeglichener, energiereicher; die Haare gewannen an Glanz und die Haut wurde reiner. Das Ergebnis war für sie so überzeugend, dass sie diese Yogaform unbedingt weitergeben wollte. Ein paar Jahre später lernte sie zusätzlich die heilende Wirkung der Pawanmuktasana-Serie und die Tibetische Hormongymnastik kennen und sehr zu schätzen.

Ulrike kam ohne akute Beschwerden vorwiegend aus Neugierde zum Hormon-Yoga. Aber auch sie hatte in der Vergangenheit mit starken hormonellen Ungleichgewichten zu tun, angefangen mit einem sehr spät eingesetzten, weitgehend willkürlichen Zyklus, der erst nach ihrer dritten Schwangerschaft und anschließenden Stillzeit regelmäßig wurde. Drei Jahre nach der Geburt ihres ersten Kindes wurden bei ihr Zysten in den Eierstöcken festgestellt, die darauffolgende Hormonbehandlung ließ die Zysten verschwinden, aber brachte ihre Hormon-Balance zunächst völlig aus dem Gleichgewicht. Hormon-Yoga hätte ihr sicher damals schon helfen können, denn auch ohne aktuelle Beschwerden verbessert regelmäßiges Üben von Hormon-Yoga und Tibetischer Hormongymnastik ihr Wohlbefinden und verschafft ihr gute Laune.

Im Alter von 19 Jahren wurde bei Karolin eine Zellveränderung am Gebärmutterhals diagnostiziert, die operativ entfernt wurde. Einige Monate zuvor hatte sie die Ausbildung zur Heilpraktikerin begonnen. Angetrieben von diesem einschneidenden Erlebnis, fühlte sie sich von Beginn ihrer therapeutischen Laufbahn an zu den Frauenthemen hingezogen. Es war ihr von vornherein klar, dass eine Operation sicherlich eine gute Maßnahme war, jedoch wollte sie die Hintergründe verstehen und vor allen Dingen begreifen, was sie in ihrem Leben verändern musste, um ein erneutes Auftreten der Krankheit zu vermeiden. Neben dem Studium der Traditionellen Chinesischen Medizin und der Heilkräutertherapie begann sie 2001, Yoga zu praktizieren.

Drei Frauen, drei unterschiedliche Geschichten individueller Hormon-Dysbalancen. Im Sommer 2014 kreuzten sich die Wege von Ulrike und Silja »zufällig« bei einer Hormon-Yoga-Therapie-Ausbildung von Dinah Rodrigues. Die inzwischen über 90 Jahre alte Dame hat das Konzept der Hormon-Yoga-Therapie zu Beginn der 1990er Jahre entwickelt und weltweit bekannt gemacht [1]. Sie reist immer noch um die Welt, um interessierten Frauen ihre Methode beizubringen.

Wir waren damals schon ausgebildete Yogalehrerinnen und hatten eine langjährige Yogapraxis. Seitdem geben wir Hormon-Yoga-Workshops und Personal-Trainings und treffen jedes Mal auf ganz unterschiedliche Frauen, die alle ihre eigenen aus hormonellen Ungleichgewichten entspringenden Beschwerden und unterschiedliche körperliche, private und auch zeitliche Voraussetzungen mitbringen. Von diesen Unterrichtserfahrungen und unserer eigenen Übungspraxis haben wir uns inspirieren lassen und ein effektives, schnell zu erlernendes System entwickelt. Die Übungen sind leicht durchführbar und wurden »Yoga für die Hormon-Balance« getauft.

Wir kombinieren spezifische Atem- und Energielenkungstechniken (angelehnt an Dinah Rodrigues' »Hormon-Yoga-Therapie«) mit verschiedenen Yogahaltungen, der Tibetischen Hormongymnastik (von Olga Orlova) und den Makko-Ho-Meridian-Dehnübungen (von Shizuto Masunaga) sowie Yoga Nidra (von Satyananda Saraswati). Dabei wird die Energie im Körper gezielt zum Fließen gebracht, um alle Hormondrüsen sowie das Verdauungssystem anzuregen.

Unser Ziel ist es, konkrete Übungsanleitungen zu geben, kombiniert mit Hintergrundwissen und Ernährungstipps auf einer ganzheitlichen Grundlage. Denn bei Yoga geht es immer um Verbindung und Ganzheit. Wir möchten dich dazu anregen, in deinen Körper hineinzuspüren: Dein Körper ist weise und macht dich mit seinen Symptomen darauf aufmerksam, an welcher Stelle er mehr Balance braucht.

Unser Leben als Frau ist eng mit dem weiblichen Zyklus verbunden. Je mehr wir lernen, die unterschiedlichen Phasen unseres Zyklus zu verstehen und anzunehmen, desto besser können wir körperlich und seelisch im Einklang sein. Das gilt auch für einschneidende Ereignisse in unserem Leben als Frau: Schwangerschaft und Wechseljahre. Besonders dann ist Annehmen und in gewissem Sinne auch »Geschehen-Lassen« wichtig – und unser Körper zeigt uns genau, was er braucht.

Letztlich geht es aber um das Sein: Frau-Sein, Weiblichkeit, um die urweibliche Kraft, die uns unser ganzes Leben lang begleitet, auch jenseits der Wechseljahre. Lassen wir uns darauf ein, unserem Körper richtig zuzuhören.

Wie ist dieses Buch aufgebaut?

Im ersten Teil geht es um ein bisschen Theorie. Kurz und knapp, in vereinfachter Form stellen wir das in Wirklichkeit sehr komplexe Zusammenspiel der Hormone dar und erklären, was passiert, wenn es nicht mehr so funktioniert, wie es soll. Ein allgemeiner Störfaktor kann dabei sehr mächtig sein: Stress. Deshalb widmen wir ihm ein eigenes Kapitel und zeigen Möglichkeiten auf, mit ihm umzugehen und ihn bestenfalls zu bewältigen. Auch der weibliche Zyklus und die Phase der Wechseljahre werden in diesem Teil beschrieben, wobei es uns wichtig ist, über das rein medizinisch-biologische Wissen hinauszugehen und diese Phasen auch aus der Perspektive der Gefühle, der inneren Wahrnehmung und in gewisser Hinsicht auch der Spiritualität zu behandeln.

Der zweite Teil ist der Kern dieses Buches: Hier geht es um die Praxis. Du bekommst genaue Anleitungen für die verschiedenen Übungsreihen (Sonngengruß, kurze und lange Übungsreihe, Yoga Nidra). Damit du die Erfolge deiner Übungspraxis überprüfen kannst, haben wir einen detaillierten Fragebogen zu Beschwerdebildern und allgemeinem Wohlbefinden und einen Übungskalender beigefügt. Beide können dich bei deiner Praxis systematisch und motivierend begleiten. Da nicht jede Frau täglich 30 Minuten Zeit zum Üben hat, haben wir auch eine kürzere Übungsreihe von etwa 15–20 Minuten entwickelt. Außerdem kannst du fließende Übergänge (Vinyasas) in die lange Serie einbauen, wenn du dich körperlich gerne ein bisschen mehr herausfordern möchtest.

Im dritten Teil gehen wir dann auf allgemeine Anregungen für die hormonelle Balance und einzelne Beschwerdebilder ein und geben konkrete Tipps, welche Yogaübungen aus unserer Übungsreihe dabei besonders effektiv sein können. Außerdem findest du Empfehlungen zu Lebensstil, Ernährung und Nahrungsergänzungsmitteln, zum Beispiel aus Ayurveda und Kräuterheilkunde.

Wie kannst du dieses Buch nutzen?

Das Buch kann chronologisch gelesen werden. So machst du dich zunächst mit dem theoretischen Basiswissen vertraut, bevor du zum praktischen Übungsteil übergehst. Am Ende erhältst du noch Infos zu den einzelnen Beschwerden.

Oder du springst gleich zu den Yogasequenzen und beginnst direkt mit der Praxis. Die Übungsreihen sind so konzipiert und jede einzelne Übung so detailliert erklärt, dass du diese auch ohne Kenntnis des ersten Teils effektiv üben kannst. Falls dennoch Fragen zu Begriffen und Zusammenhängen aufkommen, hast du die Möglichkeit, einfach zurückzublättern und nachzulesen.

Gut zu wissen

Dieses Buch ist in erster Linie informativ, es soll Methoden aufzeigen, wie du für dich selbst sorgen und deinen Hormonhaushalt in Balance bringen kannst. Es ersetzt in keinem Fall eine ärztliche Diagnose und Therapie. Die Anwendung der Tipps und Methoden sowie das Praktizieren der Übungsreihen geschehen in eigener Verantwortung.

Zur Vertiefung deiner Übungspraxis empfehlen wir dir begleitend zum Buch unsere Übungsreihen als Video und die Endentspannungen als MP3 unter www.hormonyoga-hamburg.de/ zu erwerben und herunterzuladen.

Wir wünschen dir ein angenehmes Leseerlebnis und viel Spaß und Erfolg beim Üben!

Silja Sperling, Ulrike Zander und Karolin Lankreijer

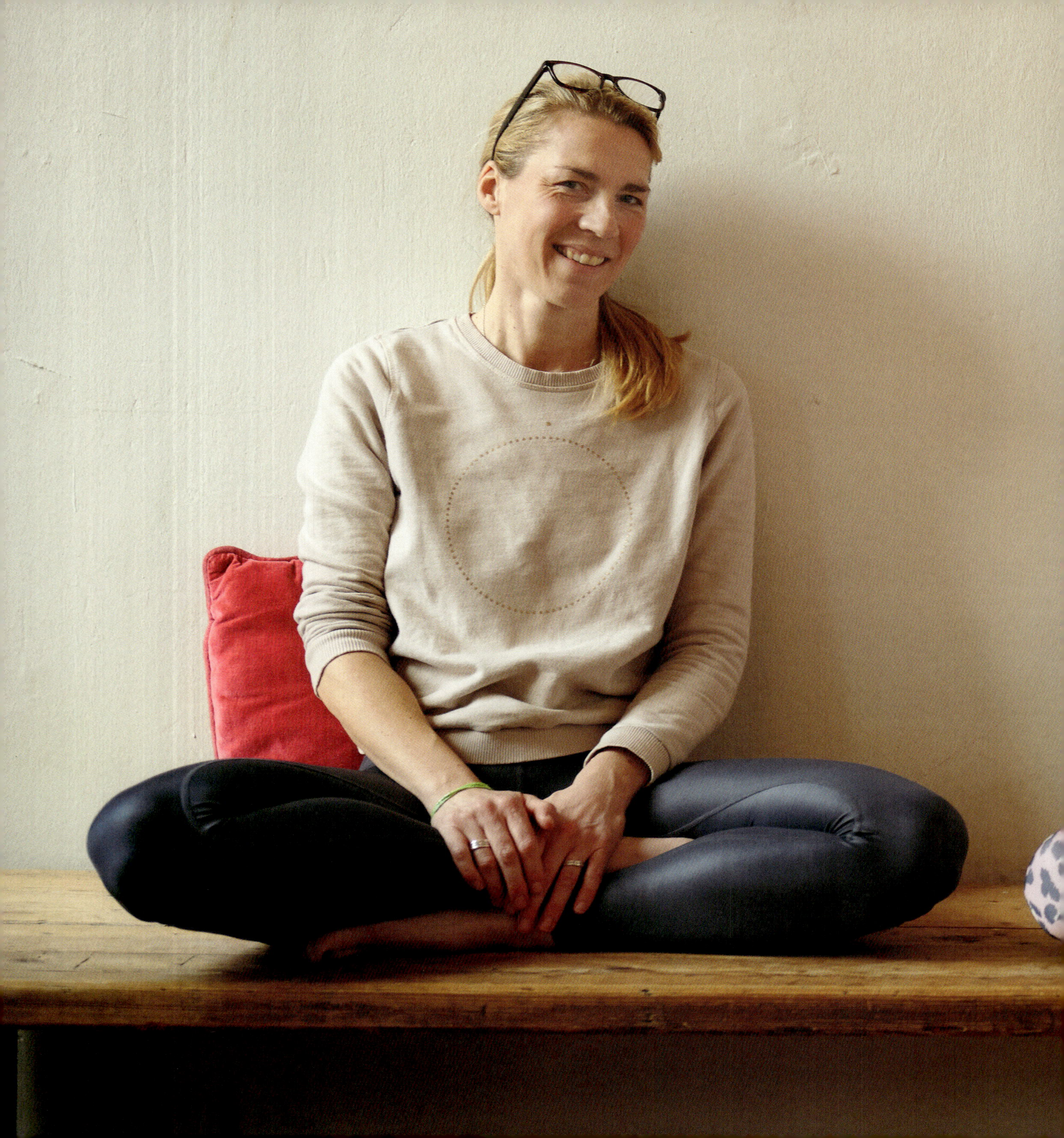

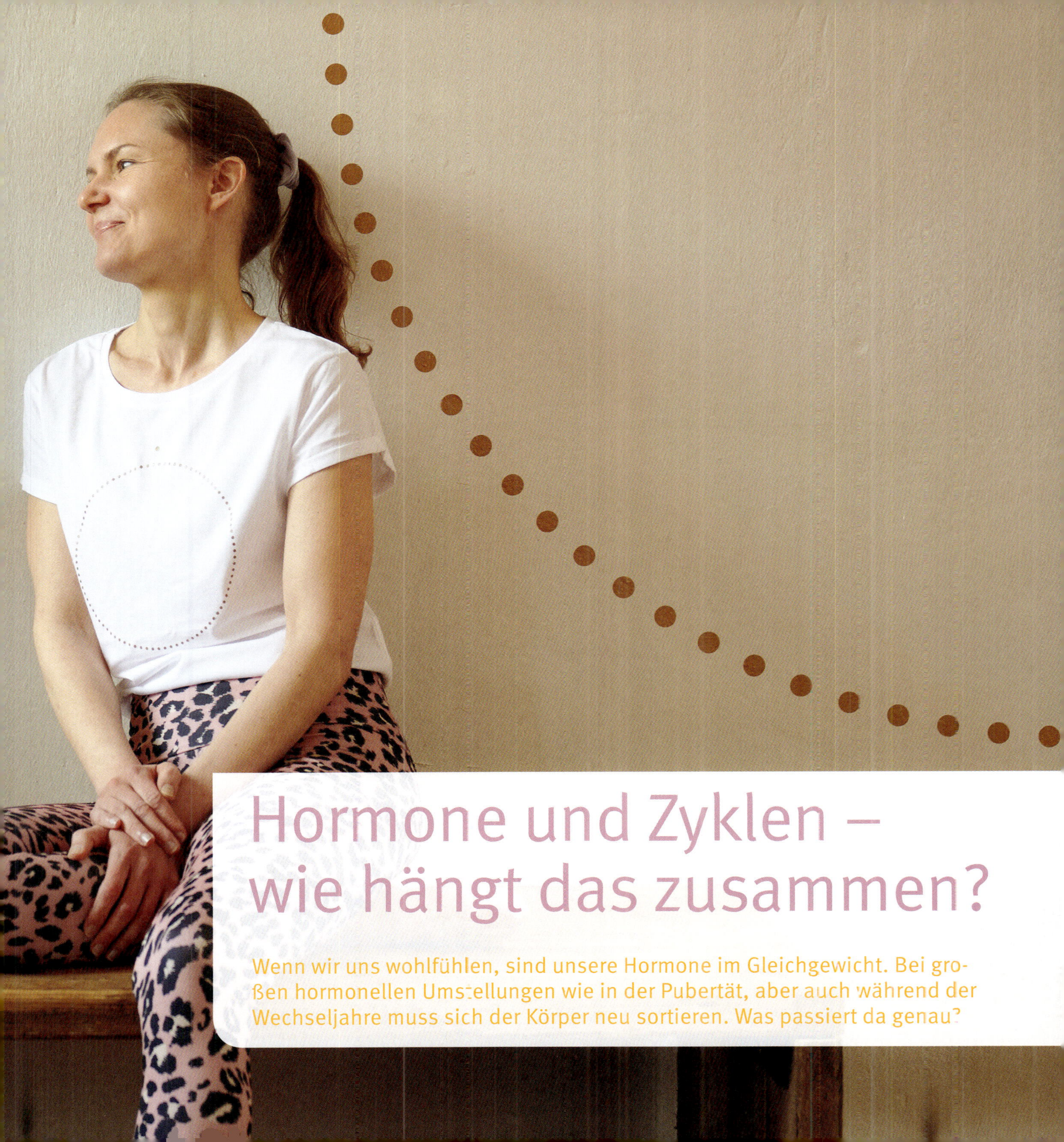

Hormone und Zyklen – wie hängt das zusammen?

Wenn wir uns wohlfühlen, sind unsere Hormone im Gleichgewicht. Bei großen hormonellen Umstellungen wie in der Pubertät, aber auch während der Wechseljahre muss sich der Körper neu sortieren. Was passiert da genau?

Was du über Hormone wissen solltest

Das Wort »Hormon« kommt aus dem Griechischen und bedeutet so viel wie »antreiben«. Gemeint ist hiermit, dass die Hormone verschiedene Reaktionen und Stoffwechselfunktionen im Körper anregen und deren Arbeit »antreiben«.

Gehirn, Nervensystem und Hormone arbeiten eng als Team miteinander. Waren die Erkenntnisse dieser engen Zusammenarbeit bis vor einigen Jahren noch eher im spirituellen Bereich angesiedelt, finden sie heute u.a. in der Hirnforschung Anerkennung. Inzwischen gibt es Forschungsarbeiten über die Wirkmechanismen alter spiritueller Praktiken und Körperübungen.

Wir schlagen in diesem Buch eine Brücke zwischen Yoga, westlicher Medizin und Frauengesundheit. Dieses Wissen kannst du nutzen, um deine Gesundheit zu erhalten oder sogar zu verbessern. Außerdem kannst du viele Beschwerden, bevor sie sich zu Krankheiten entwickeln, lindern. Durch regelmäßiges Üben können sie sogar ganz verschwinden.

Grundsätzlich wichtig für die Gesundheit sind gutes, gesundes und ausgewogenes Essen und Trinken, Bewegung im Allgemeinen und ein gesundes soziales Umfeld. Gerät einer dieser Faktoren aus dem Lot, hat dies Auswirkungen auf die Lebensqualität und kann im schlimmsten Fall zu Beschwerden und später zu Krankheiten führen. So können auch einzelne, geringe hormonelle Schwankungen langfristig das komplette Hormonsystem stören. Im Gegensatz zu generellen sportlichen Betätigungen wirkt unser Yoga für die Hormon-Balance direkt auf die Hormondrüsen des Körpers. Durch spezielle Kompression und Dehnung der Drüsen in Verbindung mit einer massierenden Bauchatmung und einer gezielten Energielenkungstechnik wird Energie im Körper zum Fließen gebracht und die Ausschüttung der Hormone harmonisiert.

Die Hormondrüsen

Welche Hormondrüsen gibt es, wo befinden sie sich und was sind ihre Aufgaben? Damit wollen wir uns auf den nächsten Seiten beschäftigen.[2]

Der Hypothalamus

Das Wort »Hypothalamus« kommt aus dem Griechischen und bedeutet »unter dem Thalamus«. Der Hypothalamus ist allen Hormondrüsen übergeordnet, er repräsentiert das Sahasrara Chakra oder Kronenchakra.

Der Thalamus wird als Sehhügel bezeichnet. Er ist *das* Koordinationszentrum für unsere Empfindungen, zum Beispiel Schmerz, Temperatur, Gleichgewicht, Geschmacksempfinden, aber auch deren Ausdruck auf der Gefühlsebene wie das Empfinden von Lust oder auch Unlust. Aus diesem Grund wird er auch »Tor des Bewusstseins« genannt.

Am Thalamus hängt der Hypothalamus, zu dessen Aufgaben die Regulierung unseres Fett- und Wasserhaushalts sowie unser Wärmeausgleich gehören. Im Hypothalamus werden aber vor allem Hormone gebildet, die andere im Körper sitzende Drüsen anregen oder auch hemmen, ihre organspezifischen Hormone auszuschütten. Damit das alles reibungslos abläuft, müssen die Drüsen gut miteinander verbunden sein und permanent kommunizieren. Hierfür ist der Hypothalamus die oberste Kontrollinstanz.

Die Hypophyse

Die Hypophyse symbolisiert das Ajna Chakra oder das Dritte Auge. Sie sitzt direkt unter dem Hypothalamus und ist mit ihm über den Hypophysenstiel verbunden. Vielleicht kennst du sie auch unter dem Namen »Hirnanhangsdrüse«. Sie wird direkt vom Hypothalamus gesteuert und ist sozusagen sein Sprachrohr. Durch seine Hormone regt er die Hypophyse an, ihre organspezifischen Hormone zu bilden und somit Arbeitsaufträge an weiter unten im Körper gelegene Hormondrüsen weiterzuleiten.

Die Hypophyse ist so groß wie eine Bohne und wiegt nur etwa ein Gramm. Sie hat zwei Teile: die Adenohypophyse und die Neurohypophyse.

Hormone, die in der Adenohypophyse gebildet werden und andere Drüsen stimulieren, sind:

- FSH, das follikelstimulierende Hormon: regt die Follikel an, Östrogen zu bilden, und stimuliert den Follikel (die Eihülle), vollständig auszureifen.
- LH, das luteinisierende Hormon: stimuliert die Eierstöcke und löst das Springen der Eihülle, also den Eisprung, aus.
- TSH (Thyroidea): ist das die Schilddrüse stimulierende Hormon.

Außerdem produziert sie:

- Somatotropin: stimuliert das Knochenwachstum und den Stoffwechsel.
- Prolactin: ist verantwortlich für die Milchbildung.
- ACTH: stimuliert die Nebennierenrinde zur Ausschüttung von Cortisol.
- LPH (Lipotropin): regt den Fettstoffwechsel an.
- Endorphine (Glückshormone): beeinflussen unsere Schmerzrezeptoren.

In der Neurohypophyse wird u.a. das Oxytocin gebildet, das als Bindungshormon gilt. Während der Geburt eines Kindes werden große Mengen dieses Hormons freigesetzt und leisten einen wichtigen Beitrag zur unendlichen Mutterliebe, die wir Frauen empfinden. Abgesehen von der Bindung zu anderen Lebewesen stärkt das Hormon allgemein unsere »Anbindungsfähigkeit«. Es stärkt unser Selbstvertrauen und unser gesundes »Gottvertrauen«, sozusagen die Anbindung nach »oben«. Hypothalamus und Hypophyse werden nicht umsonst als das Dritte Auge bezeichnet.

Die Schilddrüse

Die Schilddrüse ist das wichtigste Ausdruckszentrum des Menschen. Mit ihrem Sitz im Vishuddi Chakra bzw. Kehlchakra können wir sie auch als das »Sprachrohr« des Menschen bezeichnen. Sie wird ebenfalls in zwei Teile gegliedert: die Schilddrüse und die Nebenschilddrüse. Beide produzieren Hormone mit vielfältigen Funktionen.

Die Schilddrüse schüttet die Hormone Thyroxin (T_4) und Trijodthyronin (T_3) aus. Diese jodhaltigen Hormone regulieren unseren Energiehaushalt. Dieser Regelkreis, das Ansteigen und Absinken der Hormone, wird eng von Hypothalamus und Hypophyse überwacht und durch deren Hormone wiederum kontrolliert.

Damit verbundene Fragen sind: Wie viel Energie verbrauchen wir wofür? Fühlen wir uns müde und ausgelaugt? Können wir das auch zum Ausdruck bringen? Haben wir eine gute Balance von Aktion und Entspannung in unserem Leben?

Als Nebenschilddrüse werden vier linsengroße Drüsen bezeichnet, die an der Oberfläche der Schilddrüse liegen. Hier werden Calcitonin und Parathormon gebildet. Calcitonin verringert den Kalziumanteil im Blut, das Parathormon dagegen erhöht ihn, indem es vermehrt Kalzium aus unserer Nahrung im Darm löst. Ein gutes Zusammenspiel dieser beiden beeinflusst die Dichte unserer Knochen und Zähne, unsere Muskelfunktion und unsere Herztätigkeit.

Hier wird die energetische Schnittstelle zwischen unserem spirituellen Sein und unserem Körper deutlich, zeigt sich doch in unserer Knochendichte unsere eigene Struktur sowie in unserer Muskulatur unsere Lebenskraft.

Schilddrüsenhormone stehen in enger Kommunikation mit unseren Keimdrüsen und unserem Darm. Generell kann man ihre Funktion folgendermaßen umschreiben:

- Sie haben einen großen Einfluss auf unseren gesamten Stoffwechsel und unseren Grundumsatz.
- Sie erhöhen unsere Herzfrequenz.
- Sie fördern unser Wachstum sowie unsere geistige Entwicklung.
- Sie kommunizieren eng mit unserem Nervensystem und haben Einfluss auf unsere Erregungsleitung.
- Sie erhöhen unseren Kalzium- und Phosphatumsatz.

Die Thymusdrüse

Die Thymusdrüse ist die Drüse, die das Anahata Chakra oder Herzchakra symbolisiert. Zwar produziert sie keine Hormone, ist aber ein wichtiger Bestandteil unserer Immunabwehr und damit unserer Stärke.

Nach der Geburt werden die Abwehrzellen des Körpers, die Lymphozyten, im Knochenmark gebildet. Ein Teil verbleibt dort und wird als B-Lymphozyten bezeichnet, ein Teil wird durch Aktivierung der Thymusdrüse zu T-Lymphozyten, bevor sie in ihre weiteren »Trainingslager« ausgesendet werden: in die Mandeln, die Milz, die Lymphknoten und alle weiteren lymphatischen Gewebe im Körper.

Auf der spirituellen Ebene repräsentiert die Thymusdrüse den Sitz des Ichs. Ohne Ich kein Du – das Du steht hier für die Außenwelt. In der Immunabwehr wird entschieden, was körpereigen und was fremd, also von außen, ist.

Im Hinblick auf die immer häufiger auftretenden Autoimmunkrankheiten bedarf die Thymusdrüse also durchaus unserer liebevollen Beachtung, denn bei den sogenannten Autoimmunkrankheiten ist unsere Immunabwehr derart irritiert, dass sie Körpereigenes als fremd wahrnimmt und attackiert. Beispiele hierfür sind zum Beispiel Hashimoto, Rheumatoide Arthritis, Morbus Crohn.

Die Bauchspeicheldrüse

Die Bauchspeicheldrüse sitzt im Oberbauch und wird dem Manipura Chakra oder Solarplexus Chakra zugeordnet. Streng genommen können wir sie nicht als einzelnes Organ betrachten, denn ihre Funktion ist eng mit der weiterer an der Verdauung beteiligter Organe verbunden. Ihre engen Mitspieler sind die Gallenblase, die Leber, der Magen und der Dünndarm.

Stress, aber vor allem minderwertige Nahrung machen ihr gehörig zu schaffen. Dabei ist die Informationsflut, der ein moderner Mensch ausgesetzt ist, nicht zu vergessen – denn jegliche Form der Information möchte verdaut werden.

Vereinfacht erklärt ist die Bauchspeicheldrüse an folgenden Prozessen beteiligt:

- Sie produziert die Verdauungsenzyme für unseren Kohlehydrat-, Eiweiß- und Fettstoffwechsel.
- Eine kleine, aber enorm wichtige Gruppe von Zellen in der Bauchspeicheldrüse, die sogenannten Langerhans-Inselzellen, sind für die Hormonproduktion zuständig. Sie schütten zwei Hormone aus, die im besten Fall als Team fantastisch zusammenarbeiten: das Insulin, das den Blutzucker senkt, und das Glucagon, das blutzuckersteigernd wirkt.

Eine nicht funktionierende Bauchspeicheldrüse hat verschiedene Erkrankungen zur Folge. Die wohl bekannteste und zu Recht sehr gefürchtete Erkrankung heißt Diabetes mellitus. Sie entwickelt sich seit Jahren zur Volkskrankheit. Es gibt zwei Typen von Diabetes:

- den angeborenen Diabetes mellitus Typ 1; hier ist die Insulinproduktion von Geburt an gestört.
- den Diabetes Typ 2, der sich verhindern ließe.

Beim Diabetes Typ 2 haben wir es mit den Folgen von »jahrelangem Schindluder« zu tun: schlechte Nahrungsmittel mit einem hohen Anteil minderwertiger Kohlenhydrate sowie mangelnde Bewegung sind an erster Stelle zu nennen. Leider wird die Nahrung oft auch regelrecht hinuntergeschlungen, statt gut gekaut (wir lieben das altmodische Wort »Mahlzeit«: »Zeit zu mahlen«). Oft genug belasten wir unsere Verdauung zusätzlich mit »schweren Themen«, die bei Tisch besprochen werden – und auch die wollen verdaut werden.

Dabei ist eine gesunde Lebensweise gar nicht schwer: gute biologische Nahrungsmittel mit vollwertigen Bestandteilen, gut gekaut, in Ruhe verdaut. Dazu ein gesundes Maß an Bewegung – und schon hast du deinem Körper ohne großen Aufwand viel Gutes getan!

Die Eierstöcke

Das Swadhistana Chakra oder Sakralchakra – der »heilige« Ort – ist der Sitz der Eierstöcke, die auch Ovarien genannt werden. Sie sind buchstäblich die körperliche Quelle der Schöpfung. Die Eierstöcke sind Hormondrüsen, in denen die befruchtungsfähigen Eizellen und auch die weiblichen Sexualhormone hergestellt werden. Zum Zeitpunkt der Geburt eines Mädchens sind in ihnen etwa 200 000 Primärfollikel angelegt, potenzielle Kandidaten für ein neues Menschenleben. Im Laufe des Lebens werden sie nach und nach zum Reifen und Wachsen angeregt. In diesen Eizellen wird Östrogen und anteilig auch Progesteron gebildet.

Östrogen stimuliert einerseits die Eireifung, andererseits sendet es Signale an die bereits betrachtete Hypophyse (Seite 13) im Gehirn. Diese wird angeregt, das luteinisierende Hormon (LH) auszusenden, das für den Eisprung sorgt. Weitere Aufgaben des Östrogens liegen im Aufbau der Gebärmutterschleimhaut und dem Eitransport in den Eierstöcken. Auch unser Knochenwachstum wird vom Östrogen beeinflusst.

Östrogen ist der Überbegriff für drei Unterarten der Östrogene. Alle drei Arten üben eine endokrine Funktion aus und wirken auf den Zellkern jener Zellen, die die Proteinsynthese regulieren:

- Östron stammt aus den Eierstöcken und indirekt aus der Nebenniere. Es gewinnt insbesondere ab der Menopause an Bedeutung.
- Östradiol ist in den fruchtbaren Jahren der Frau reichlich im Körper vorhanden. Es wird in den Eierstöcken und in geringeren Mengen in der Nebenniere erzeugt. In Fettzellen kann außerdem Testo-

steron in Östradiol umgewandelt werden.
- Östriol wird durch Androsterone synthetisiert. Während der Schwangerschaft ist dieses Hormon reichlich vorhanden.

Progesteron benötigen wir, um die Gebärmutterschleimhaut auf die Einnistung des befruchteten Eis vorzubereiten. Daher wird es in der zweiten Hälfte eines Zyklus ausgeschüttet. Wurde ein Ei befruchtet, benötigen wir das Progesteron, um die Schwangerschaft aufrechtzuerhalten. Das ist der Grund für seinen Beinamen »Schwangerschaftshormon«. Ein anderer Name des Progesterons ist »Gelbkörperhormon«. Er deutet schon an, wie es hauptsächlich gebildet wird – nämlich vom Gelbkörper. Der Gelbkörper entsteht nach dem Eisprung aus den Resten des aufgeplatzten Follikels (der Hülle der reifen Eizelle) im Eierstock. Ein kleinerer Teil des Progesterons wird in der innersten Schicht der Nebennierenrinde gebildet, zusammen mit dem Testosteron.

Die vermehrte Ausschüttung des Sexualhormons Progesteron nach dem Eisprung sorgt dafür, dass die Gebärmutterschleimhaut gut durchblutet wird und weiter heranreift, was optimale Bedingungen für die Einnistung einer befruchteten Eizelle schafft.

Die Nebennieren

Die Nebennieren finden ihre Entsprechung im Muladhara Chakra oder Wurzelchakra. In der Medizin alter Kulturen, zum Beispiel in der Traditionellen Chinesischen Medizin (TCM), werden die Nebennieren auch als Sitz der Zeugungskraft angesehen, denn jegliches schöpferische Potential ist in ihnen gespeichert. Damit ist sowohl die Zeugung eines Kindes als auch jede andere schöpferische Kraft gemeint. Auch künstlerischer Selbstausdruck findet seinen Ursprung und seine Muße in den Nebennieren. Sie gelten als Basis der Lebenskraft. So verwundert es nicht, dass es im Volksmund heißt: »Etwas geht mir an die Nieren.« Es geht sprichwörtlich »ans Eingemachte«, an unsere Urkraft.

Die Nebennieren sitzen beidseitig auf den Polen der Nieren auf und sind jeweils etwa 12 g schwer. In ihren unterschiedlichen Formen können wir sowohl das weibliche als auch das männliche Potential erkennen: Yin und Yang. Die linke Nebenniere ist wie ein Halbmond geformt und repräsentiert die Erde oder auch die Ur-Mutter. Die rechte hingegen hat die Form eines Tetraeders. Ihr wird die Sonne und das Feuer zugeordnet.

In der Pulsdiagnose der TCM wird der Puls beider Nierenseiten an dem jeweiligen Handgelenk gefühlt. Die rechte Seite wird dem »Tor des Lebens« Ming Men zugeordnet. Die Kraft ihres Pulses gibt Aufschluss über das schöpferische Potential eines Menschen.

Wie vielschichtig und kraftvoll dieses Organ ist, können wir an seinem Aufbau und an der Vielfalt seiner Funktionen gut erkennen. Die Nebennieren teilen sich in zwei Bereiche: die Nebennierenrinde und das Nebennierenmark.

Die Nebennierenrinde teilt sich in drei Schichten. In der inneren Schicht werden hauptsächlich die sogenannten Androgene gebildet, deren bekanntester Vertreter das Testosteron ist. Bei Frauen wird in geringen Mengen Testosteron in den Eierstöcken und in der Nebennierenrinde produziert. Es steigert die Libido der Frau, führt aber bei einem Hormonüberschuss zu Zeichen einer allgemeinen Vermännlichung (Virilisierung). Zusätzlich hat Testosteron Wirkungen, die bei Männern und Frauen gleichermaßen auftreten. Testosteron beschleunigt das Längenwachstum von Knochen und beeinflusst die Beschaffenheit der Muskulatur, der Haut und die Funktion der Schweißdrüsen.

In der mittleren Schicht werden die Glukokortikoide gebildet. Hier ist das Cortisol hervorzuheben, das einen engen Bezug zur Leber hat und eine wichtige Rolle in unserem Zuckerstoffwechsel spielt. In Stress- und Notfallsituationen kann durch die Ausschüttung dieses Hormons in Windeseile Energie für Herz und Hirn bereitgestellt werden. Mehr Informationen dazu findest du im Kapitel »Stress und Hormone« (Seite 17). Weitere Funktionen der mittleren Schicht sind der Eiweiß-, Kohlenhydrat- und Fettstoffwechsel. Vielleicht kennst du das auch: Trotz massiver Anstrengung und Mühe gelingt es dir nicht, deinen Bauchspeck loszuwerden. Bitte denke dann auch an deine Nebennieren. Ursprünglich sicherte es das Überleben, im Kampf diese Reserven für den Moment der Entspannung zu erhalten. Denn nicht immer gab es nach einer Schlacht ein ordentliches Festmahl. Beim Fehlen eines entsprechenden Ausgleichs (Yoga, Spaziergänge im Wald, Mediation, Ruhephasen), kann es zu einer langandauernden Störung im Hormonsystem kommen. Folgen hiervon sind: Diabetes mellitus, Bluthochdruck, Immunschwäche und Abnahme der Skelettmuskulatur, da zu viel Muskelprotein abgebaut wird.

Die äußere Schicht der Nebennierenrinde erzeugt Hormone für den Mineralstoffwechsel. Deren Aufgabe ist die gleichmäßige Verteilung von Wasser und Salzen in unserem Körper. Als Hauptvertreter ist das blutdruckregulierende Hormon zu nennen.

Das Nebennierenmark produziert streng genommen keine Hormone, sondern Neurotransmitter, die wir oft fälschlich als Stresshormone bezeichnen. Seinen Ursprung hat es im Nervengewebe und seine »Kommunikatoren« (Neurotransmitter) heißen Adrenalin und Noradrenalin. Sie erhöhen bzw. senken die Herzfrequenz und beschleunigen und senken den Puls. Adrenalin reguliert die Blutverteilung im Körper, während Noradrenalin den Druck in den Gefäßen stabil hält.

Stress und Hormone

Die Stressreaktion ist ein natürlicher Bestandteil unseres Lebens und – auch wenn wir sie meist als unangenehm empfinden – erstmal eine positive Reaktion des Körpers auf Gefahren oder zur Bewältigung von Belastungssituationen. Sobald wir eine Gefahr erkannt haben, sorgt das Gehirn über die sogenannte Stressachse (Hypothalamus-Hypophysen-Nebennieren-Achse, HHN-Achse) dafür, genügend Energie zu mobilisieren, um unseren Körper auf Flucht oder Kampf vorzubereiten. Dafür schütten die Nebennieren Adrenalin, Noradrenalin und Cortisol in den Blutkreislauf aus. Damit steigen Blutdruck und Blutzuckerspiegel, alle Sinne sind aktiviert, der Körper ist in Alarmbereitschaft und auf Höchstleistungen vorbereitet, um die Situation zu bewältigen. Gleichzeitig werden alle anderen Körperfunktionen, die für diese Aktion unwichtig sind, kurzfristig auf Sparflamme gestellt, insbesondere die Verdauung und die Bildung von Sexualhormonen.

Sind wir der Gefahr entkommen, gibt der Körper das Signal »Gefahr vorbei, du kannst dich wieder beruhigen«. Dann wird der Hormonspiegel durch den Parasympathikus wieder normalisiert.

Der Mediziner und Vater der Stressforschung Hans Selye unterscheidet zwischen positivem Stress (»Eustress«) und negativem Stress (»Disstress«).[3] Wenn wir uns kurzfristigem Stress aussetzen, fördern wir sogar unsere Gesundheit langfristig, sind vitaler, ausgeglichener und schlafen besser. Eustress wird als Antriebsmotor verstanden und gibt uns die nötige Motivation und Leistungsfähigkeit, um Herausforderungen mit Konzentration, Kreativität und Schaffensfreude anzunehmen. Die Natur hat uns nur 15 Minuten für eine Stressantwort eingeräumt, in der wir eine unmittelbare Gefahrensituation bewältigen können, da der Energieschub durch die Adrenalinausschüttung gar nicht länger ausreichen würde.

Dagegen können permanente Überlastung und Überreizung durch volle Terminkalender, erhöhten Leistungsdruck, Beziehungsprobleme, Ärger am Arbeitsplatz, den Spagat zwischen Beruf und Familie usw. ungesunden chronischen Stress (Disstress) auslösen und zu dauerhaft erhöhten Adrenalin- und Cortisol-Spiegeln führen. Folgt auf diesen negativen Stress keine regulierende Energieentladung durch Bewegung und Entspannung, kann das gesamte Hormonsystem empfindlich gestört werden. Die natürliche Stressbremse funktioniert dann nicht mehr richtig, unser Stressmechanismus schaukelt sich hoch und die von unserem Gehirn als Gefahr eingestufte Situation kann nicht mehr bewältigt werden. Dauerhaft überlastet das unseren Organismus und verbraucht viel Energie. Die Konsequenz daraus können Schlafstörungen, Depressionen und Störungen des Denkvermögens sein.

Auch andere Hormonregelkreise werden beeinträchtigt, zum Beispiel wird die Produktion von Progesteron und Testosteron durch die Stressachse gehemmt, was sich negativ auf die Libido, den Menstruationszyklus, den Eisprung und somit auch auf die Fruchtbarkeit auswirken kann. Ein dauerhaft erhöhter Cortisol-Spiegel kann das Immunsystem schwächen und häufige Infekte – sogar bis hin zu schweren Krankheiten wie Krebs – begünstigen. Durch einen negativen Einfluss auf den Stoffwechsel können sich leichter Fetteinlagerungen im Bauch bilden. Leidet der Organismus unter einer dauerhaften Störung der Stressachse, kann es sehr lange dauern, bis sich der Mensch wieder vollständig erholen und gesunden kann.

Vom Umgang mit Stress

Um gesund zu bleiben, müssen wir lernen, nachhaltig mit Stress umzugehen. Das gilt besonders für Menschen, die einer längeren und unvermeidbaren Stressbelastung ausgesetzt sind. Dabei ist es wichtig zu wissen, dass jeder anders auf chronischen Stress reagiert.

Neurowissenschaftler vom Max-Planck-Institut für Psychiatrie in München vermuten, dass Menschen mit traumatischen Erlebnissen in der Kindheit, zum Beispiel durch Missbrauch, Gewalt, Krieg oder Naturkatastrophen, Stresshormone schneller und intensiver ausschütten und ein Leben lang anfälliger für eine Störung der Stressachse und somit für Depressionen und Angststörungen sind.[4] Aber auch Veranlagungen oder akut belastende Lebenssituationen, zum Beispiel der Verlust oder die Pflege eines Angehörigen, können Stresskrankheiten begünstigen.

Aber Stress entsteht nicht nur außen, sondern auch innen. Die Stressforschung spricht von einem individuellen »Stress-Thermostaten«, der entscheidet, welche Herausforderung ein Mensch als optimal und fordernd wahrnimmt und welche ihn überfordert. Dabei ist die eigene Bewertung der Situation entscheidender als die äußere Situation. Ein Gefühl der Bedrohung entsteht, wenn wir denken, dass wir einer Situation nicht gewachsen sind, und unsere Kräfte für zu begrenzt dafür halten. Zum Beispiel, wenn wir aus »jeder Mücke einen Elefanten machen« oder wenn wir »einfach nicht mehr runterkommen«, wir also einen Stressreiz nicht mehr in einer angemessenen Zeit loswerden.

Je nach Selbsteinschätzung und Persönlichkeit ist der »Stress-Thermostat« hoch oder niedrig eingestellt und springt bei entsprechender Belastung an. Es gibt Menschen, die immer neue Herausforderungen oder sogar auch gerne Gefahrensituationen suchen und daraus ihre Energie ziehen, und andere, die mehr Sicherheit und Ruhe brauchen, um aufzutanken. Man geht davon aus, dass 15 Prozent der Menschen besonders resilient, also kaum anfällig für Stress sind, und 15 Prozent der Menschen übermäßig stressanfällig sind.

Zwar fallen die Lösungsansätze für Stressbewältigung sehr individuell aus, aber jeder Mensch braucht regelmäßig Bewegung und Auszeiten, um sich vom Stress zu erholen und um das natürliche Gleichgewicht wiederherzustellen. Leider besteht der Alltag vieler Menschen hauptsächlich aus sitzenden Tätigkeiten und wenig Bewegung. Wir fahren mit dem Auto zur Arbeit, sitzen stundenlang am Schreibtisch und abends bringen wir unser Hormonsystem bei einer spannenden Serie so richtig in Fahrt.

Die gute Nachricht: Ein ausgeglichenes Hormonsystem, das nicht permanent Stresshormone ausschüttet, reguliert sich selbst. Unser Yoga- und Meditationsprogramm zeigt einen effektiven Weg zum hormonellen Gleichgewicht. Aber auch gemäßigter Ausdauersport und die Beschäftigung mit Dingen, die uns Freude bereiten, können unsere Hormone wieder ins Gleichgewicht bringen. Wer also den Tag mit einer Runde Joggen, einer Meditation oder ein paar guten Yogaübungen beginnt, braucht am Abend ziemlich wahrscheinlich weniger vermeintlich »entstressende« Maßnahmen wie Schokolade, Alkohol oder hochspannende Serien.

Die Zyklen der Frau

Unser Leben als Frau wird im Wesentlichen durch zwei Zyklen bestimmt, den Monatszyklus, auch Periode genannt, und den Lebenszyklus von der Pubertät bis nach den Wechseljahren. Sie werden beide durch Hormone gesteuert.

Im Folgenden wollen wir zwei der hormonellen Kreisläufe genauer unter die Lupe nehmen: den monatlichen Hormonzyklus der Frau im gebärfähigen Alter und den hormonellen Zyklus einer Frau zwischen Pubertät und Wechseljahren bzw. dem letztendlichen Ausbleiben der Menstruation in der Menopause.

Der monatliche Zyklus

Die Blutung einer Frau wird auch »Periode« genannt, da sie in periodischen Abständen – etwa alle 28 Tage – wiederkommt. Dieser monatliche Zyklus beginnt mit dem ersten Tag der Menstruation und endet am letzten Tag vor der nächsten Blutung.

Wir können den weiblichen Zyklus in vier Stadien unterteilen:

- Follikelphase
- Eisprung/Zyklusmitte
- prämenstruelle Phase
- Menstruation/Regelblutung

Die Dauer des Zyklus (etwa 28 Tage) schwankt abhängig vom Alter der Frau, ihrer Veranlagung und ihrer Belastung. Bei jungen Frauen in der Pubertät dauert es einige Jahre, bis sich der Körper an die »neuen« Hormone wie Östrogen gewöhnt hat. Er benötigt oft länger für die Follikelphase.

In den Wechseljahren stellt sich die Hormonproduktion erneut um. Auch hier sind Schwankungen in der Länge des Zyklus bis zum Eintreten des eigentlichen Klimakteriums, also dem Versiegen der Menstruation, »normal«.

Follikelphase

Wie bereits erwähnt, beginnt der monatliche Zyklus einer Frau mit dem 1. Tag der Blutung und endet am letzten Tag vor dem erneuten Einsetzen der Menstruation. Der erste Tag der Blutung ist auch der erste Tag der Follikelphase, die bis zum Eisprung andauert. Eine gesunde Menstruation setzt gesunde Follikel voraus. Die Hypophyse schüttet das follikelstimulierende Hormon FSH aus, ein Ei begibt sich auf die Reise zu einer eventuellen Befruchtung. Das dauert zwischen 7 und 21 Tage.

Je älter eine Frau ist, desto mehr FSH produziert ihr Körper, was eine tendenziell verkürzte Follikelphase zu Folge haben kann. Demgegenüber haben junge Frauen oft noch einen sehr niedrigen FSH-Spiegel, weshalb diese Phase dementsprechend länger ausfallen kann. So erklärt sich diese relativ große Zeitspanne.

Das FSH regt die Eierstöcke an, den Östrogenspiegel weiter ansteigen zu lassen. Dadurch wird die Gebärmutterschleimhaut auf eine Schwangerschaft vorbereitet. Sie wird dick und saftig und das Ei kann sich, wurde es befruchtet, problemlos einnisten.

Aufbruch und Innovation Mit dem Einsetzen der Menstruation fühlen sich viele Frauen erst einmal erleichtert, das Energielevel sinkt für die ersten ein, zwei Tage etwas ab. Ab dem 3. oder 4. Zyklustag folgt meist ein kleiner Energieschub durch die Erhöhung des Östrogenspiegels. Frauen fühlen sich in diesen Tagen flexibel, leicht und mühelos. Sie sind besonders nach außen gerichtet, Kommunikationsfreude und Kreativität halten Einzug. Jedoch ist es auch eine Zeit der Stressanfälligkeit. Deshalb ist es wichtig, sich in dieser Phase nicht zu übernehmen, sondern die vorhandene Energie achtsam einzusetzen, um Ideen und Strategien zu entwickeln und Kontakte zu knüpfen.

Eisprung

Die reifenden Eibläschen schwellen auf ihrem Weg zum Eileiter an. Wenn das erste, manchmal auch zwei den Eileiter erreichen, wird das luteinisierende Hormon (LH) ausgeschüttet. Dadurch platzt die Eihülle und das Ei bricht aus den Eierstöcken und springt in den Eileiter. Viele Frauen erleben diesen Sprung als Ziehen im Becken.

Durchschnittlich ist der Tag des Eisprungs um den 14. Tag des Zyklus herum, also etwa 14 Tage nach dem 1. Tag der Blutung.

Effizienz, Erotik, Empfängnis In dieser Phase sind Frauen kraftvoll, zielgerichtet und belastungsfähig. Sie können sich gut durchsetzen, sind empfänglich und entwickeln eine besonders erotische Anziehungskraft. Neben der Ausschüttung des Progesterons steigt um den Eisprung herum bei Frauen auch der Testosteronspiegel. Evolutionäres Ziel des Körpers ist es, in der fruchtbaren Zeit einen Geschlechtsverkehr herbeizuführen. Deshalb steigt die Lust deutlich an und die Frauen fühlen sich energiegeladen.

Prämenstruelle Phase

Der leere Follikel, der nach dem Eisprung im Eierstock verbleibt, wird in den so genannten Gelbkörper umgewandelt. Er bildet das Hormon Progesteron, das gemeinsam mit Östrogen die Gebärmutterschleimhaut optimal vorbereitet, damit sich im Fall der Fälle eine befruchtete Eizelle einnisten kann.

Diese Verwandlung ist ein kleines Wunderwerk, dessen Gelingen von vielen verschiedenen Faktoren abhängig ist. So haben die Gesundheit der Schilddrüse und auch der Bauchspeicheldrüse großen Einfluss auf den reibungslosen Ablauf. Ebenso muss der Körper gut mit Nährstoffen wie Magnesium, B-Vitaminen, Vitamin D, Zink, Jod und Selen versorgt sein.

Findet keine Befruchtung statt, bildet sich der Gelbkörper wieder zurück und die Progesteron- und Östrogenkonzentration fällt ab. Die Erhaltung der Gebärmutterschleimhaut ist nun nicht mehr möglich; sie wird mit der Menstruationsblutung abgestoßen.

Intuition, Rückzug und Geborgenheit Die prämenstruelle Phase wird von dem Bedürfnis nach mehr Ruhe und Geborgenheit dominiert. Der Kontakt zur inneren Stimme ist jetzt bei einigen Frauen am intensivsten. Durch die beruhigende Wirkung von Progesteron ist das Energieniveau in der zweiten Hälfte dieser Phase eher gedämpft und es treten oft prämenstruelle Symptome (PMS) auf. Wenn in dieser

Phase keine Zeit für Ruhe und Rückzug ist, sondern eher ein stressiger, nach außen gerichteter Alltag vorherrscht, kann das die prämenstruellen Symptome verstärken. Körper und Seele versuchen jetzt, in irgendeiner Form unterdrückte Bedürfnisse, Gefühle oder Sehnsüchte zum Ausdruck zu bringen, die im restlichen Monat durch die Schnelligkeit des Alltags gerne verdrängt werden. In dieser Zeit ist es gut, sich zu entspannen, sich selbst liebevolle Aufmerksamkeit zu schenken und diese Orientierung nach innen freundlich anzunehmen, anstatt sie negativ zu bewerten. Spaziergänge an der frischen Luft und sanfter Sport tun jetzt besonders gut.

Menstruation

Wenn bis hierhin alles einwandfrei verlief, sollte die Gebärmutterschleimhaut nun eine »gesunde Struktur« haben. Sie sollte nicht zu dick oder dünn sein, keine Entzündungen aufweisen und sich leicht lösen können.

Während der Ablösung der Gebärmutterschleimhaut werden blutverdünnende Substanzen freigesetzt, sodass alle Bestandteile den Körper leicht verlassen können. Die Menstruationsflüssigkeit besteht aus Blut, Gebärmutterschleimhaut, Zervixschleim und vaginalem Sekret und hat in der Regel eine rötlich braune Farbe. Die Blutung sollte zwischen zwei und sieben Tage andauern.

Der erste Tag dieser Blutung ist der erste Tag der Follikelphase und die nächste Generation Eibläschen macht sich auf die letzte Etappe ihrer Reise.

Schutz und Reinigung Jetzt tut es besonders gut, sich Zeit zu nehmen, um neue Kraft zu tanken und sie als Reinigungsprozess zu verstehen, um Altes loszulassen und Platz für Neues zu schaffen.

Der weibliche Zyklus auf ein Leben gesehen

Pubertät und Wechseljahre sind im Leben einer Frau Zeiten der Umstellung. Es sind Zeiten der Wandlung, der natürlichen, gesunden Entwicklung nach vorne. Dieser Prozess muss als Teil des Lebens gesehen werden. Er geschieht weder auf Knopfdruck, noch findet er bei jeder Frau im exakt gleichen Alter statt.

Die Pubertät

Mit der Pubertät beginnt sich der Hormonhaushalt eines Mädchens umzustellen, es entwickelt sich vom Mädchen zur Frau. Dieser Prozess findet zwischen dem 9. und 16. Lebensjahr statt und benötigt wie auch die Wechseljahre Zeit, um sich langsam aufzubauen und dann in einen regelmäßigen periodischen Monatszyklus überzugehen. In den Wechseljahren kehrt sich der Prozess dann um: vom Wechselstrom zum Gleichstrom, wie die bekannte amerikanische Gynäkologin Christiane Northrup schreibt. [5]

Zurück zu den Mädchen. Über Hypothalamus und Hypophyse signalisiert der Körper den Ovarien, vermehrt Östrogen, genauer gesagt Östradiol (Seite 15), auszuschütten. Den Impuls bekommen sie, sobald das Mädchen eine gewisse Körpergröße und ein entsprechendes Gewicht erreicht hat.

Die erste Blutung eines Mädchens wird als Menarche bezeichnet. Oft hat die Östrogenproduktion noch nicht für einen »echten« Eisprung ausgereicht, jedoch bereitet sich der Körper Schritt für Schritt auf eine mögliche Schwangerschaft vor. Nach einiger Zeit pendeln sich die Hormone auf ein gutes Niveau ein. Das Ei kann springen, der Zyklus ist in dieser Zeit oft noch unregelmäßig. Bis es zu einem regelmäßigen Zyklus kommt, kann es Jahre dauern, handelt es sich hierbei doch um eine große Umstellung.

Gleichzeitig mit dem Einschießen der weiblichen Geschlechtshormone verändern sich der Körperbau und die -form der jungen Frauen.

Die Brüste beginnen zu sprießen und die weiblichen Rundungen beginnen sich zu formen. Die Mädchen verlieren ihre knabenhafte Silhouette.

Während der Pubertät zeigt sich deutlich der Zusammenhang zwischen Hormonen, Emotionen und körperlichen Symptomen. Auf der körperlichen Ebene erleben die jungen Mädchen oft eine Instabilität des Kreislaufs, sie erröten, die Stimmungen schwanken stark. Sicherlich hängt das emotionale Erleben stark mit dem Steigen und Fallen des Östrogenspiegels zusammen. Eine wichtige Rolle spielt hier der emotionale Halt der Gesellschaft. Werden junge Mädchen auf seelischer Ebene von ihren Müttern und dem Umfeld gut auf diese wunderbare, lebensbejahende fruchtbare Zeit vorbereitet, kann sich ihr Körper viel leichter umstellen.

Die fruchtbaren Jahre

Von Mitte 20 bis Mitte 30 ist das Hoch der Fortpflanzungszeit. Körper und Seele der Frau haben sich an die Hormone und deren stetes Auf und Ab gewöhnt. Der Zyklus hat sich periodisch eingependelt, wenn gewünscht sollte einer gesunden Empfängnis nichts im Wege stehen.

An dieser Stelle sei erwähnt, dass ein Zyklus, während dessen hormonell verhütet wird, nicht mit einem natürlichen Zyklus zu vergleichen ist. In meiner Praxis habe ich über viele Jahre miterlebt, wie schwer sich Frauen tun, die früh mit der Einnahme der Pille begonnen haben, wieder einen natürlichen Zyklus mit natürlichen Hormonen aufzubauen.

Wie wir am Beispiel der Pubertät sehen konnten, verschwinden die Grenzen zwischen körperlichen Hormonausschüttungen, die lediglich der Fortpflanzung dienen, und ihrem Einfluss auf unser Gefühlsleben. Unsere Stimmungen und unsere Wahrnehmung der Welt sind an den Hormoncocktail in unserem Blut gekoppelt. Dies hat mit dem Wechselspiel von Hypothalamus, Hypophyse, den Eierstöcken und vielen anderen Hormonen zu tun.

Zwar reguliert der Hypothalamus als übergeordnetes Zentrum die Produktion aller Hormone, er wird aber über den Rückkopplungsmechanismus auch von ihnen reguliert. So besitzt er nicht nur Rezeptoren für unsere Geschlechtshormone, sondern auch für Neurotransmitter, die unsere Stimmungen, Gedanken und unser Erleben der Welt deutlich färben.

In den fruchtbaren Jahren sorgt dieses System dafür, dass Frauen ihre Bedürfnisse oft hintanstellen können. Die Geschlechtshormone stimulieren die Produktion von Bindungshormonen und regen das Gehirn an, rauschmittelähnliche Substanzen auszuschütten. Unsere mütterliche Kraft befindet sich auf dem Höhepunkt. Durch Hormone gelingt es Frauen, ihre eigenen Bedürfnisse zugunsten der Familie und der Aufzucht und Erziehung der Kinder in den Hintergrund zu stellen. Es macht uns multitaskingfähig. Telefonieren und gleichzeitig die Wäsche falten, während der Reis bereits auf dem Herd kocht, bedeutet keine Schwierigkeit für uns. Ganz nebenbei hören wir uns noch die Sorgen des Tages an, erst von unseren Kindern und, wenn diese dann im Bett sind, von unserem Partner. Eine große Gefahr in dieser Zeit besteht, wenn Frauen keine Zeit mehr zum Innehalten finden.

In gewissen Kulturen gab es so genannte »Menstruationshütten«. Frauen konnten sich eine Auszeit von ihren Verpflichtungen nehmen und sich um sich selbst kümmern, plaudern, tratschen, meditieren und sich ausruhen. In der heutigen Zeit wird uns schon durch die Werbung suggeriert, wir könnten den kompletten Zyklus durchleben, als unterlägen wir keinem Rhythmus. Wir benutzen einen Tampon, gehen immer zur Arbeit, rasen danach zu den Schulen und Kindergärten und verlieren uns, unsere

Bedürfnisse und unsere Anbindung an den weiblichen Rhythmus leider völlig. Gut beraten ist, wer sich zumindest beim Yoga Zeit für sich selbst nimmt. Zum Glück erfahren wir hier immer mehr einen Wandel.

Die Wechseljahre

Umgangssprachlich vermischen sich in dem Wort »Wechseljahre« zwei wichtige Begriffe: die Perimenopause und die Menopause.

Die Perimenopause bezeichnet einen Abschnitt im Leben einer Frau, der mit ungefähr Mitte 40 beginnt. Sie hat nichts mit dem Ausbleiben der Regelblutung zu tun. Die Perimenopause dauert zwischen zwei und zwölf Jahre und ist auch die Zeit mit den meisten Symptomen der Umstellung. Diese werden dann als »Wechseljahresbeschwerden« bezeichnet, denn in der Perimenopause begeben sich die Hormone erneut auf Achterbahnfahrt. Das Östrogen sinkt nicht unbedingt, im Gegenteil! Die Schwankungen können so stark sein, dass im Blut die höchsten je gemessenen Werte zu finden sind.

Als Menopause wird der Zeitpunkt bezeichnet, nachdem die Menstruation für mindestens ein ganzes Jahr ausgeblieben ist. Lassen wir uns das Wort auf der Zunge zergehen. »Wechseljahre«. Es bezeichnet eine Zeit des Wandels, der Transformation, der Umwandlung. Neue Qualitäten können entwickelt werden. Der Fokus verschiebt sich.

Im besten Falle sind die Kinder aus dem Haus und die Frau hat wieder Zeit, sich mehr um sich selbst zu kümmern. Durch Veränderungen im Hormonhaushalt und der damit verbundenen Rückkopplung im Gehirn werden andere Areale angesprochen. Es ist die Zeit, alte Traumata aufzuarbeiten. Lange Hintenangestelltes darf nun ins Licht der Aufmerksamkeit rücken. Die Fähigkeit zum Multitasking ist auf einmal nicht mehr in dem Maße vorhanden, wie wir (und unsere Umgebung!) es all die Jahre gewohnt waren.

Die Wechseljahre sollten eine Zeit der Rückbesinnung werden. Frauen hegen mehr denn je den Wunsch nach Rückzug, Zeit für sich selbst, erinnern sich vermehrt an ihre eigenen Bedürfnisse und Interessen. Neue Projekte können daraus folgend gestartet werden. Alte Wünsche werden vielleicht wahr. Eventuell schlägt frau nochmal eine ganz neue berufliche Richtung ein oder findet gänzlich neue Möglichkeiten, in den Hintergrund getretene Bedürfnisse zu befriedigen. Durch-

Mögliche Wechseljahresbeschwerden

- Antriebslosigkeit, Müdigkeit, Erschöpfung (Seite 130)
- Alterung der Haut, Faltenbildung
- Angstzustände, Panikattacken (Seite 134)
- Gewichtszunahme, besonders am Bauch
- Depressionen und depressive Verstimmungen (Seite 106)
- Gelenkschmerzen
- Gedächtnisstörungen
- geringeres Selbstvertrauen
- Hitzewallungen (Seite 102)
- Herzrasen (Seite 134)
- Haarausfall (Seite 122)
- Haarwuchs im Gesicht
- Harnblaseninkontinenz
- Kopfschmerzen
- nachlassende sexuelle Energie (Seite 118)
- Nachtschweiß (Seite 102)
- Osteoporose
- Reizbarkeit
- Schilddrüsenunterfunktion (Seite 126)
- Stimmungsschwankungen
- Schlafstörungen (Seite 110)
- Schwindel
- trockene Schleimhäute (Seite 114)

aus besteht auch die Chance, sich im öffentlichen Leben für eine bessere Welt einzusetzen. Natürlich ist dies ein Prozess, den zuerst die Frau selbst und dann auch ihre Umgebung verstehen lernen müssen.

Für unsere Gesellschaft sind reife Frauen, die durch diese Prozesse gegangen sind, sehr wichtig. Sie haben sich ihren alten Verletzungen gestellt und diese auch aufgearbeitet, sie sind mit sich selbst und ihrem Leben im Reinen. Diese daraus gewonnene Weisheit können sie an die folgenden Generationen liebevoll weitergeben.

In der Traditionellen Chinesischen Medizin hat man ein sehr schönes Bild für die aufsteigende Hitze: Die Energie steigt vom Unterleib auf zum Gehirn. Die Zeit der Fortpflanzung neigt sich dem Ende zu, jetzt beginnt die Zeit der Weisheit! Doch was passiert auf der hormonellen Ebene genau?

Die Neuverkabelung unseres Gehirns

Beim natürlichen Klimakterium, das nicht durch eine Operation ausgelöst wurde, ist die erste Veränderung ein allmählicher Abfall des Progesterons, während der Östrogenspiegel erstmal sein Niveau hält bzw., wie bereits erwähnt, sogar sein natürliches Niveau übersteigt.

Progesteron und Östrogen gleichen sich während des Menstruationszyklus aus wie Yin und Yang: Steigt die Konzentration des einen, sinkt die des anderen. Sind beide im Gleichgewicht, fließt alles harmonisch.

Während der Wechseljahre durchlaufen immer weniger Eizellen den kompletten Ovulationsprozess, dadurch sinkt die Produktion des Progesterons. Weil der gewohnte natürliche Gegenspieler des Östrogens fehlt, entsteht ein »relativer« Östrogenüberschuss. In der nun folgenden Zeit nimmt der Progesteronspiegel weiter ab, während der Östrogenspiegel stark zu schwanken beginnt.

Durch diese »veränderte« Ovulation kommt es zu Schwankungen der Hypophysenhormone FSH und LH, die über Jahre in genau regulierten Mechanismen und Mengen abgegeben wurden. Sie geraten zeitweise aus dem Gleichgewicht, bis sie sich zu Beginn der Menopause wieder auf einem konstanten Level einpendeln.

Verringerter sexueller Antrieb, unregelmäßige und oft starke Blutungen, Wassereinlagerungen im Gewebe und oft schmerzhaftes Anschwellen der Brüste, Stimmungsschwankungen, Gewichtszunahme, kalte Hände und Füße sowie vermehrte Kopfschmerzen (besonders kurz vor dem Einsetzen der Periode) sind Zeichen eines verringerten Progesteron- und schwankenden Östrogenspiegels.

Die Schulmedizin verschreibt in dieser Zeit oft östrogenhaltige Präparate, was bei genauerem Betrachten nicht immer die beste Lösung ist. Neben gesunder Ernährung, frischer Luft und Yoga können progesteronhaltige Pflanzen helfen, die Zeit des Ungleichgewichts gut zu überstehen. Diese Möglichkeiten solltest du unbedingt in Betracht ziehen.

Spielen deine Hormone verrückt?

Vermutest du, dass bei dir ein hormonelles Ungleichgewicht vorliegt? Mit diesen Fragebogen kannst du es herausfinden. Am besten, du füllst ihn nach vier Monaten Hormon-Yoga-Übungspraxis zum Vergleich noch einmal aus.

Beschwerden	nein/keine	ja/leicht–mittel	stark	sehr stark
Allgemeines Wohlbefinden:				
Fühlst du dich gesundheitlich oder in deiner Lebensqualität beeinträchtigt?	☐	☐	☐	☐
Bist du häufig erschöpft und/oder fühlst dich überfordert?	☐	☐	☐	☐
Ist dein Selbstwertgefühl geschwächt?	☐	☐	☐	☐
Bindegewebe:				
Hast du Wassereinlagerungen oder Ödeme?	☐	☐	☐	☐
Eierstöcke und Gebärmutter:				
Wurden bei dir Gebärmuttermyome festgestellt?	☐	☐	☐	☐
Wurden Zysten in den Eierstöcken festgestellt?	☐	☐	☐	☐
Erschöpfung (geistig und körperlich)/Müdigkeit:				
Bist du ständig müde?	☐	☐	☐	☐
Hast du das Bedürfnis nach mehr Schlaf?	☐	☐	☐	☐
Bist du weniger leistungsfähig? Kannst du dich schwer konzentrieren und hast das Gefühl, viel zu vergessen?	☐	☐	☐	☐

Beschwerden	nein/keine	ja/leicht–mittel	stark	sehr stark
Gelenke und Muskeln:				
Hast du oft Gelenk- oder Muskelschmerzen?	☐	☐	☐	☐
Hast du Rheuma oder Fibromyalgie?	☐	☐	☐	☐
Gemütszustände:				
Spürst du depressive Verstimmungen (Antriebslosigkeit, Mutlosigkeit, Sinnlosigkeit, Traurigkeit, Weinerlichkeit)?	☐	☐	☐	☐
Leidest du unter Stimmungsschwankungen?	☐	☐	☐	☐
Bist du schnell reizbar, aggressiv, schlecht gelaunt?	☐	☐	☐	☐
Fühlst du dich dauerhaft gestresst, nervös, innerlich unruhig und angespannt?	☐	☐	☐	☐
Überkommen dich plötzliche Angstzustände oder Panikattacken?	☐	☐	☐	☐
Haare:				
Leidest du unter verstärktem Haarausfall?	☐	☐	☐	☐
Werden deine Haare feiner und dünner?	☐	☐	☐	☐
Harnwege:				
Hast du häufig Blasenentzündungen?	☐	☐	☐	☐
Hast du häufigen Harndrang?	☐	☐	☐	☐
Hast du unwillkürlichen Harnabgang?	☐	☐	☐	☐
Haut:				
Fühlt sich deine Haut trocken an?	☐	☐	☐	☐
Hast du vermehrt Falten?	☐	☐	☐	☐
Herz:				
Bekommst du plötzlich Herzklopfen, Herzraser, Herzstolpern?	☐	☐	☐	☐

Beschwerden	nein/keine	ja/leicht–mittel	stark	sehr stark
Hitzewallungen, Schwitzen:				
Spürst du oft Hitze in dir aufsteigen?	☐	☐	☐	☐
Bekommst du häufig Schweißausbrüche unabhängig von körperlicher Anstrengung?	☐	☐	☐	☐
Leidest du unter Nachtschweiß?	☐	☐	☐	☐
Knochen:				
Wurde bei dir Osteoporose (oder die Vorstufen) diagnostiziert?	☐	☐	☐	☐
Kopf:				
Leidest du unter Kopfschmerzen oder Migräne, besonders vor oder während der Menstruation?	☐	☐	☐	☐
Körpergewicht/Hungergefühl:				
Nimmst du zu, ohne dass sich deine Essgewohnheiten geändert haben?	☐	☐	☐	☐
Hast du Heißhungerattacken?	☐	☐	☐	☐
Schlaf:				
Leidest du unter Einschlafproblemen?	☐	☐	☐	☐
Hast du Durchschlafstörungen?	☐	☐	☐	☐
Wachst du viel zu früh auf?	☐	☐	☐	☐
Schleimhäute:				
Leidest du unter vaginaler Trockenheit oder Entzündungen der Scheide?	☐	☐	☐	☐
Hast du Beschwerden beim Geschlechtsverkehr aufgrund trockener Scheidenschleimhaut?	☐	☐	☐	☐
Fühlen sich andere Schleimhäute trocken an (z.B. Nase, Mund)?	☐	☐	☐	☐

Beschwerden	nein/keine	ja/leicht–mittel	stark	sehr stark
Schilddrüse:				
Wurde bei dir eine Schilddrüsenunterfunktion oder Hashimoto festgestellt?	☐	☐	☐	☐
Wurde bei dir eine Schilddrüsenüberfunktion festgestellt?	☐	☐	☐	☐
Sexualleben:				
Hast du weniger Lust und Spaß am Sex?	☐	☐	☐	☐
Bekommst du Schmerzen beim Geschlechtsverkehr?	☐	☐	☐	☐
Zyklus:				
Leidest du unter prämenstruellen Symptomen (PMS)?	☐	☐	☐	☐
Ist deine Periode sehr schmerzhaft?	☐	☐	☐	☐
Hast du eine unregelmäßige Periode?	☐	☐	☐	☐
Leidest du unter starken Blutungen?	☐	☐	☐	☐
Fallen deine Blutungen auffallend schwach aus?	☐	☐	☐	☐

Dieser Test dient der Selbstbeobachtung und ist ein Anhaltspunkt für die Veränderung deiner Beschwerden. Wir empfehlen die Fragen zu Beginn und nach ungefähr vier Monaten regelmäßiger Übungspraxis jeweils einmal anzukreuzen und dann zu vergleichen.

Bitte beachte, dass dieser Selbsttest keine exakte fachliche Diagnose ersetzt. Um ein konkretes medizinisches Bild über deine hormonelle Balance zu bekommen, kann es sinnvoll und hilfreich sein, deine Hormone bei einem Facharzt oder Heilpraktiker testen zu lassen.

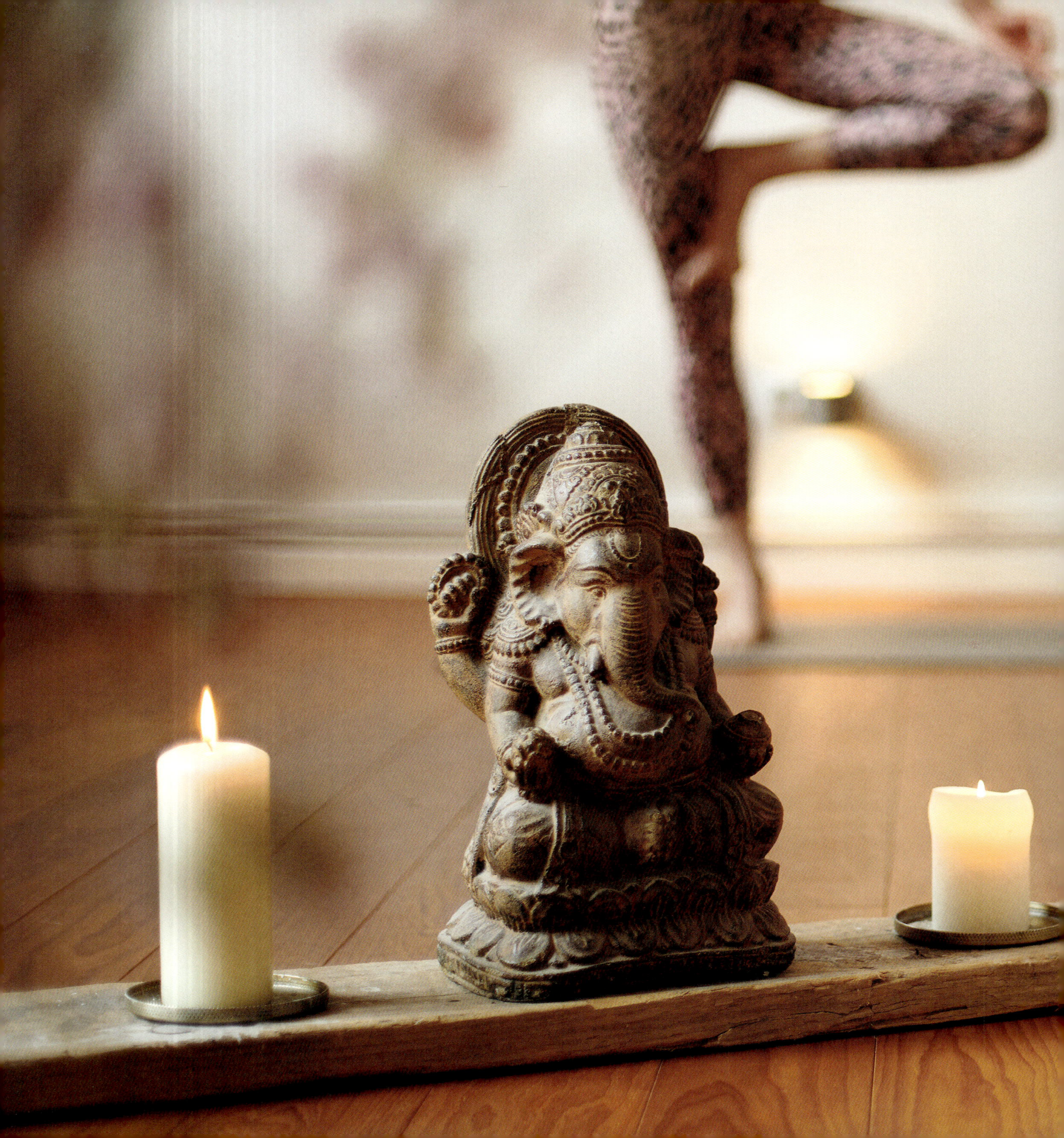

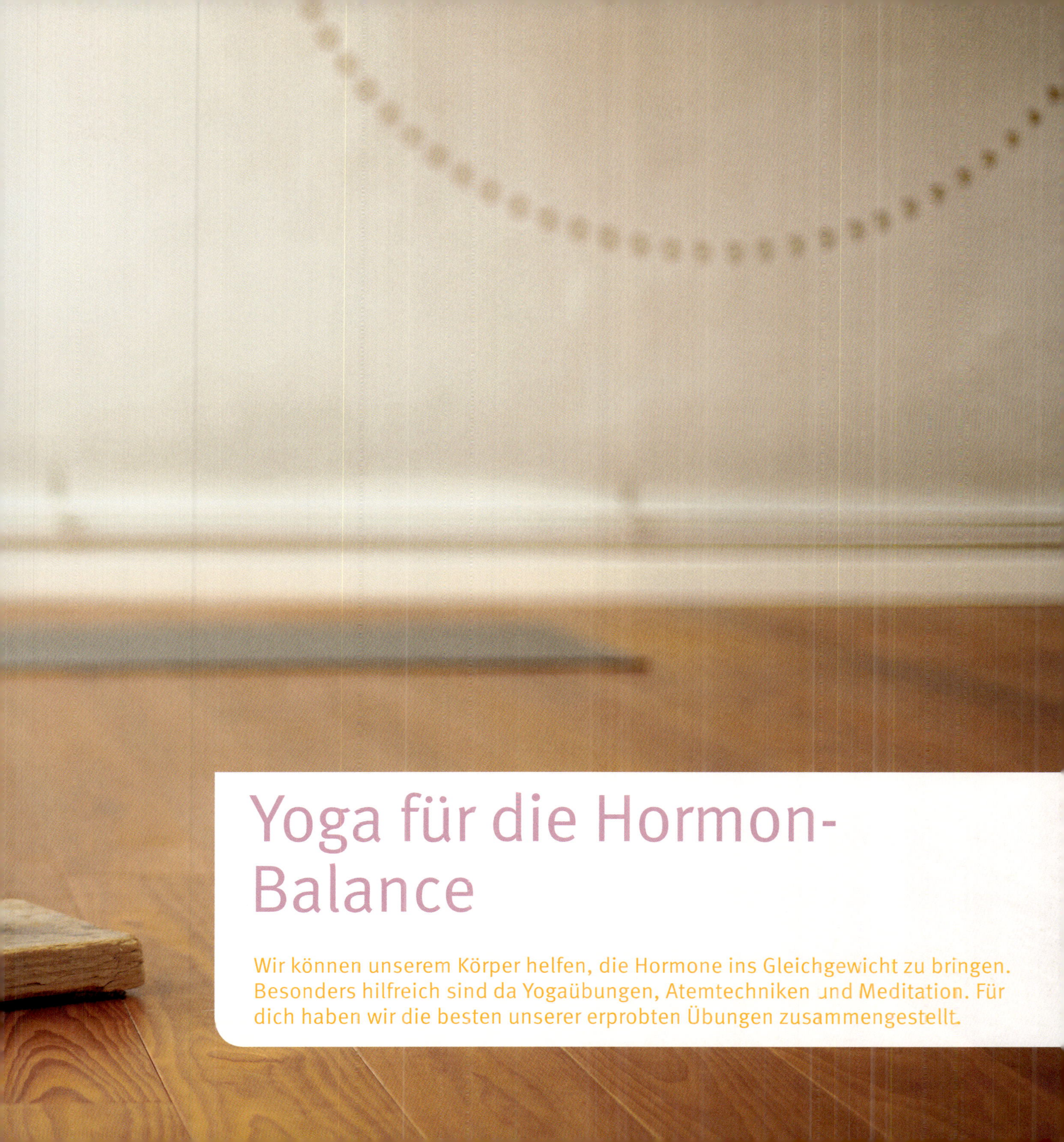

Yoga für die Hormon-Balance

Wir können unserem Körper helfen, die Hormone ins Gleichgewicht zu bringen. Besonders hilfreich sind da Yogaübungen, Atemtechniken und Meditation. Für dich haben wir die besten unserer erprobten Übungen zusammengestellt.

Grundlagen des Hormon-Balance-Yoga

Hormon-Balance-Yoga ermöglicht eine energetische Aktivierung und Regulierung des Hormonsystems. Es eignet sich als Vorbereitung auf die Wechseljahre und für Frauen in den Wechseljahren, aber auch um die eigene Weiblichkeit zu fördern.

Hormon-Balance-Yoga ist eine effektive Synthese aus verschiedenen, altbewährten Techniken, die den Hormonhaushalt energetisch positiv beeinflussen. Wir haben uns angelehnt an die Hormon-Yoga-Therapie von Dinah Rodrigues und an die Pawanmuktasana-Serie und Yoga Nidra von Swami Satyananda Saraswati. Zudem vervollständigen Haltungen aus der Tibetischen Hormongymnastik und den Makko-Ho-Meridian-Dehnübungen die Yogapraxis.

Es handelt sich dabei um Übungen und Techniken, die für die Anregung der Hormondrüsen, des Verdauungssystems sowie die Auflösung energetischer Blockaden bekannt sind und einen freien Energiefluss wiederherstellen können. Sie sind einfach durchzuführen und für alle Altersgruppen geeignet.

Diese ausgewählten Yogahaltungen massieren oder dehnen mit Hilfe der Atemtechniken die Hormondrüsen. Anschließend werden sie durch eine Energielenkungstechnik noch intensiver angesprochen.

Yoga-Basics

Yoga ist eine etwa 5 000 Jahre alte philosophische Lehre aus Indien. Das Wort »Yoga« kommt aus dem Sanskrit und bedeutet so viel wie das »Anjochen« oder »Anschirren« des Körpers an die Seele und beschreibt den ganzheitlichen Zustand von Einheit und Harmonie, das Einswerden mit dem Bewusstsein. Im »Yoga Sutra« wurden die philosophischen Grundlagen von Patanjali in 195 Versen zusammengefasst.

Die Praxis des Yoga beinhaltet ethische Verhaltensrichtlinien (u. a. Gewaltlosigkeit, Ehrlichkeit), Körperübungen, Atemübungen, Tiefenentspannung und Meditation mit dem Ziel, Körper und Geist zu reinigen und so den Zustand der Einheit und Verbundenheit mit dem »großen Ganzen« (oder dem «Göttlichen«) zu erreichen.

Auf körperlicher Ebene kann das Nerven- und Hormondrüsensystem durch bestimmte Yogahaltungen ausgleichend beeinflusst werden, was sich wiederum auf den restlichen Körper, die Organe und die Psyche positiv auswirkt. Eine regelmäßige Übungspraxis baut zudem Muskelspannung und -kraft auf, fördert die Beweglichkeit durch gezielte Dehnungen, verbessert die Koordination und die Balance. Außerdem vergrößert sie das Atemvolumen, was einen erfrischenden und sogar verjüngenden Effekt hat. Durch eine geschulte Körperwahrnehmung wird zudem oftmals auch der gesamte Lebensstil achtsamer und gesünder, weil es viel einfacher wird wahrzunehmen, was frau guttut und was nicht.

Durch das Zusammenspiel von Körperhaltungen, sogenannten Asanas, Atemtechniken, Muskel- und Energieverschlüssen sowie energielenkenden Gesten können wir die Energieleitbahnen (auch Nadis genannt) reinigen. Darüber hinaus aktivieren und regulieren wir Prana, unsere Lebensenergie, und lassen sie gezielt durch Nadis und Chakras (Energiezentren) fließen.

In der indischen Philosophie wird von fünf Körperhüllen, den so genannten Koshas, gesprochen, um den Menschen in seiner Ganzheit zu beschreiben. Sie stellen die Dimensionen des menschlichen Seins dar und zeigen den Weg des Yoga von der »groben« bis zur »feinstofflichen« Wahrnehmung:

Anamaya Kosha – die Nahrungshülle. Den physischen Körper kann man reinigen durch Asanas, »sattvische«[6] Ernährung und Entspannung.

Pranamaya Kosha – die Vitalenergiehülle. Der Energiekörper wird beeinflusst durch Atemtechniken.

Manomaya Kosha – die geistig-emotionale Hülle. Der Emotionalkörper wird harmonisiert durch Meditation und durch das Singen von Mantras.

Vijnanamaya Kosha – die intellektuelle Hülle. Der Weisheitskörper wird durch das Studieren spiritueller Texte gefördert.

Anandamaya Kosha – die Wonnehülle. Der Glückseligkeitskörper wird in Samadhi erfahren, im Zustand der Erleuchtung.

Im Hormon-Balance-Yogaprogramm wollen wir vor allem mit den ersten drei der oben genannten Hüllen arbeiten, der Energiekörper stellt dabei die Verbindung zwischen Körper und Geist her.

Asanas

Yogis entdeckten, dass sich durch bestimmte Körperhaltungen (Asanas) die Chakras und Energiekanäle öffnen lassen, die auf Hormondrüsen und Nervengeflechte ausgleichend oder anregend wirken können.

Ausgewählte Yogaübungen stimulieren bestimmte Hormondrüsen. Dies wird bei unserem Hormon-Balance-Yogaprogramm, bei dem der Fokus auf den Hormondrüsen mit Atem-, Energielenkungs- und Visualisierungstechniken liegt, verstärkt und intensiviert.

Umkehrhaltungen wirken anregend auf die Aktivität von Zirbeldrüse, Hypophyse, Schilddrüse und Herz. Dem Schulterstand (Seite 70) wird sogar eine verjüngende Wirkung nachgesagt.

Liegende Drehungen können ausgleichend auf die Nebennieren wirken, das vegetative Nervensystem aktivieren und somit auch das gesamte Hormonsystem positiv beeinflussen. Zudem regen Drehhaltungen die Verdauung an.

Vorwärtsbeugen stimulieren mit einer sanften Bauchmassage die Bauchspeicheldrüse und mit der rückseitigen Dehnung die Nebennieren, was sich auf den Blutzuckerspiegel und die Schlafqualität positiv auswirken kann.

Meditation lässt Blutdruck, Atem- und Herzfrequenz sinken und wirkt nachweislich stressreduzierend. Regelmäßige Meditation wirkt sich positiv auf das Gehirn, vor allem auf die Zirbeldrüse und die Hypophyse, aus und stärkt Selbstwahrnehmung und Empathie.

Eine bewusste, tiefe und ruhige Atmung ist ein gutes Mittel gegen Stress und versorgt den Körper mit mehr Sauerstoff, der die Zellen und das Gewebe belebt. Durch eine tiefe Bauchatmung bewegt sich das Zwerchfell intensiver und so bekommen die endokrinen Bauchorgane eine sanfte Massage. Bei der aktivierenden Bauchatmung (Seite 41) wird dieser Effekt noch verstärkt.

Durch innere Ausrichtung und äußere Form in den verschiedenen Asanas, verbunden mit gezielter Atmung, können wir unsere Körperwahrnehmung fördern und Energie und Geist beeinflussen.

Pranayama

Pranayama (Atemtechniken) ist eines der acht Glieder des Raja Yoga[7] und wird übersetzt mit Atemkontrolle oder Ausdehnung von Prana (Lebensenergie). Sie gibt uns eine Methode an die Hand, mit der wir unsere Lebensenergie ausdehnen und gezielt lenken können. Der Atem ist ganz eng mit unserem Geist und unserer psychischen Verfassung verbunden. Wenn der Atem hektisch oder kurz ist, ist auch der Geist unruhig, wir fühlen uns unwohl. Wenn der Atem tief und ruhig fließt, dann ist auch der Geist ruhig und beständig, so wie eine Kerzenflamme, die ruhig brennt.

In Patanjalis Yoga-Sutra steht: Prana zu beherrschen, erfordere Atemübungen. Diese enthielten die Einatmung, die Ausatmung und das Anhalten des Atems. Weiterhin sagt er, wenn du Pranayama intensiv übst, dann werde der graue Schleier deines Geistes gelüftet, der das innere Licht verhülle.

Nadis

Nadi ist ein Ausdruck für Energiekanal und bedeutet »Strom« oder »Fluss«. Yogis sprechen von 72 000 Nadis – sie bilden ein feinstoffliches Netzwerk im Körper, durch dessen Kanäle Prana fließt. Nadis entsprechen zwar dem Verlauf der Nerven, genauso wie die Chakras, gehören aber nicht zum physischen Körper. Die drei wichtigsten Nadis verlaufen entlang der Wirbelsäule und heißen Ida, Pingala und Sushumna.

Ida Nadi

Ida Nadi beherrscht den linken Teil des Körpers, regiert die rechte Gehirnhälfte und ist verbunden mit dem parasympathischen Nervensystem, das für Entspannung sorgt. Ida beginnt im Muladhara Chakra am Ende der Wirbelsäule, verläuft über die linke Seite der Wirbelsäule nach oben, kreuzt dabei den mittleren Kanal ein paar Mal, geht durch Ajna Chakra zwischen den Augenbrauen und endet in der Mulde des linken Nasenflügels. Ida Nadi steht für die kühlende Mondenergie, die in der Traditionellen Chinesischen Medizin (TCM) »Yin« genannt wird: Gefühl, Intuition, Hingabe, weiblich, nach innen gerichtet.

Pingala Nadi

Pingala Nadi verläuft im rechten Teil des Körpers, beherrscht die linke Gehirnhälfte und ist mit dem sympathischen Nervensystem verbunden, dessen Prinzip Aktivität ist. Pingala beginnt auch im Muladhara Chakra, läuft entlang der rechten Seite der Wirbelsäule nach oben, kreuzt dabei den Sushumna Nadi ein paar Mal, fließt ebenso durch Ajna Chakra und endet in der Mulde des rechten Nasenflügels. Pingala symbolisiert die wärmende Sonnenenergie, die in der Traditionellen Chinesischen Medizin (TCM) »Yang« genannt wird und für die folgenden Themen und Eigenschaften steht: Denken, Aktivität, Durchsetzungskraft, männlich, nach außen gerichtet.

Meistens sind die Energien beider Kanäle nicht vollkommen ausgeglichen, sondern sie wechseln sich etwa alle 90 Minuten ab, mal herrscht Ida vor, mal Pingala. Dies äußert sich in der Dominanz des Atems in dem entsprechenden Nasenloch. Ist der Atemfluss in beiden Nasenlöchern gleichmäßig, ist Sushumna aktiv.

Sushumna Nadi

Sushumna Nadi verläuft vom Steißbein durch den Zentralkanal inmitten der Wirbelsäule bis zum Scheitelpunkt und ist der wichtigste Energiekanal in der feinstofflichen Wirbelsäule. Der physische Zentralkanal in der Mitte des Rückenmarks bildet den Ursprung für Nervenbahnen, wogegen Sushumna, den man auch als energetischen Zentralkanal bezeichnen kann, der Ursprung für Nadis ist, die unser gesamtes Energiesystem versorgen. Dieser Kanal ist dem spirituellen Wachstum vorbehalten und kann erst in uns wirken, wenn Ida und Pingala im Gleichgewicht sind und wir weder von unseren Emotionen noch von unseren Gedanken beherrscht werden. In Sushumna Nadi befinden sich auch die Wurzeln der sieben Hauptchakras.

Durch Pranayama und Meditation versuchen wir, die beiden äußeren Kanäle auszubalancieren. Dadurch kann sich die Energie des mittleren Kanals verstärken und spirituelles Wachstum kann entstehen.

Chakras

»Chakra« bedeutet »Rad« oder »Scheibe«. Auf feinstofflicher Ebene sind Chakras runde Energiewirbel, an denen alle Nadis zusammentreffen und Verbindungspunkte zwischen physischem Körper und subtilem Energiekörper darstellen.
Es gibt sieben Haupt-Chakras und viele Neben-Chakras.

Die sieben Haupt-Chakras befinden sich in der feinstofflichen Wirbelsäule und im Kopf, auf körperlicher Ebene an den Hauptnervengeflechten (auch Plexus genannt) und den Drüsengeflechten. Sie nehmen Einfluss auf Nerven, Hormone und Gefühle. Medizinisch würde man sie psychosomatische Punkte nennen, jedoch sind sie nicht mit den Körperfunktionen gleichzusetzen.

Chakras empfangen Energie und leiten diese an Körper und Bewusstsein weiter. So wirken sie auf die entsprechenden Nerven-, Drüsen- und Organtätigkeiten ein, mit denen sie verbunden sind. Jedes Chakra hat eine spezifische Schwingungsfrequenz, die wir aktivieren können, indem wir die Energie in das jeweilige Zentrum lenken oder uns auf das Chakra in seiner Ausdrucksform und Farbe konzentrieren. Aber auch durch Asanas und Mantras (Klänge) ist dies möglich.

Jedem Chakra sind u.a. bestimmte Eigenschaften, Lebensthemen, Sinneswahrnehmungen, Organe, Hormondrüsen und Nervengeflechte sowie eine Farbe zugeordnet. Den fünf unteren Chakras ist auch jeweils eines der fünf Elemente zugeordnet.

Muladhara Chakra (Wurzelchakra)

Das Wurzelchakra liegt am Muttermund bei der Frau, zwischen Anus und Genitalien beim Mann und trägt die Farbe Rot (in manchen Traditionen wird es auch die Basis der Wirbelsäule genannt). Es ist verbunden mit dem Element Erde und dem Geruchssinn.

Eigenschaften/Themen: Beständigkeit, Geborgenheit, Sicherheit, Fortbestand/Familie

Körperlich: Ausscheidungsorgane, Fortpflanzungsorgane, der Wohnplatz von Kundalini Shakti (der individuellen Energie)

Hormondrüsen: Geschlechtsdrüsen, Nebennieren

Nervengeflecht: Steißgeflecht (Plexus coccygeus) Die Anal-Steiß-

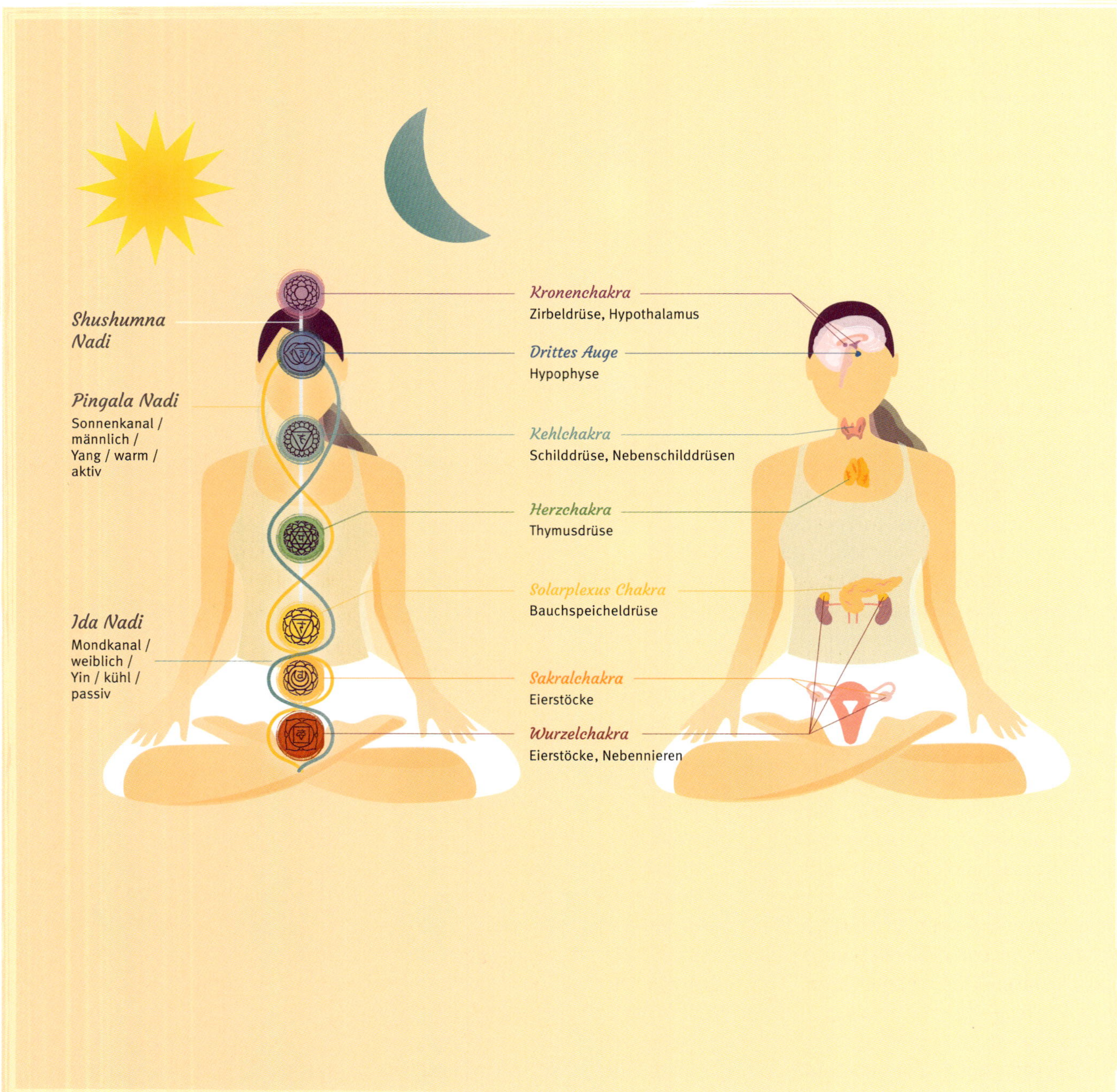
Shushumna Nadi
Pingala Nadi
Sonnenkanal / männlich / Yang / warm / aktiv
Ida Nadi
Mondkanal / weiblich / Yin / kühl / passiv
Kronenchakra
Zirbeldrüse, Hypothalamus
Drittes Auge
Hypophyse
Kehlchakra
Schilddrüse, Nebenschilddrüsen
Herzchakra
Thymusdrüse
Solarplexus Chakra
Bauchspeicheldrüse
Sakralchakra
Eierstöcke
Wurzelchakra
Eierstöcke, Nebennieren

Nerven des Steißeingeflechts gehören zu dem unteren Ende des Plexus lumbosacralis und innervieren die Haut der Analregion und des Dammes.
Lebensthema: Überleben (biologisch und psychologisch)

Swadhistana Chakra (Sakralchakra)

Das Sakralchakra sitzt auf der Höhe des Kreuzbeins und hat die Farbe Orange. Es ist verbunden mit dem Element Wasser und dem Geschmackssinn.

Eigenschaften/Themen: Hingabe, Genuss, Loslassen, Intuition

Körperlich: Geschlechtsorgane, Nieren, Blase, Lymphsystem

Hormondrüsen: Eierstöcke, Keimdrüsen

Nervengeflecht: Kreuzbeingeflecht (Plexus sacralis) Von diesem Geflecht aus fließen motorische Nerven in die Gesäßmuskulatur und in den gesamten Muskelstrang, der sich von der Rückseite der Ober- und Unterschenkel bis in die Füße zieht. Ebenso innervieren feinere Nervenfasern die Haut des Afters, der Rückseite der Beine und der Füße.
Lebensthema: Fühlen

Manipura Chakra (Solarplexus Chakra)

Dieses Chakra befindet sich auf der Höhe des Nabels und steht für die Farbe Gelb. Es ist verbunden mit dem Element Feuer, mit Wärme, Licht und dem Sehsinn.

Eigenschaften/Themen: Macht, Kraft, Durchsetzungsvermögen, Leidenschaft, Begeisterungsfähigkeit

Körperlich: obere Verdauungsorgane, Anus, Ausscheidungsorgane

Hormondrüse: Bauchspeicheldrüse (wird auch manchmal mit den Nebennieren assoziiert)

Nervengeflecht: Sonnengeflecht (Plexus solaris) Das Sonnengeflecht ist für die Verschaltung von Nervenfasern zuständig, die die Verdauungstätigkeit regeln und unser Verdauungsfeuer (Agni) entfachen.
Lebensthema: Handeln

Anahata Chakra (Herzchakra)

Das Herzchakra liegt auf der Höhe des Herzens und ist Grün. Es wird assoziiert mit dem Element Luft und dem Tastsinn.

Eigenschaften/Themen: im Kontakt mit sich sein, Verzeihen, Mitgefühl, Selbstliebe

Körperlich: Herz, Lunge, Immunsystem

Hormondrüse: Thymusdrüse

Nervengeflecht: Herzgeflecht (Plexus cardiacus) Das Herzgeflecht innerviert das Herz und beeinflusst somit die Herzfrequenz.
Lebensthema: Kontakt

Vishuddi Chakra (Kehlchakra)

Das Vishuddi Chakra sitzt auf der Höhe des Kehlkopfes und trägt die Farbe Hellblau. Es ist verbunden mit dem Element Äther/Raum und dem Gehörsinn sowie dem Sprechen.

Eigenschaften/Themen: Ausdrucksvermögen, Kommunikation, Verbundenheit mit anderen

Körperlich: Zunge

Hormondrüsen: Schilddrüse, Nebenschilddrüsen

Nervengeflecht: Halsgeflecht (Plexus cervicalis) Das Halsgeflecht versorgt vor allem die vordere Halsmuskulatur und das Zwerchfell mit motorischen Nerven. Feine Fasern fließen zum Ohr, zum Hals, zur Haut über dem Schlüsselbein und zur Schulter.
Lebensthema: Ausdruck

Ajna Chakra (Drittes Auge)

Das dritte Auge ist in der Mitte des Schädels und strahlt in der Farbe Indigoblau (oder Weiß) nach vorn zum Augenbrauenzentrum und ist jenseits der Elemente.

Eigenschaften/Themen: Denken, Intuition, alle geistigen Kräfte, höhere Erkenntnis

Körperlich: Gehirn, Augen

Hormondrüse: Hypophyse

Nervengeflecht: Karotisgeflecht (Plexus caroticus) Der Plexus caroticus schickt Nervenfasern zu Schweißdrüsen und verschiedenen Blutgefäßen des Kopfes, zum Auge und in die Speicheldrüsen. Lebensthema: Erkennen

Sahasrara Chakra (Kronenchakra)

Das Kronenchakra befindet sich am Scheitelpunkt und hat die Farbe Lila. Es ist jenseits der Sinne, Stille.

Eigenschaften/Themen: Integration, Einheitsbewusstsein, Verbindung mit dem Göttlichen

Körperlich: Nerven, Gehirn

Hormondrüsen: Zirbeldrüse (Epiphyse), Hypothalamus (auch mit der Hypophyse assoziiert)

Wobei kann Hormon-Balance-Yoga helfen?

Eine regelmäßige Übungspraxis kann dir helfen,

- möglichen Beschwerden in den Wechseljahren vorzubeugen, denn im Alter von 35–40 Jahren sinkt der Hormonspiegel allmählich ab.
- Beschwerden vor, in und nach den Wechseljahren zu verringern. Sie kann eine Alternative zu einer Hormonersatztherapie sein.
- wenn die Hormone aus dem Gleichgewicht geraten sind, zum Beispiel beim prämenstruellen Syndrom (PMS), unregelmäßigem Zyklus, starken Blutungen, zyklusbedingten Kopfschmerzen.
- bei verfrühter Menopause, besonders wenn sie durch Stress ausgelöst wurde.
- bei Schilddrüsenunterfunktion.

Wann solltest du auf Yoga für die Hormon-Balance verzichten?

- während der Menstruation, besonders in den ersten Tagen
- in der Schwangerschaft (sobald du erfährst, dass du schwanger bist)
- bei Krebserkrankungen, vor allem hormonell bedingten Krebsarten wie Brustkrebs
- bei akuter Endometriose (gebärmutterschleimhautähnlichen Zysten und Entzündungen an Eierstöcken, Darm oder Bauchfell)
- bei großen Myomen in der Gebärmutter (kleinere Myome sollten beobachtet werden, sie können durch die Übungspraxis verschwinden)
- bei akuten Entzündungen im Bauchraum
- bei Schilddrüsenüberfunktion Ujjayi-Atmung und Übungen für die Schilddrüse auslassen.
- bei starker Osteoporose
- bei akuten Herzkrankheiten
- nach Operationen
- bei schweren Depressionen und ernsten psychischen Krankheiten
- bei Bluthochdruck
- bei Asthma. (Unsere Übungen können eventuelle mit einer erfahrenen Hormon-Yoga-Lehrerin angepasst werden.)

Wenn du Zweifel hast, solltest du diese mit deinem Arzt besprechen.

Wann und wie oft ist es sinnvoll zu üben?

Am besten ist es, den Tag gleich mit der Übungspraxis zu beginnen, auf nüchternen Magen und mit möglichst entleertem Darm. Die Aufwärmübungen (Tibetische Hormongymnastik, Seite 44) kannst du auch direkt nach dem Aufwachen im Bett machen.

- Regelmäßigkeit ist einfacher aufzubauen, wenn du dir möglichst immer die gleiche Zeit am Tag fest reservierst. Yoga sollte mit leerem Magen geübt werden (d.h. 2–4 Stunden davor nichts Schweres essen), da viele Übungen sonst unangenehm oder auch ungesund sein können. Falls der Magen morgens knurrt oder du dich unterzuckert fühlst, kannst du vorher ein Glas warmes Wasser trinken und eine Dattel, eine Banane oder eine kleine Handvoll Nüsse essen. Ratsam ist es auch, eine Nasenspülung (Neti) durchzuführen, um die Atemwege und die Energiekanäle zu reinigen und so auf die Atemtechniken vorzubereiten. Yoga wird barfuß auf einer Matte geübt, um das Bewusstsein für den ganzen Körper und den Kontakt zum Boden zu stärken. Zudem gibt es an den Füßen viele Energiepunkte, die barfuß besser stimuliert werden können.

- Die besten Ergebnisse erreichst du, wenn du die ersten vier Monate möglichst täglich die lange Übungsreihe (Seite 84) übst. Danach kannst du auf etwa 4-mal pro Woche reduzieren, um den erreichten Level zu halten.
- Bei kleineren Beschwerden oder um die Beweglichkeit und die Weiblichkeit zu fördern, reicht 1–2-mal die Woche die lange und 1–2-mal die Woche die kurze Serie (Seite 88).

Zu Beginn ist es sinnvoll, den Fragebogen auszufüllen, um deinen jetzigen Zustand festzuhalten und dann einen Vergleich nach einem Monat und nach vier Monaten zu machen.

Zusätzlich könntest du auch zum Frauenarzt oder Heilpraktiker gehen und deinen Hormonspiegel zu Beginn und dann nach vier Monaten nochmal messen lassen.

Der Übungskalender (Seite 90) dient der Selbstbeobachtung und deiner Motivation, um zu sehen, wie sich die Übungspraxis direkt und konkret auf dein Wohlbefinden und deine Beschwerdebilder auswirkt.

Techniken und Übungen

In den Hormon-Balance-Yoga-Hauptübungen werden Asanas mit Atemtechniken und Energielenkungstechniken kombiniert: Während der Übungen oder nach einer Übung praktizierst du 3–5-mal den siegreichen Atem (Seite 40) oder 10–15-mal die aktivierende Bauchatmung (Seite 41). Im Anschluss führst du die Energielenkung (Seite 42) in eine entsprechende Hormondrüse aus.

Im Hormonyoga stellen wir uns vor, mit den Atemtechniken Prana anzuregen, somit eine Tür zum »Energiekörper« zu öffnen, mit Energieverschlüssen im Körper zu halten, durch den Hauptenergiekanal Sushumna entlang der Wirbelsäule nach oben zu leiten und an der Nasenspitze zu sammeln, um sie dann mit der Ausatmung gezielt in die gewünschten Hormondrüsen zu leiten.

Es gibt eine lange Übungsreihe (Seite 84) von maximal 30 Minuten und eine kürzere Übungsreihe (Seite 88) von etwa 15–20 Minuten. Diejenigen, die ein bisschen kraftvoller und dynamischer praktizieren möchten, können Sonnengrüße (Seite 78) und fließende Übergänge (Vinyasas, Seite 82) zwischen den Asanas einbauen.

Die Übungsreihen beginnen mit der Tibetischen Hormongymnastik als Aufwärmübungen (Seite 44), dann folgen die Hauptübungen. Mit einer kurzen oder langen Endentspannung (Hormondrüsen-Meditation (Seite 72) oder Yoga Nidra (Seite 74) schließt du deine Yogapraxis ab. Yoga Nidra ist eine Form der Tiefenentspannung, die besonders hilfreich ist, um Stress abzubauen, den Schlaf zu verbessern und Energie zu tanken.

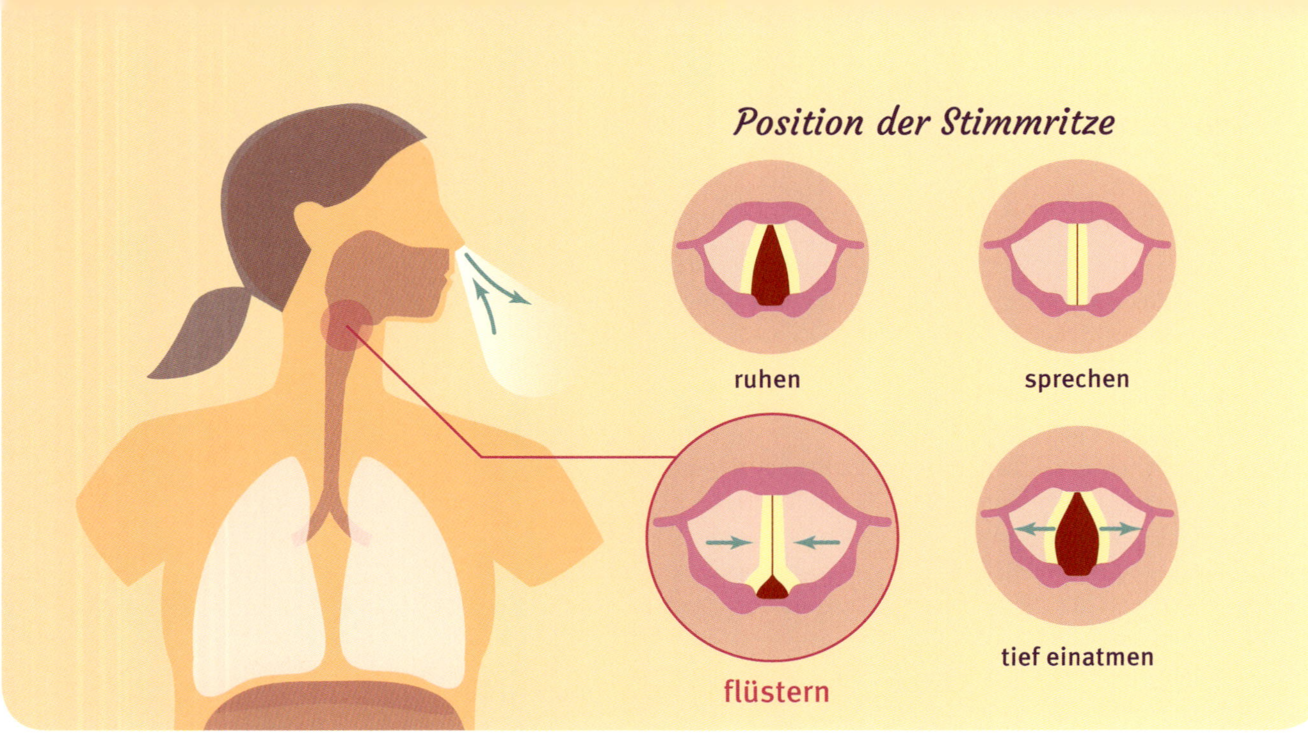

Siegreicher Atem

Ujjayi Pranayama

- Setze dich gerade und aufrecht hin, schließe die Augen und richte die Aufmerksamkeit auf deinen Atem.
- Der Atem fließt ruhig und rhythmisch durch die Nase in den Brustkorb ein und wieder aus.
- Lenke nun die Wahrnehmung zum Hals und verenge die Stimmritzen, sodass ein leichtes Meeresrauschen oder ein sanfter Schnarch-Ton entsteht. Stelle dir vor, du atmest durch ein kleines Loch im Hals und sprichst mit geschlossenem Mund im Flüsterton mit der Einatmung ein langes »Haaa« und mit der Ausatmung ein »Mhhh«. Dadurch werden die Atemzüge länger.
- Daraus kannst du dann das Atemmantra »So« (Ein) »Ham« (Aus) machen. Es entsteht ein Geräusch wie ein Meeresrauschen, deshalb wird der siegreiche Atem auch häufig »Meeresrauschenatem« genannt.

Wirkung: fördert eine tiefe, bewusste Atmung, hat eine beruhigende Wirkung auf dein Nervensystem, deinen Geist und deine Psyche. Der Körper wird innerlich erwärmt und der Blutdruck gesenkt. Der reibende Ton massiert die Schilddrüse sanft, da diese wie ein Schmetterling in U-Form auf und vor dem Kehlkopf sitzt.

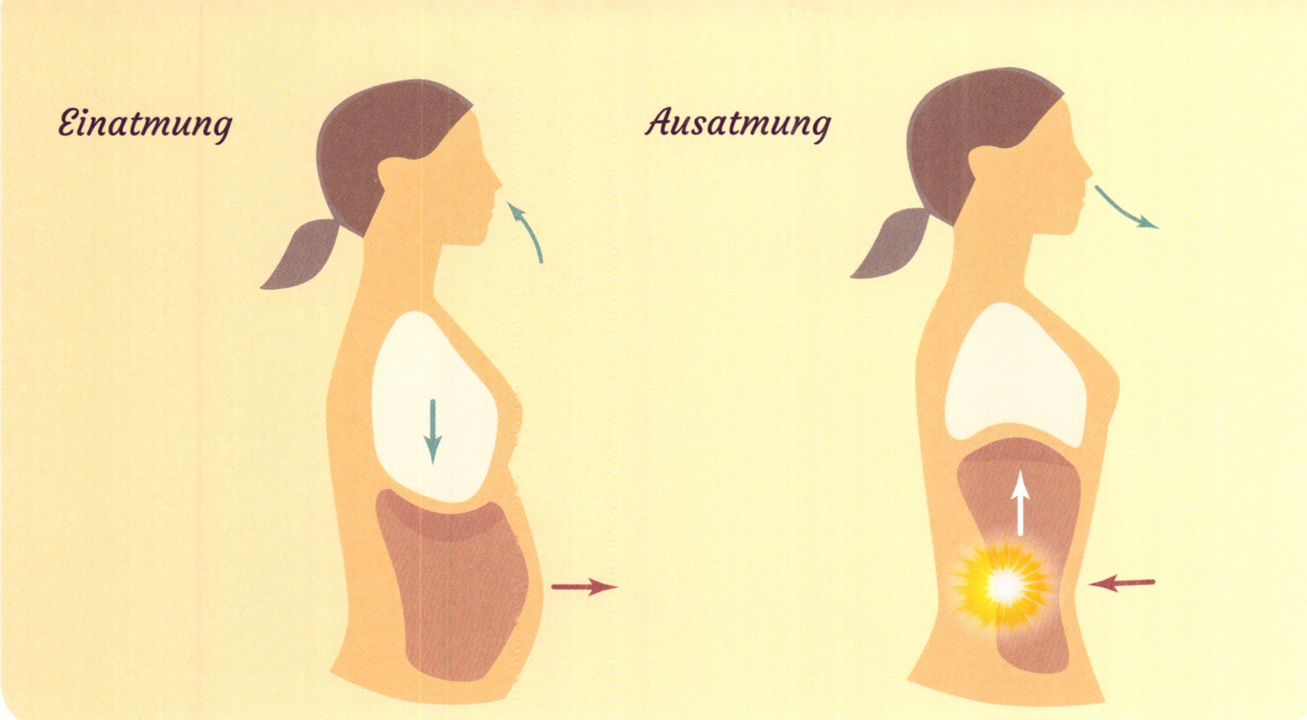

Aktivierende Bauchatmung

Bhastrika-Variante

- Finde eine stabile Sitzhaltung, entspanne den ganzen Körper und schließe die Augen.
- Richte deine Aufmerksamkeit auf den Atem im Nabelbereich. Beobachte, wie sich der Bauch mit der Einatmung leicht anhebt und mit der Ausatmung wieder zusammenzieht.
- Dann verstärke diesen natürlichen Rhythmus: Atme gleichmäßig und fest durch die Nase in den Bauch ein, der Bauch hebt sich.
- Ziehe mit der Ausatmung den Nabel kräftig heran.
- Sowohl die Einatmung wie die Ausatmung sind kraftvoll und rhythmisch wie das Ticken einer Uhr. Es hört sich an wie ein Blasebalg, wenn du eine Luftmatratze aufpumpst.

Achtung: Bitte nicht üben während der Menstruation (kann die Blutung verstärken), in der Schwangerschaft, bei Bluthochdruck, Herzkrankheiten, Magengeschwüren, Schlaganfall oder ernsthaften Lungenerkrankungen.

Wirkung: wirkt wie eine sanfte Massage auf die inneren Organe und aktiviert die eigene Energie (Prana). Durch den schnelleren Luftaustausch in den Lungen wird auch der Austausch von Sauerstoff und Kohlendioxyd im Blut beschleunigt. Das regt den Stoffwechsel an, erzeugt Energie und entgiftet den Körper. In Kombination mit den Hormon-Yoga-Übungen werden die Eierstöcke massiert. Auf der feinstofflichen Ebene soll das innere Feuer körperlich wie geistig entfacht werden.

Energielenkung

Die Energie fließt immer dorthin, wohin die Aufmerksamkeit gelenkt wird. Daher ist die Visualisierung eine sehr wirkungsvolle Methode.

Durch Yogaübungen (Asanas) und Atemtechniken (Pranayama) bringen wir Lebensenergie (Prana) zum Fließen. Bandhas (= halten, festigen) sind bewusst herbeigeführte Muskelverschlüsse, die die Lebensenergie wie ein Ventil im Körper halten und ganz gezielt steuern. Die wichtigsten Bandhas sind: Mula Bandha (im Beckenboden), Uddiyana Bandha (im unteren Bauch) und Jalandhara Bandha (im Kehlkopfbereich).

Energielenkung kurzgefasst

- Einatmen: Sage dir in Stille das Mantra »SO«. Halte den Atem an.
- Aktiviere den Wurzelverschluss (Mula Bandha).
- Richte die Augen auf die Nasenspitze (Nasagra Drishti).
- Rolle die Zunge an den Gaumen (Kechari Mudra).
- Schließe die Augen und konzentriere dich auf die jeweilige Drüse.
- Atme mit dem Mantra »HAM« aus.
- Löse dabei Mula Bandha und Kechari Mudra.

Die Energielenkung erfolgt immer nach 3–5 siegreichen Atemzügen (Seite 40) oder 10–15 Atemzügen mit der aktivierenden Bauchatmung (Seite 41) in Kombination mit dem Atem-Mantra »SO-HAM«.

- Einatmen: Sage dir im Stillen das Atem-Mantra »SO« und stelle dir vor, wie die Energie dabei entlang der Wirbelsäule nach oben fließt. Halte den Atem an.
- Aktiviere Mula Bandha (den Wurzelverschluss): Sauge den Beckenboden nach innen oben, indem du Schambein und Steißbein sowie beide Sitzhöcker wie ein Diamant zueinander und innerlich nach oben ziehst. Dadurch wird die Bewegung der aktivierten Energie durch die Nadis (Energiekanäle) entlang der Wirbelsäule nach oben unterstützt.
- Richte die Augen auf die Nasenspitze (Nasagra Drishti), das fördert die Kraft der Konzentration, lenkt die Aufmerksamkeit nach innen und unterstützt so den Zugang zur meditativen Ebene. Dort bündeln wir die Energie, die durch die Energiekanäle (Nadis) nach oben fließt.
- Rolle die Zungenspitze mit sanftem Druck an den weichen Teil des Gaumens (Kechari Mudra). Das fördert den Energiefluss und regt Druckpunkte sowie Speicheldrüsen im Gaumenbereich an.
- Schließe die Augen und konzentriere dich auf die jeweilige Drüse, die angesteuert werden soll, zum Beispiel die Eierstöcke.
- Dann atme langsam aus. Sage dir in der Stille dabei das Atem-Mantra »HAM« und löse dabei die Beckenbodenkontraktion und die Zunge am Gaumen.
- Stelle dir vor, wie die Energie jetzt zu der jeweiligen Drüse fließt und wie die Drüse leuchtet.

Info: »SO-HAM« ist ein Mantra aus der Vedanta-Philosophie, das von jedem mit der Atmung unbewusst ausgeführt wird: »SO« mit der Einatmung und »HAM« mit der Ausatmung. »SO-HAM« bedeutet: Ich bin »DAS«. Ich bin weder Körper noch Geist, nicht die Psyche, nicht die Emotionen. Ich bin das unsterbliche Selbst. »SO-HAM« drückt auch die Einheit zwischen Shiva und Shakti aus (Aham = Shiva = ich bin, So = Shakti = das gesamte Universum. Das innere Rezitieren von »SO-HAM« kann dich mit Kraft und Energie füllen und gleichzeitig deinen Geist beruhigen.

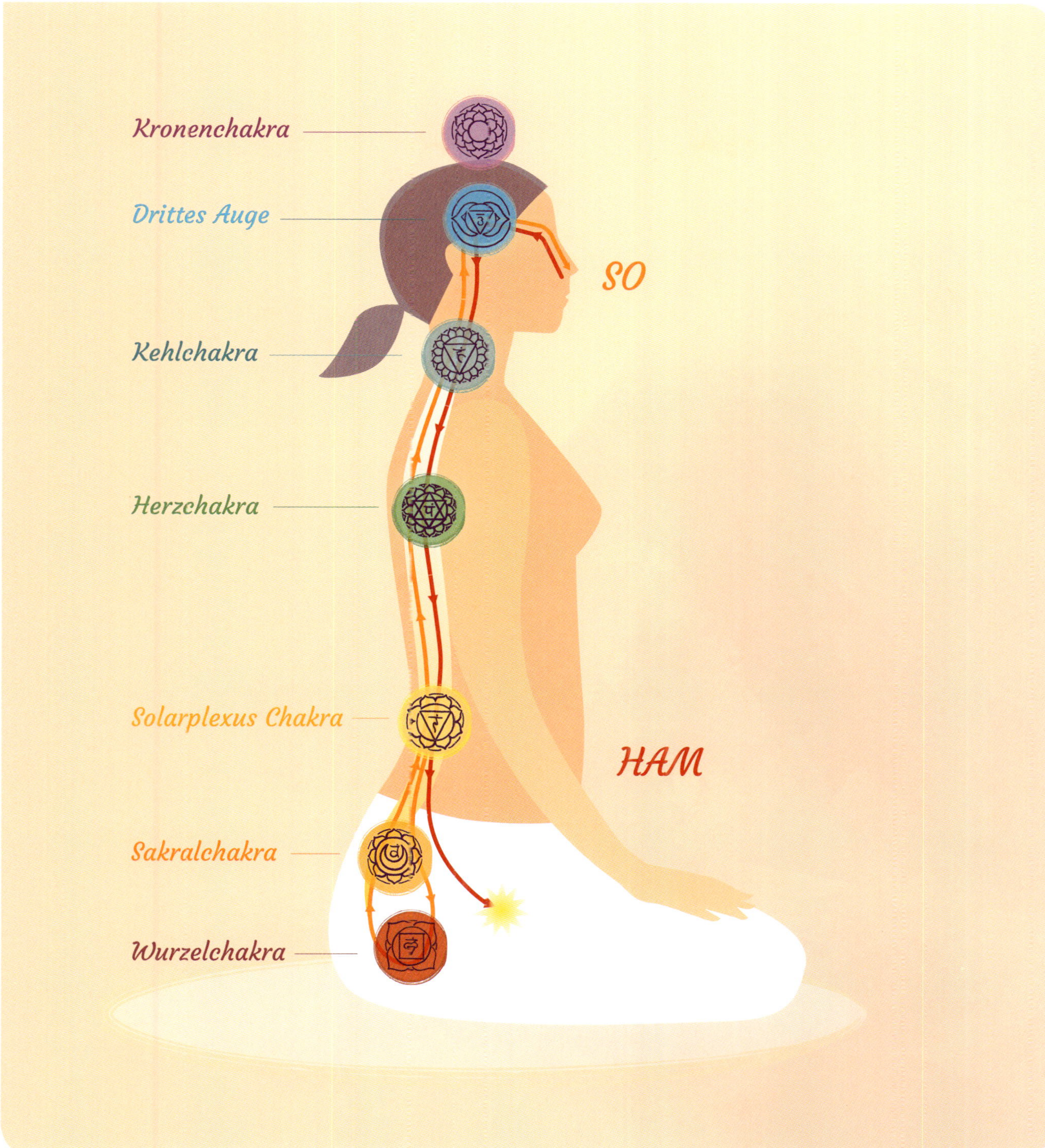
Kronenchakra
Drittes Auge
SO
Kehlchakra
Herzchakra
Solarplexus Chakra
HAM
Sakralchakra
Wurzelchakra

Aufwärmübungen

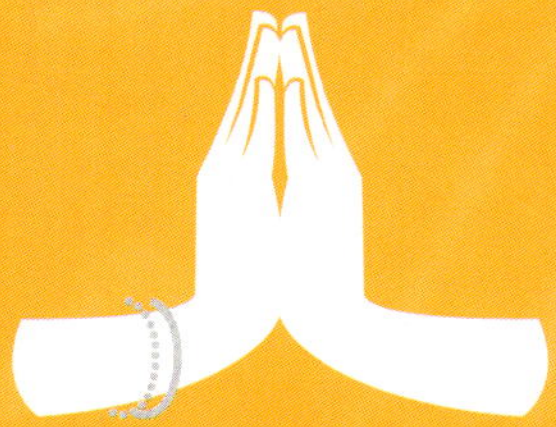

Die Aufwärmübungen angelehnt an die Tibetische Hormongymnastik aktivieren den Energiefluss vom Kopf bis zu den Füßen und harmonisieren das Nerven- und Hormonsystem. Du kannst die Übungsreihe auch separat üben. Die Wirkung ist sehr erfrischend. Dauer: ca. 6 Minuten

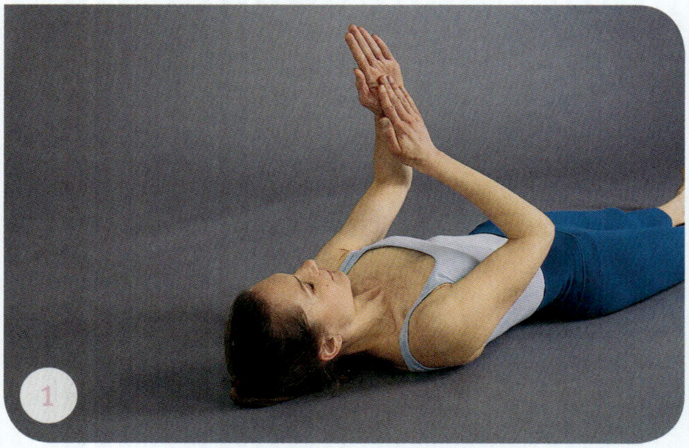

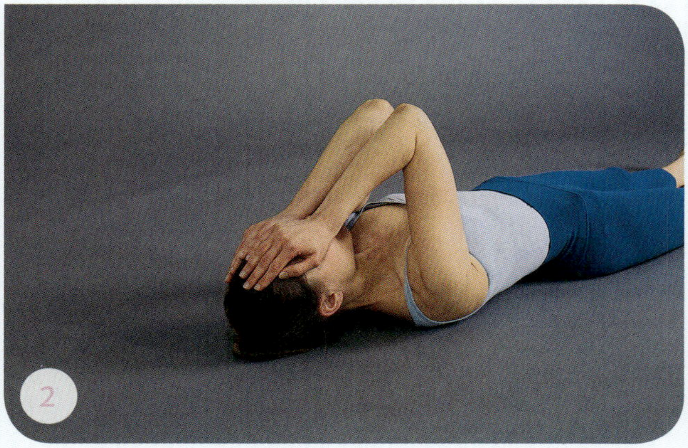

1 Hände warm reiben: Lege dich in Rückenlage und entspanne deinen ganzen Körper. Reibe die Handflächen 30-mal kräftig aneinander, damit sie richtig schön warm werden.

2 Augenpressur: Drücke mit den Handballen 30-mal sanft stimulierend auf die Augen. Massiere die Augenbrauen 3-mal mit Daumen und Zeigefinger von innen nach außen.

3 Ohrenpressur: Presse mit den Handballen 30-mal gegen die Ohrmuscheln. Massiere danach die Außenohren zwischen Daumen und Zeigefinger 3-mal von oben nach unten.

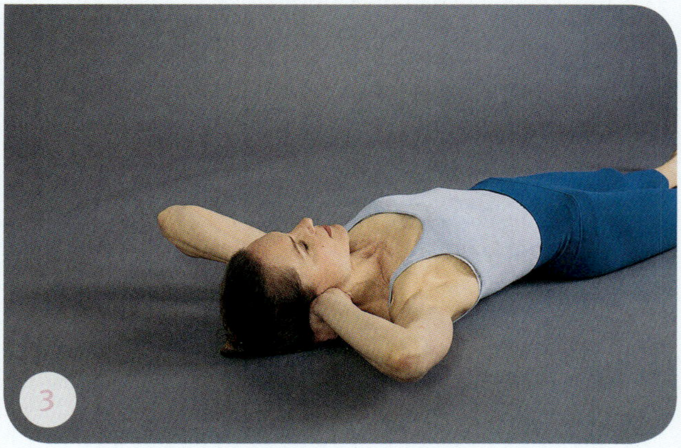

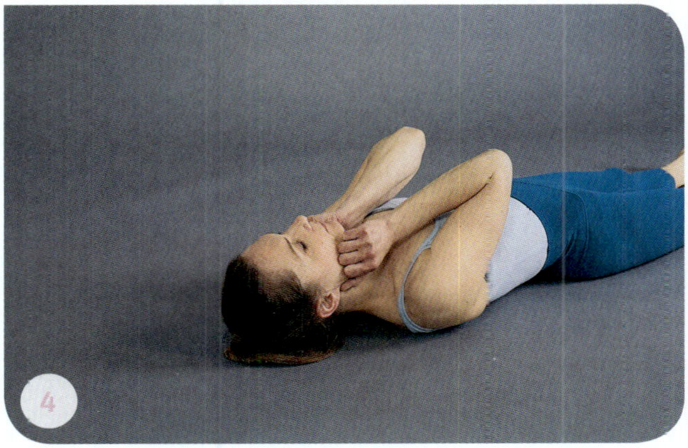

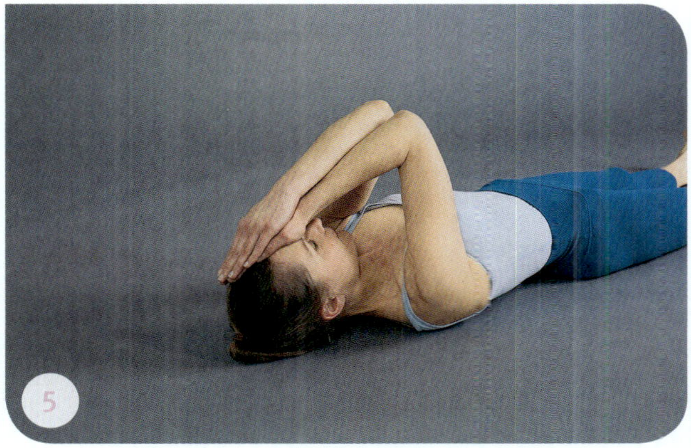

4 Kiefer- und Wangenmassage: Rahme den Kieferknochen mit eingerollten Fingern und ausgestreckten Daumen ein. Ziehe und schiebe die Daumen von den Ohren und den äußeren Kieferknochen bis zum Kinn und wieder zurück.

5 Stirn reiben: Lege die Handflächen übereinander auf deine Stirn (die rechte ist unten). Massiere die Stirn, indem du die Hände 30-mal von Schläfe zu Schläfe reibst.

6 Arme über den Kopf: Hebe die Hände (die linke auf der rechten) ca. 10 cm über den Kopf. Führe sie 30-mal bis auf Kinnhöhe und wieder zurück (Abstand 10 cm).

7 Schultern aufwärmen: Wechsle die Position der Hände (rechte über linke). Schiebe sie 30-mal von Ohr zu Ohr, ohne den Kopf zu berühren.

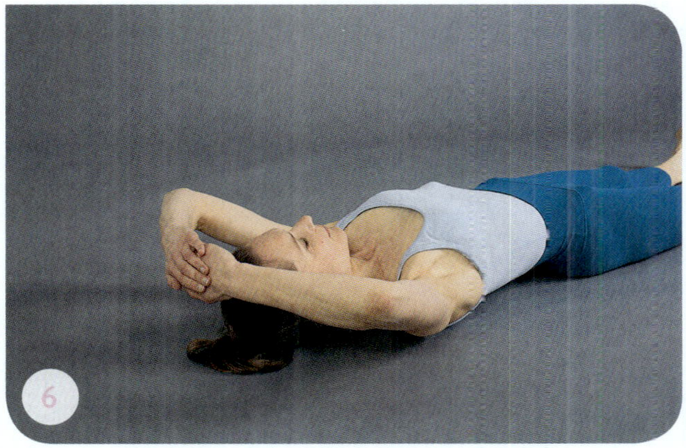

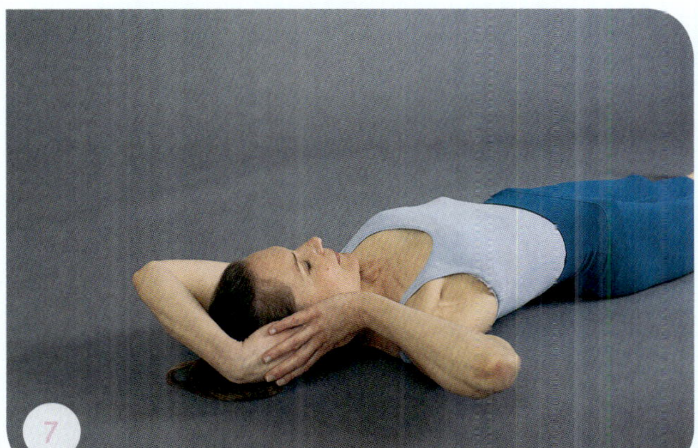

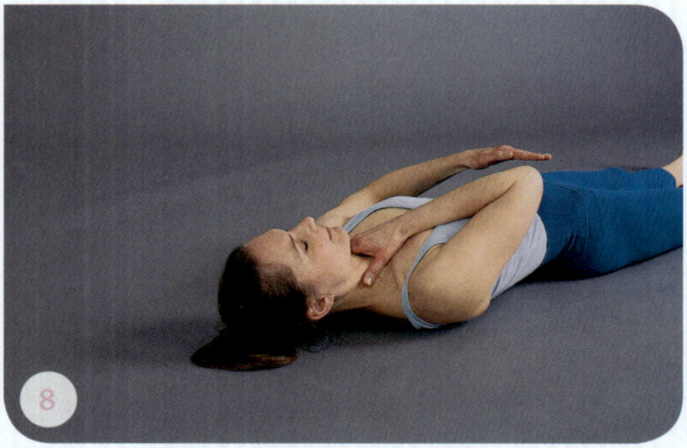

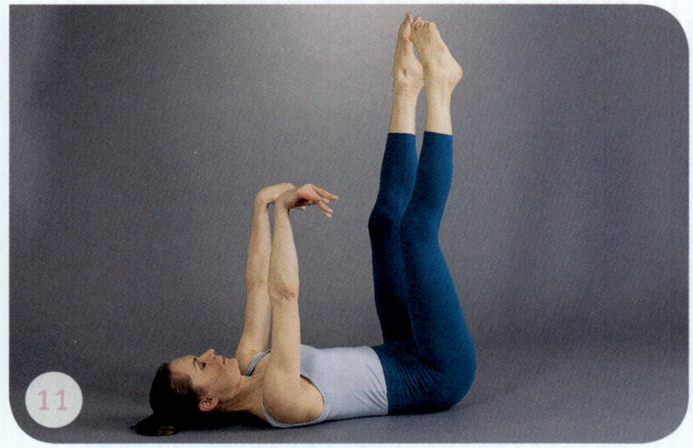

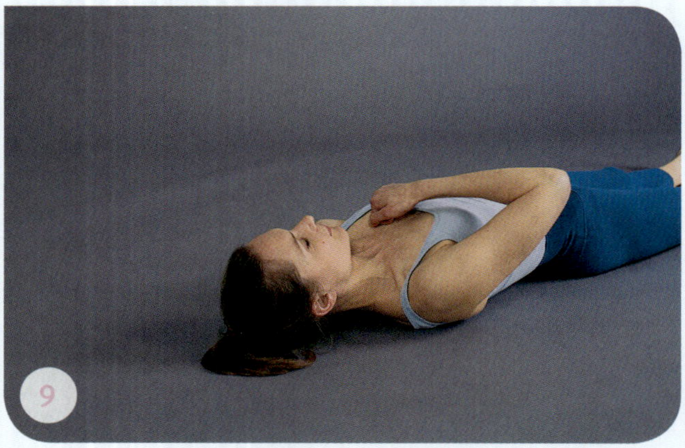

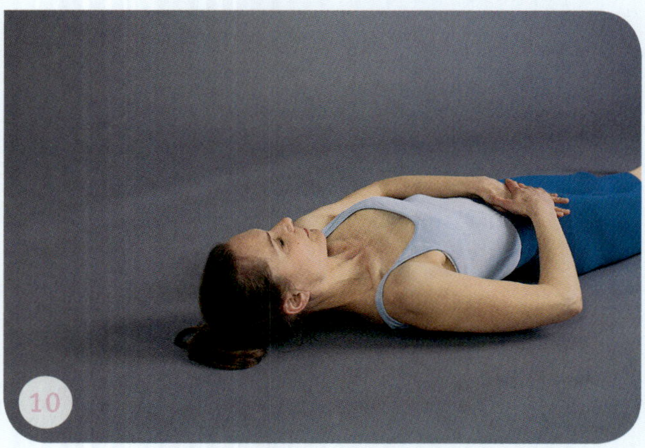

8 Schilddrüse aktivieren: Lege deine rechte Hand auf die Kehle, die linke schwebt darüber. Führe die linke Hand 30-mal vom Hals zum Nabel und wieder zurück (10 cm Abstand).

9 Thymusdrüse klopfen: Mache mit der rechten Hand eine Faust. Klopfe 30-mal kreisend im Uhrzeigersinn das obere Drittel des Brustbeins.

10 Bauch massieren: Lege die Hände übereinander auf den Unterbauch. Lasse sie 30-mal zügig und mit sanftem Druck im Uhrzeigersinn um deinen Nabel kreisen.

11 Füße und Hände kreisen lassen: Hebe Beine und Arme in Richtung Decke. Lasse Hand- und Fußgelenke 10-mal nach außen und 10-mal nach innen kreisen.

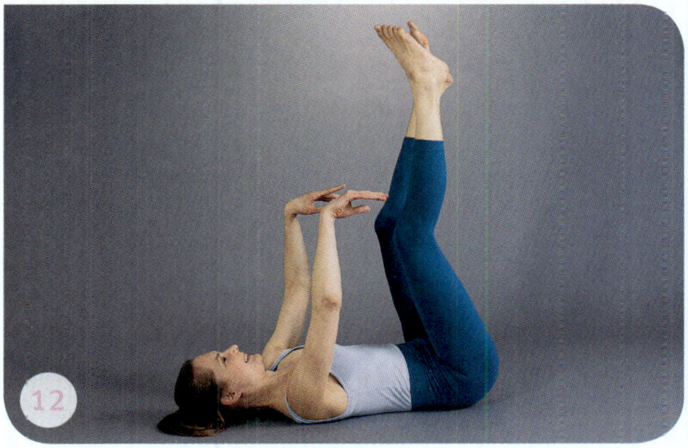

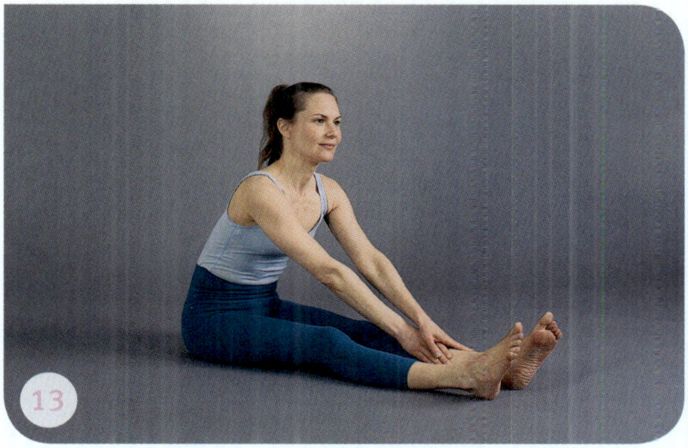

12 Arme und Beine schütteln: Schüttle Arme und Beine 30-mal kräftig aus.

13 Beine von unten nach oben streichen: Streiche im Sitzen mit ausgestreckten Beinen 30-mal mit beiden Händen kraftvoll das linke und das rechte Bein abwechselnd von den Fußgelenken aufwärts bis zu den Hüften.

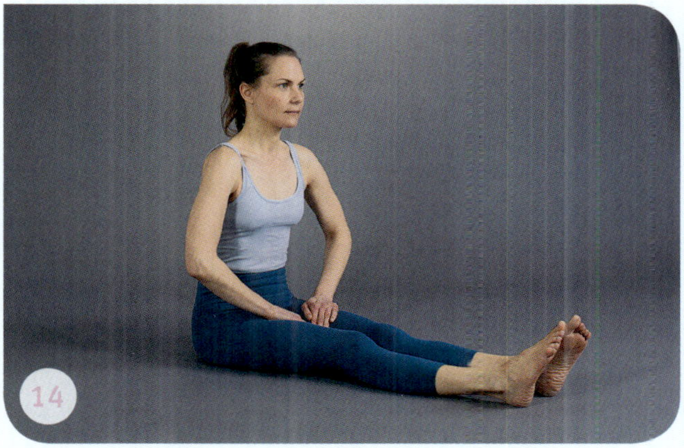

14 Beine von außen nach innen streichen: Streiche die Beine von außen nach innen, von den Hüften bis zu den Fußgelenken in 5 Zügen und genauso wieder hoch (insgesamt 3-mal). Massiere deine Knie, 3–6-mal kreisend.

15 Fußsohlen reiben: Beuge die Beine und klappe das rechte Knie nach außen, das linke nach innen. Winkle die Füße an. Reibe 30-mal kraftvoll deine Fußsohlen warm. Dann Seitenwechsel.

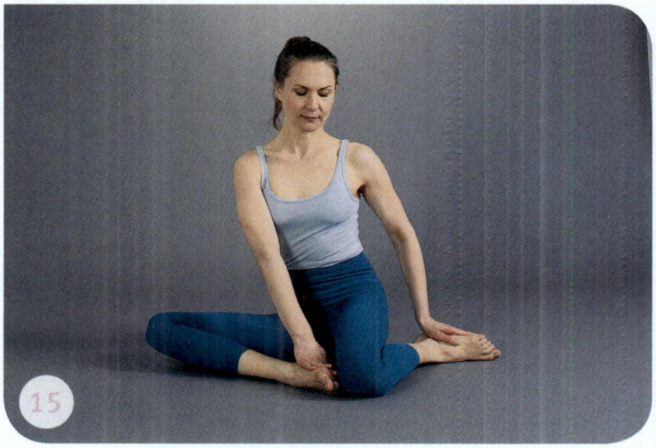

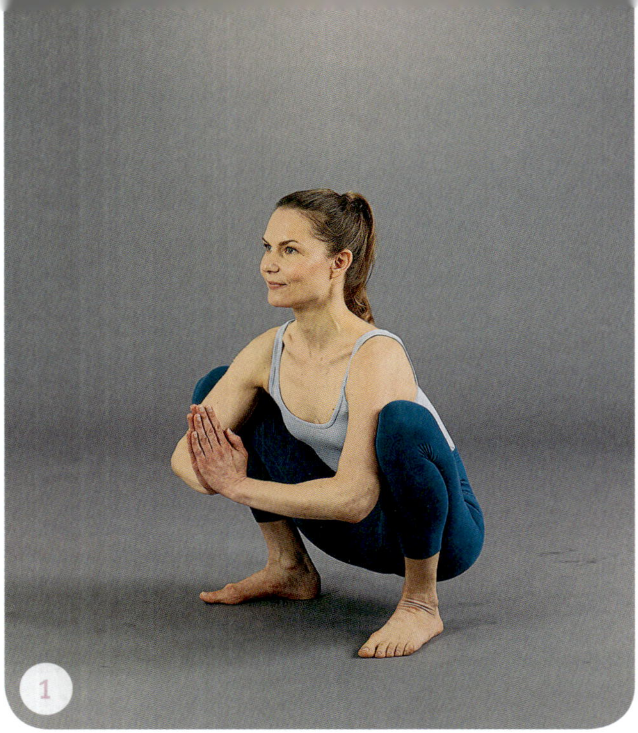

1

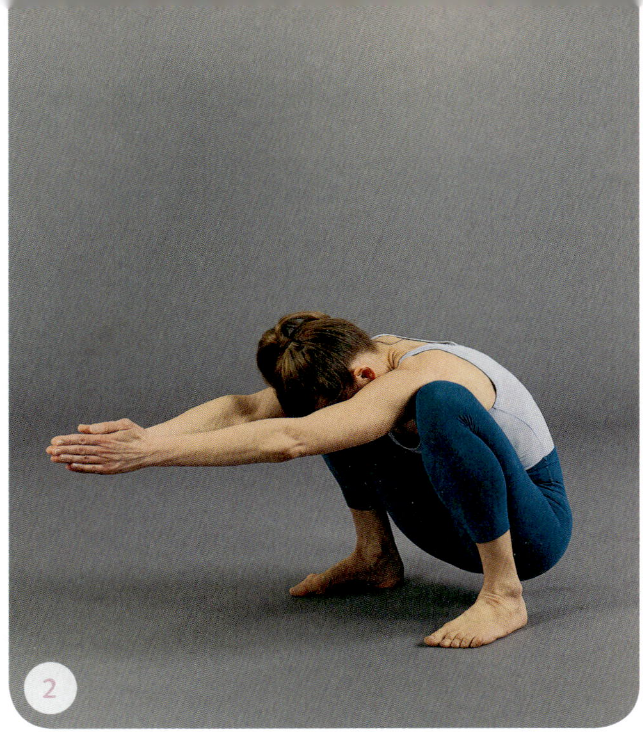

2

Hocke

Namaskarasana

Übung für die Eierstöcke

- Stelle dich in die Hocke, die Füße etwas weiter als hüftbreit auseinander, flach auf dem Boden. (Wenn die Fersen den Boden nicht berühren können, lege dir eine gerollte Decke darunter.)
- Nimm die Hände vor dem Herzen in Gebetshaltung (Namaskar/ Anjali Mudra).
- Drücke deine Ellenbogen sanft gegen Knie- und Beininnenseiten.
- Richte den Rücken so gerade wie möglich auf. (1)
- Atme sanft im siegreichen Atem (Seite 40). Mit der Einatmung hebe das Brustbein, den Kopf und den Blick leicht an und schiebe die Ellenbogen gegen die Knieinnenseiten. Halte hier für 3 Sekunden inne.
- Mit der Ausatmung führe die Handinnenflächen gerade nach vorne, dabei drücken die Knieinnenseiten gegen die Oberarme und der Rücken wird rund, das Kinn bewegt sich zum Brustbein. (2) Bleibe auch hier für 3 Sekunden mit angehaltenem Atem.
- 5–10-mal wiederholen.
- Komme in die Ausgangsposition zurück, atme 10–15-mal die aktivierende Bauchatmung und lenke die Energie in beide Eierstöcke.

Wirkung: Massiert die Eierstöcke, Becken- und Bauchorgane. Verbessert die Beweglichkeit der Hüften und Beine. Dehnt die Körperrückseite. Dies wirkt gesundheitsfördernd und stärkend auf Nerven und Muskeln der Oberschenkel, Knie, Schultern und Nacken.

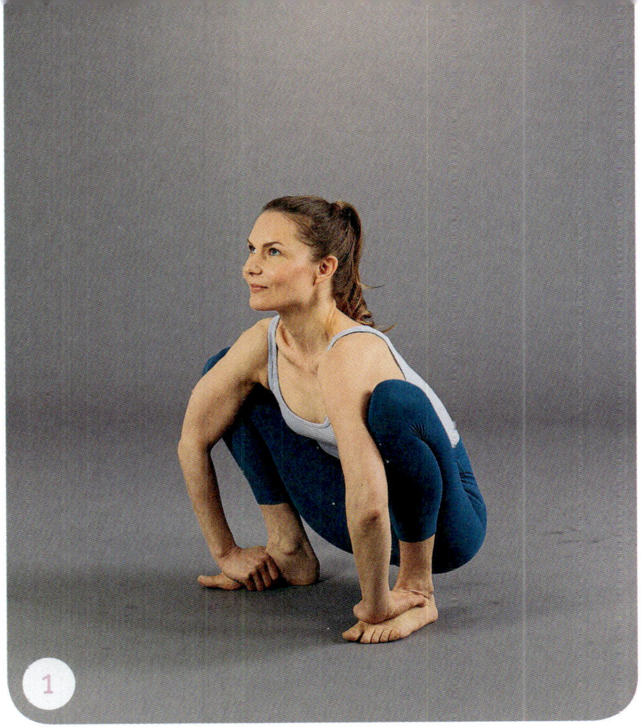
1

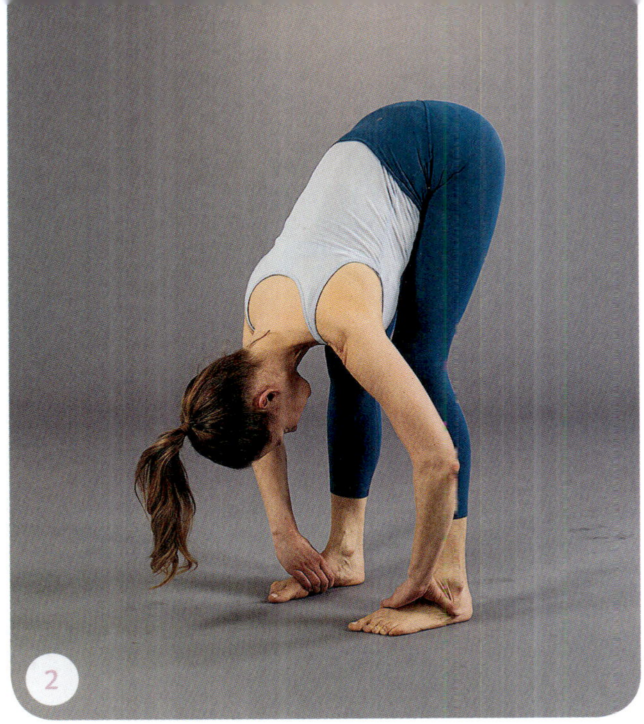
2

Windentferner

Vayu Nishkasana

Übung für die Eierstöcke

- Komme in die Hocke (siehe links). Die Füße stehen mattenbreit und flach auf dem Boden.
- Greife mit den Händen unter die Fußsohlen. Die Daumen liegen auf den Fußrücken. (1)
- Mit der Einatmung ziehe die Wirbelsäule lang, hebe deinen Blick und halte die Position für etwa 3 Sekunden mit angehaltenem Atem.
- Mit der Ausatmung hebe dein Gesäß, strecke die Beine, so gut du kannst, und entspanne Kopf und Nacken. (2)
- Mit der Einatmung komme zurück in die Ausgangsposition.
- Wiederhole die Übung 5–10-mal.
- Gehe dann zurück in die Hocke. Führe die Handinnenflächen vor dem Herzen zusammen. Atme 10–15-mal die aktivierende Bauchatmung (Seite 41) und führe die Energielenkung zu beiden Eierstöcken (Seite 42) aus.
- Alternativ kannst du die Hände an die inneren Unterschenkel legen, dich auf einen Stuhl oder ein festes Kissen setzen und von dort aus das Gesäß heben.

Wirkung: Massiert die Eierstöcke, Becken-und Bauchorgane. Verbessert die Beweglichkeit der Hüften und der Beine. Dehnt die Körperrückseite. Das wirkt gesundheitsfördernd auf Nerven und Muskeln von Oberschenkeln und Knien. Schultern und Nacken werden gestärkt.

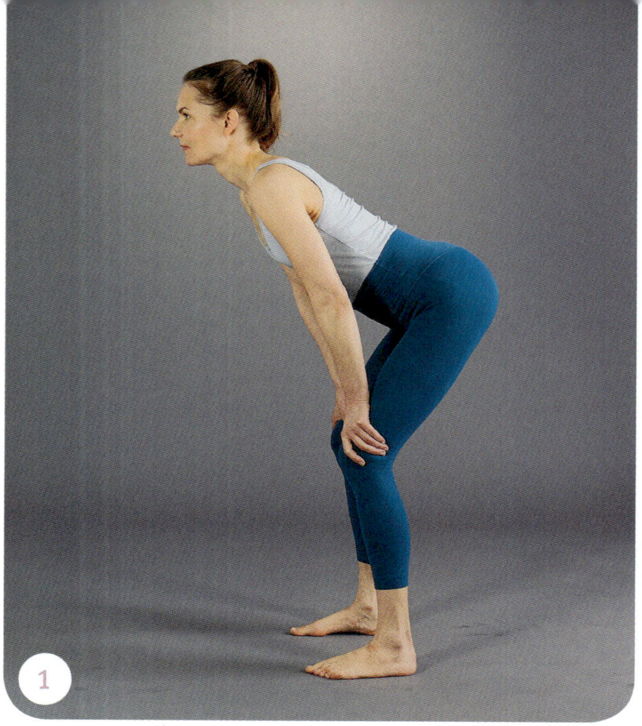
1

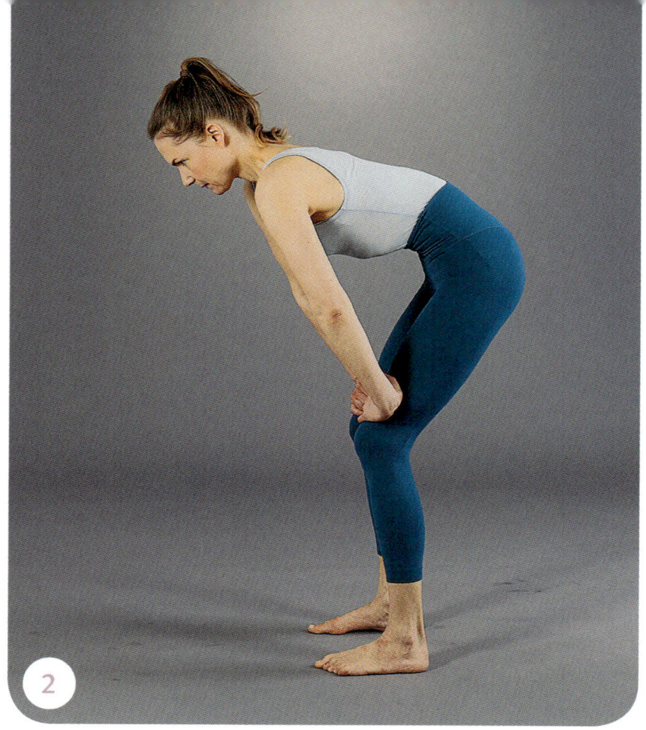
2

Verdauungsfeuer anregen

Agni Sara

Übung für die Verdauung und zur Energieaufladung

- Ausgangsposition: hüftbreiter Stand.
- Atme tief durch die Nase ein.
- Mit der vollständigen Ausatmung beuge die Beine, stütze die Hände auf den Oberschenkeln mit gestreckten Armen ab und lehne dich leicht nach vorne. (1)
- Sauge den Oberbauch sanft nach innen und oben. Mit leeren Lungen schiebe den Bauch mehrmals rhythmisch und zügig heraus und wieder herein (ca. 10-mal), solange es angenehm ist. (2)
- Richte den Oberkörper mit der Einatmung wieder auf.
- 1–3–mal wiederholen.

Achtung: Bitte nur mit leerem Magen und Darm üben!

Wirkung: Der Bauch wird massiert, das stärkt und belebt die Verdauungsorgane und regt den Appetit an. Der Energielevel wird angehoben, was Lethargie, Trägheit und Depressionen reduzieren kann. Führe die folgende Übung (Bauchkontraktion im Stehen) gleich im Anschluss aus.

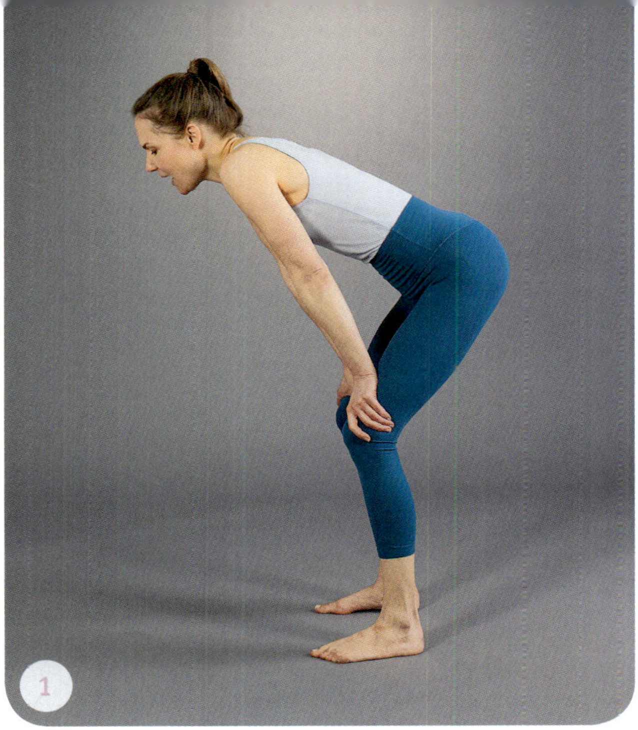

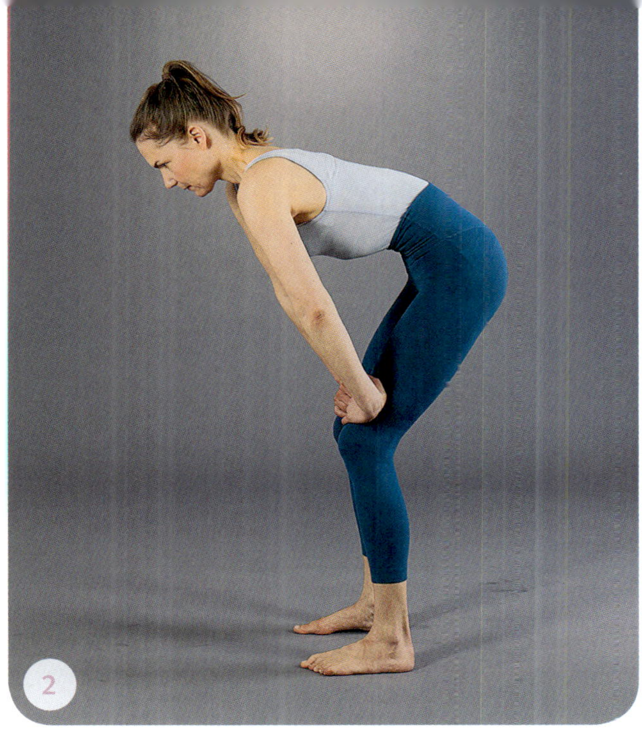

Bauchkontraktion im Stehen

Uddiyana Bandha

Übung für die Eierstöcke und Anregung der Bauchorgane

- Die Füße stehen hüftbreit auseinander. Richte dich so aus, dass die Beine leicht gebeugt sind und die Hände auf den Oberschenkeln ruhen. Die Arme sind dabei gestreckt und der Körper ist leicht nach vorne gebeugt.
- Atme durch die Nase ein, danach kräftig durch den Mund aus und verharre mit leeren Lungen in der Haltung. (1)
- Dann sauge den Oberbauch nach innen und oben, indem du mit leeren Lungen eine Einatmung simulierst. Dadurch entsteht automatisch ein Bauchvakuum. Der Kopf ist leicht nach vorn gebeugt und die Schultern leicht nach oben gezogen. (2)
- Bleibe in der Haltung, solange sie angenehm ist. Richte dann den Oberkörper auf, atme noch ein Stück weiter aus und dann wieder ein.
- 1–3-mal wiederholen.

Achtung: Bitte nur mit leerem Magen und Darm üben!

Wirkung: Regt das Verdauungsfeuer an, stärkt und belebt die Bauchorgane, regt Leber und Bauchspeicheldrüse an und harmonisiert die Ausschüttung von Adrenalin in den Nebennieren. Dadurch können sich Angst und Anspannung abbauen und Trägheit und Lethargie auflösen. Das Manipura Chakra (Solarplexus Chakra im Nabelbereich) und seine Feuerenergie wird intensiv angeregt.

Weiter Ausfallschritt

Utthita Ashwa Sanchalasana

Übung für die Massage der Eierstöcke

- Ausgangsposition: halbe stehende Vorbeuge mit gestrecktem Rücken.
- Lege die Hände unter den Schultern am Boden ab und setze mit deinem linken Fuß einen weiten Schritt zurück. Das rechte Knie ist leicht mittig neben dem Brustbein positioniert, die Handflächen oder Fingerspitzen auf dem Boden oder auf zwei Blöcken, die Füße stehen hüftbreit auseinander wie auf zwei Schienen. (1)
- Führe 10–15-mal die aktivierende Bauchatmung (Seite 41) und die Energielenkung in den rechten Eierstock (Seite 42) aus.

Wirkung: Massiert den rechten Eierstock, dehnt die linke Leiste, kräftigt die Beinmuskulatur und strafft Bauch und Gesäß.

Weiter Ausfallschritt mit abgesetztem Knie

Ashwa Sanchalasana

Übung zur Dehnung der Eierstöcke

- Lege im weiten Ausfallschritt das hintere Knie ab (bei empfindlichen Knien auf einer Decke) und richte den Oberkörper auf.
- Strecke die Arme schulterbreit nach oben aus und schaffe Länge in den Körperseiten.
- Mit der Einatmung richte das Becken und die Wirbelsäule auf, indem du dein Schambein in Richtung Nabel ziehst.
- Mit der Ausatmung schiebe das Becken sanft nach vorn, behalte die Aufrichtung bei und achte darauf, dass das rechte Knie über dem Fußgelenk bleibt. Vermeide einen spitzen Winkel. (2)
- Pulsiere mit dem Becken 3–5-mal mit der Ausatmung leicht vor und mit der Einatmung zurück. Behalte die Aufrichtung bei und achte darauf, dass das rechte Knie über dem Fußgelenk bleibt. Vermeide einen spitzen Winkel. Führe dabei den siegreichen Atem (Seite 40) aus.
- Lege die Hände übereinander auf dem Oberschenkel ab, strecke die Arme und führe die Energielenkung zum linken Eierstock (Seite 42) aus.
- Komme zurück in die Ausgangsposition und wiederhole den weiten Ausfallschritt und diese Übung auf der anderen Seite.

Wirkung: Der linke Eierstock und der linke Hüftbeuger werden intensiv gedehnt. Das fördert die Beweglichkeit im Becken und verbessert die Aufrichtung des Oberkörpers.

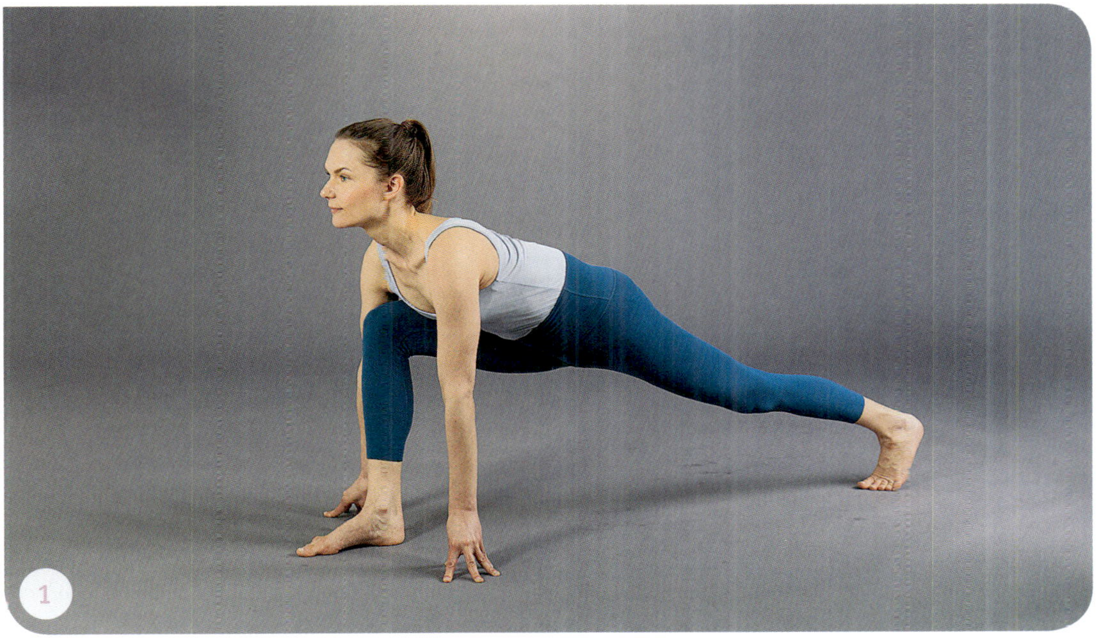

1

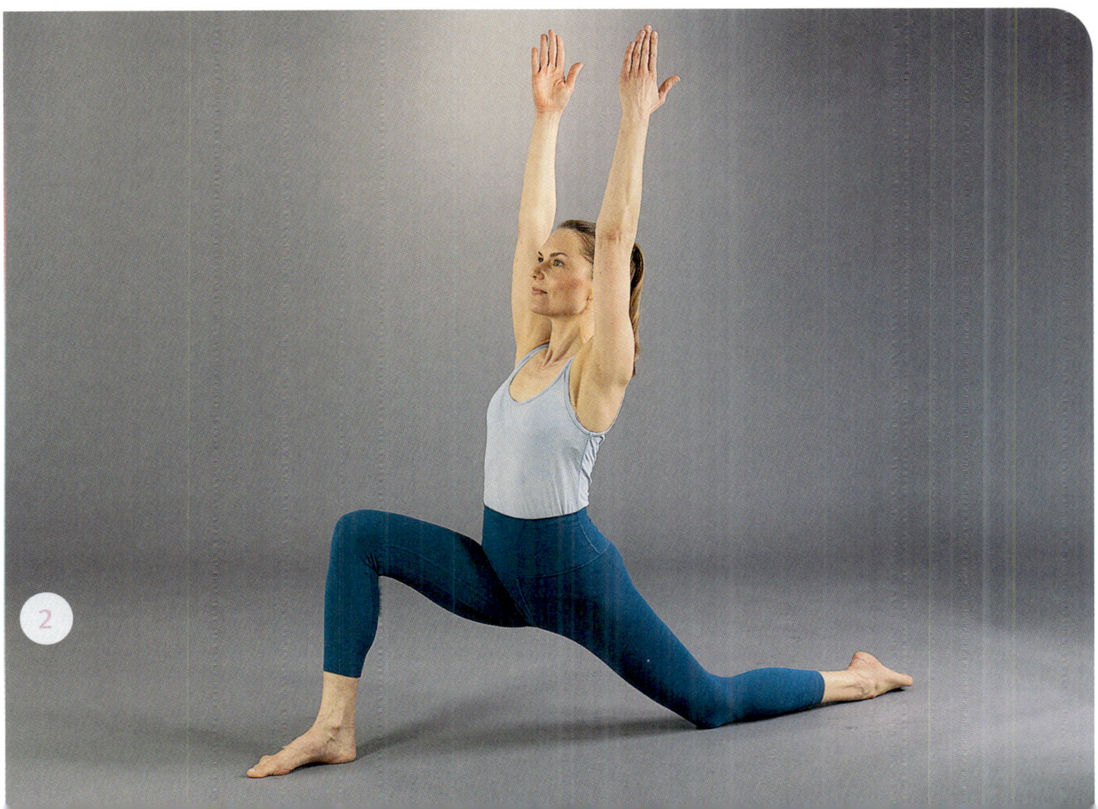

2

Taube (Variante)

Variante Eka Pada Rajakapotasana

Übung für die Massage der Eierstöcke

- Ausgangsposition: Vierfüßlerstand (Seite 82). Setze die Knie unter den Hüften ab, die Hände befinden sich unter den Schultern, die Arme sind gestreckt.
- Führe dein rechtes Knie nach vorne mittig zwischen die Hände, strecke dein linkes Bein nach hinten aus und lege dich mit Oberkörper und Brustbein über dein rechtes angewinkeltes Bein.
- Strecke die Arme nach vorne aus und lege die Stirn am Boden (oder auf einem Kissen) ab. Schließe die Finger. (1)
- Atme 10–15-mal die aktivierende Bauchatmung (Seite 41) und führe die Energielenkung in den rechten Eierstock (Seite 42) aus.
- Komme mit einer Einatmung zurück in den Vierfüßlerstand und tausche die Seiten.

Wirkung: Intensive Massage für die Eierstöcke und die unteren Bauchorgane

Halber Drehsitz

Marichyasana C sanfte Variante

Übung für die Eierstöcke

- Setze dich aufrecht mit ausgestreckten Beinen auf den Boden oder auf eine gefaltete Decke.
- Winkle das rechte Bein an und setze die Ferse dicht an dein Gesäß. Lass eine Handbreite Platz zwischen dem linken Oberschenkel und dem rechten Fuß.
- Umarme mit der linken Hand oder dem ganzen Arm das rechte Bein. Die rechte Hand ist hinter dem Kreuzbein aufgesetzt und unterstützt sanft die Aufrichtung.
- Ziehe das angewinkelte Knie zum Bauch und richte dich gut auf. Die Sitzknochen sind geerdet und der Rücken ist gerade.
- Mit der Einatmung strebe mit dem Scheitel nach oben. Mit der Ausatmung drehe dich nabelaufwärts nach rechts. Der Kopf dreht sanft mit nach hinten, das Kinn bleibt dabei auf Höhe des Brustbeins, der Blick richtet sich zu den rechten Augenwinkeln. (2)
- Führe hier 10–15-mal die aktivierende Bauchatmung (Seite 41) aus und lenke die Energie in den rechten Eierstock (Seite 42).
- Komme zurück in die Ausgangsposition und tausche die Seiten.

Wirkung: Die Wirbelsäule wird beweglich gehalten, die Rückenmuskeln können Spannungen abbauen und die Nerven der Wirbelsäule werden angeregt. Durch die Drehung werden die Bauchorgane und die Eierstöcke sanft massiert und Verdauungsprobleme gelindert.

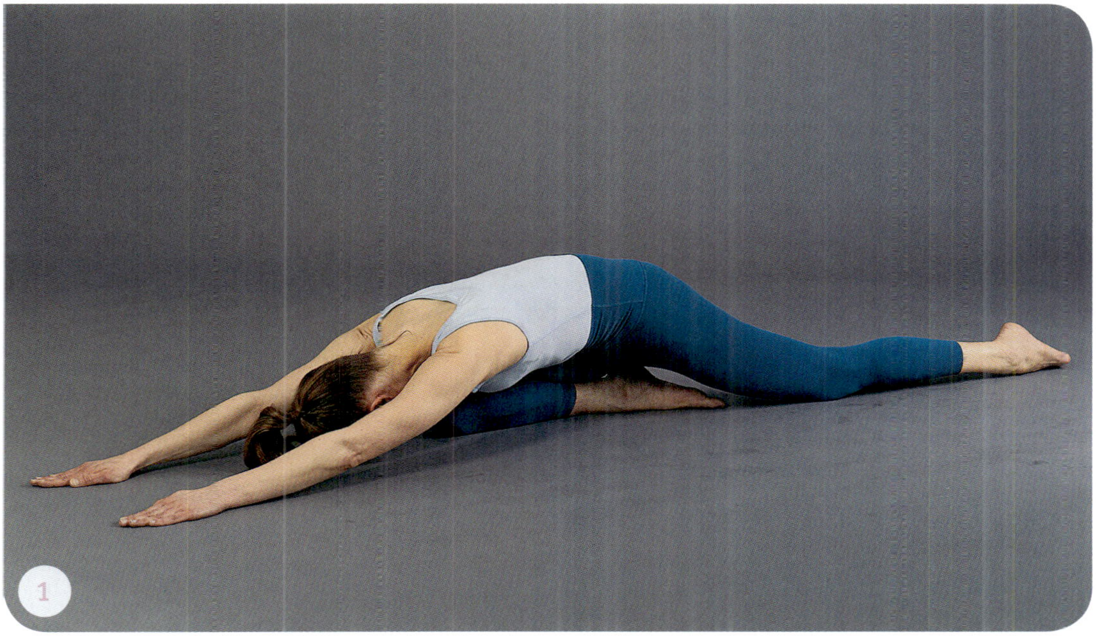

1

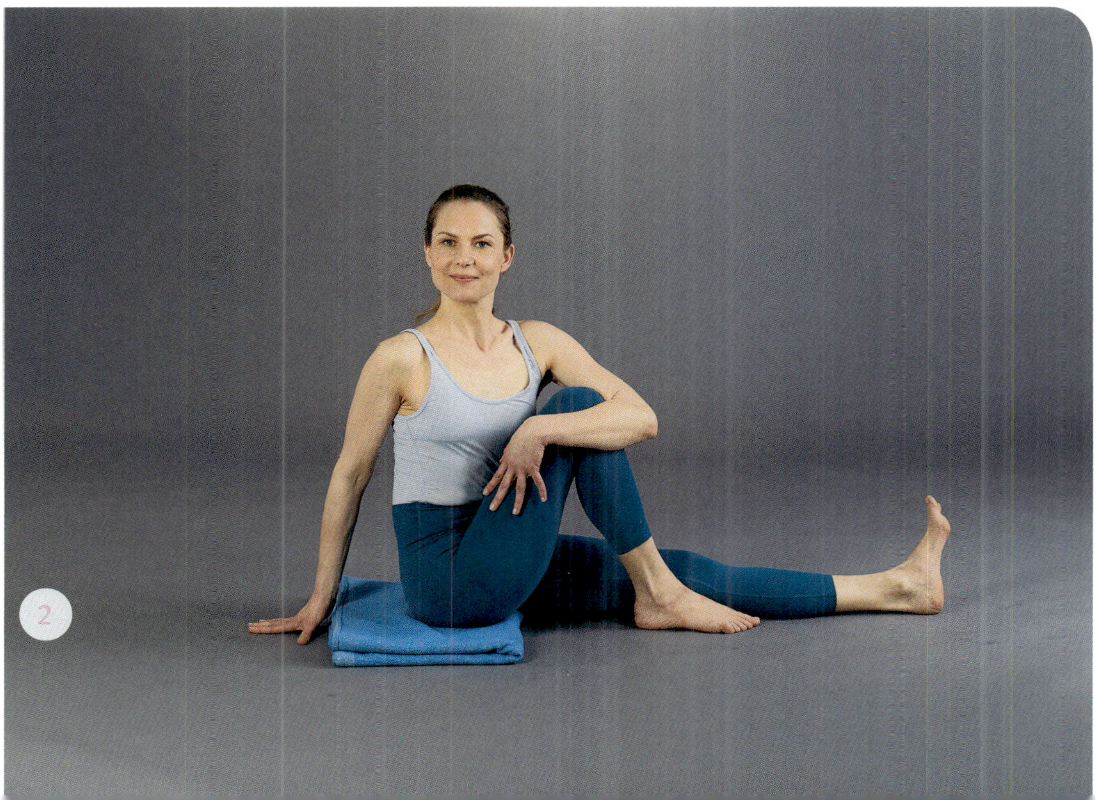

2

Dynamischer Twist im Liegen

Supta Udarakarshanasana

Übung für die Nebennieren

- Komme in die Rückenlage, positioniere deine Fersen nah an deinem Gesäß und lege die Hände an den Hinterkopf, die Finger sind ineinander verschränkt. Oberkörper, Ellenbogen, Hände und Kopf ruhen am Boden. Atme ruhig im siegreichen Atem (Seite 40) ein.
- Mit der Ausatmung lass die Knie zur rechten Seite bis zum Boden sinken, die Beine bleiben dabei zusammen, der Kopf dreht gleichzeitig leicht nach links. Bleibe hier für ungefähr drei Sekunden. (1)
- Mit der nächsten Einatmung komm zurück in die Mitte und lass die Beine mit der nächsten Ausatmung nach links sinken, der Kopf dreht dabei nach rechts.
- 5–10-mal wiederholen.
- Kehre zurück in die Ausgangsposition in Rückenlage mit aufgestellten Füßen und lege deine Hände seitlich unter die Rippen, sodass die Daumen auf Höhe der Nebennieren sind. (2)
- Führe 10–15-mal die aktivierende Bauchatmung (Seite 41) aus und lenke die Energie in beide Nebennieren (Seite 42).

Achtung: Bei Rückenproblemen übe die allgemeine Wirbelsäulendrehung (siehe rechts).

Wirkung: Fördert die Beweglichkeit der Wirbelsäule, dehnt und streckt die Rückenmuskeln und dehnt die Unterleibsmuskulatur und -organe. Nieren und Nebennieren bekommen eine leichte Massage.

Allgemeine Wirbelsäulendrehung

Shava Udarakarshanasana

Übung für die Nebennieren

- Komme in die Rückenlage, breite die Arme auf Schulterhöhe aus, die Handinnenflächen zeigen zum Boden. Winkle dein rechtes Bein an und lege deinen rechten Fuß auf den linken Oberschenkel und die linke Hand auf das rechte Knie. Atme ruhig im siegreichen Atem (Seite 40) ein.
- Mit der Ausatmung führe das rechte Knie langsam über die linke Seite in Richtung Boden, der Kopf dreht gleichzeitig nach rechts, der Blick geht zur rechten Hand. Der rechte Fuß bleibt auf dem linken Knie und beide Schultern möglichst im Kontakt mit dem Boden. (3)
- Bleibe in dieser Haltung ca. 5–10 tiefe siegreiche Atemzüge und lenke die Energie in die rechte Nebenniere (Seite 42).
- Mit der nächsten Einatmung komm zurück in die Mitte und wiederhole die Übung auf der anderen Seite.

Wirkung: Fördert die Beweglichkeit der Wirbelsäule, entspannt und erfrischt die Muskulatur im unteren Rückenbereich. Massiert die Nebennieren und stimuliert die Unterleibsorgane.

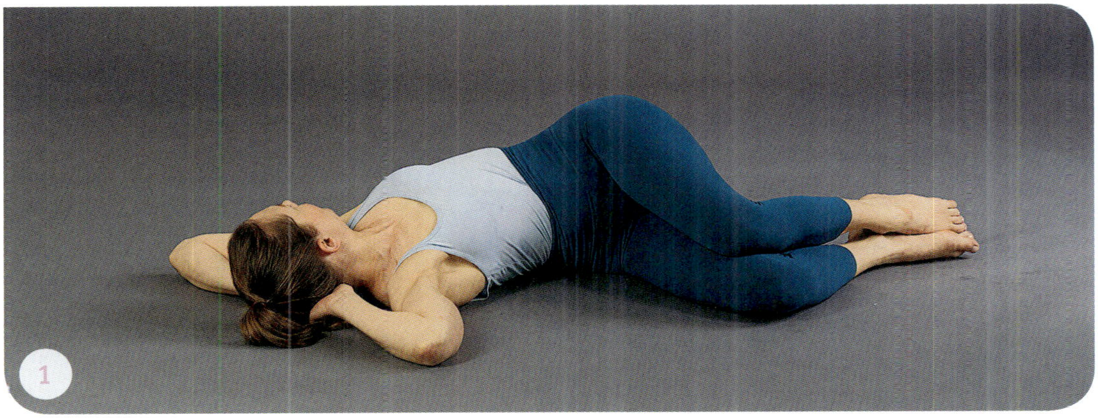

1

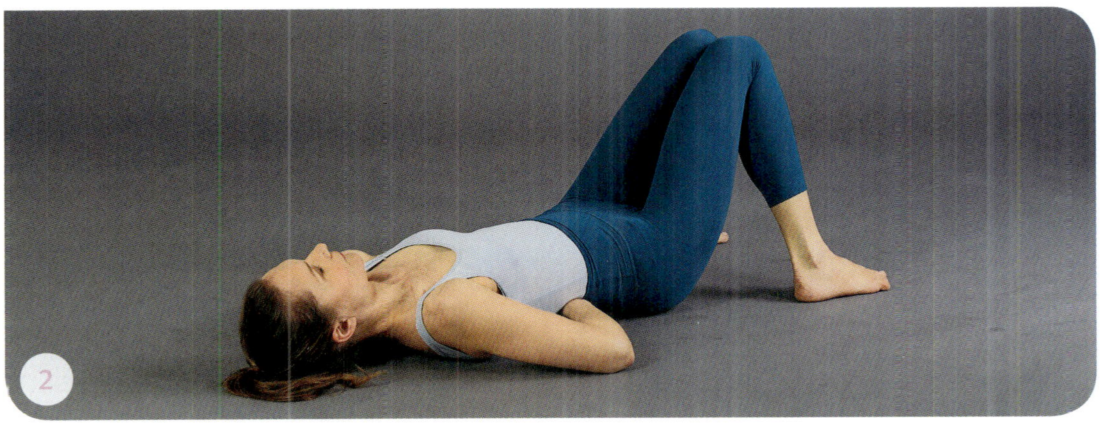

2

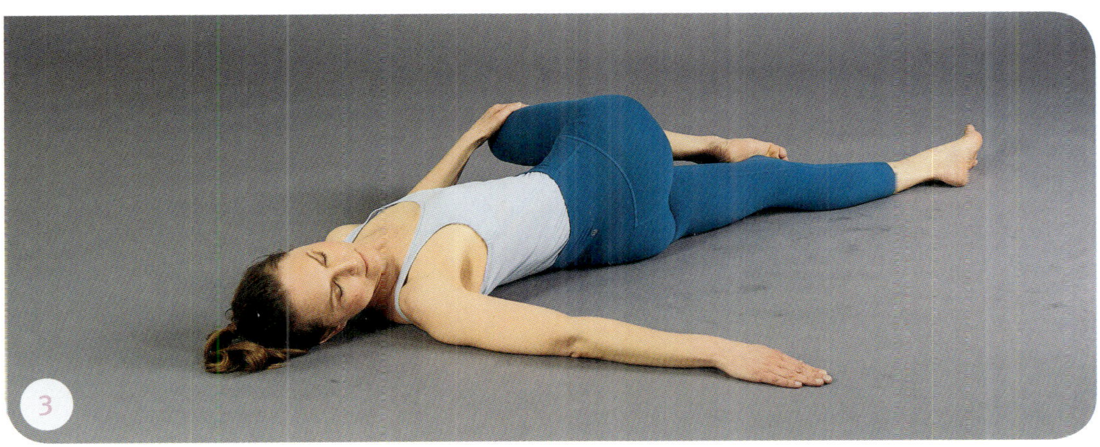

3

Kreisen der Beine

Padachakrasana

Übung für Haut und Haare

- Ausgangsposition: Rückenlage mit ausgestreckten Beinen am Boden. Die Handgelenke liegen unter dem Kreuzbein, die Handinnenflächen zeigen zum Boden.
- Mit der Einatmung hebe das rechte Bein, so hoch du kannst, und versuche, es möglichst gestreckt zu lassen. Dann beginne, mit dem Bein im Uhrzeigersinn zu kreisen: Ziehe die Kreise so groß, wie es für dich möglich ist, ohne dich zu überanstrengen. Mit der Einatmung in Richtung Kopf, mit der Ausatmung vom Körper weg. 5–10-mal wiederholen. (1)
- Führe dabei den siegreichen Atem (Seite 40) aus.
- Greife das rechte Bein mit den Händen an den Innen- und Außenkanten des Fußes oder nimm dir einen Gurt zur Hilfe und schlinge ihn um den Fußballen. Die Schultern und der Rücken bleiben dabei entspannt am Boden. (2)
- Führe 10–15-mal die aktivierende Bauchatmung (Seite 41) aus und lenke die gebündelte Energie in Gesicht und Haare (Seite 42). Lass Gesicht und Haare leuchten.
- Dann kreise mit deinem Bein 5–10-mal entgegen dem Uhrzeigersinn.
- Für die Energielenkung winkle das rechte Bein an, zieh das Knie mit beiden Händen zum Bauch (3) und führe 10–15-mal die aktivierende Bauchatmung aus. Lenke die gebündelte Energie in Gesicht und Haare und lass sie leuchten.
- Danach wiederhole den gesamten Übungsverlauf auf der linken Seite.

Achtung: Bitte nicht bei starken Rückenproblemen oder Bluthochdruck üben!

Wirkung: Bauch- und Beckenbodenmuskulatur sowie die Hüftgelenke werden gestärkt und massiert, der untere Rücken und die Eierstöcke werden ebenfalls sanft massiert. Die Energielenkung in Gesicht und Haare kann Faltenbildung und Haarausfall entgegenwirken. An den Handgelenken befinden sich Akupressurpunkte für die Eierstöcke, die durch das Körpergewicht stimuliert werden.

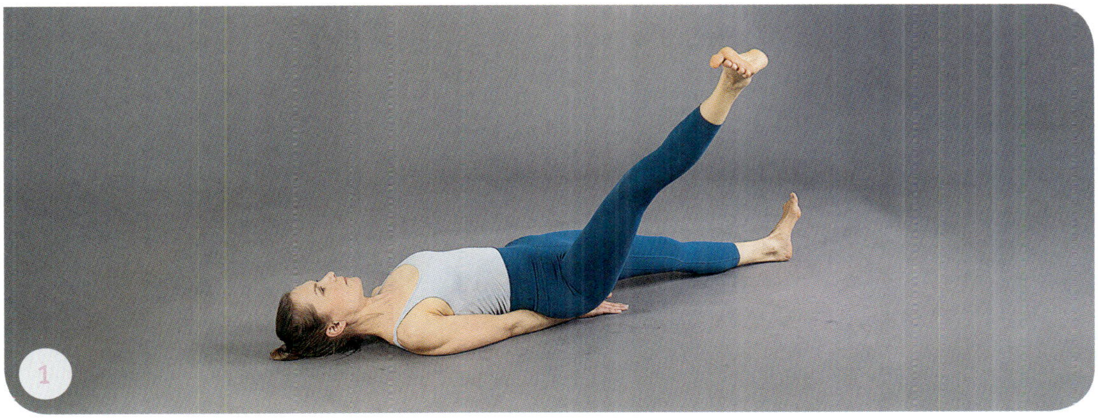
1

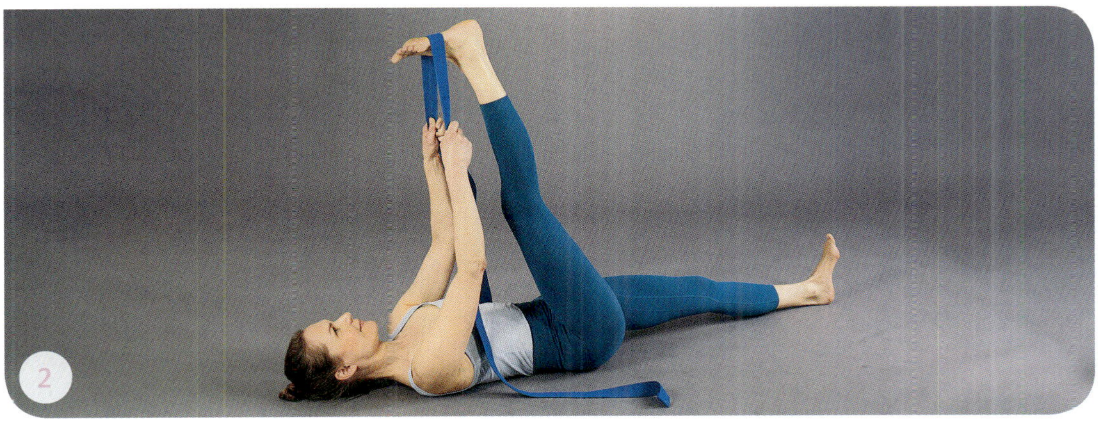
2

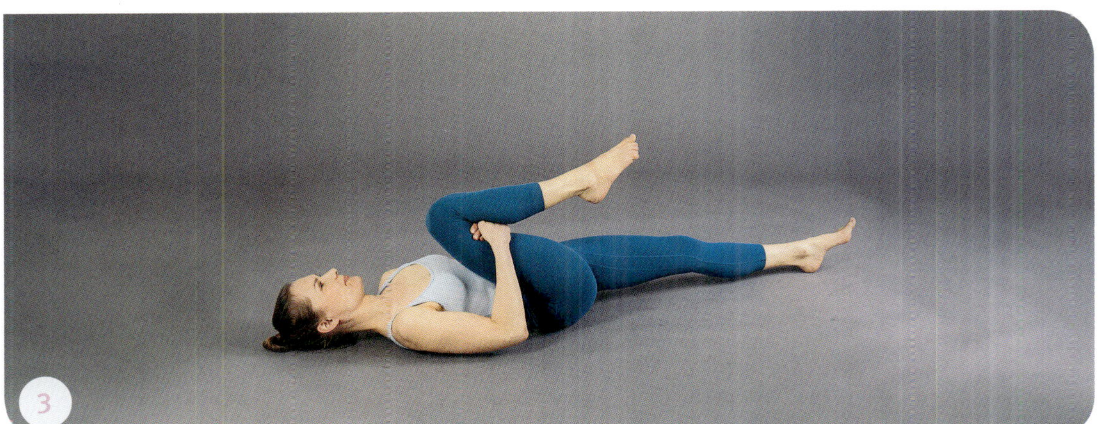
3

Bogen

Dhanurasana

Übung für die Schilddrüse

- Komme in Bauchlage und lege die Stirn ab.
- Beuge die Beine, die Knie sind hüftbreit auseinander. Presse sanft das Schambein in den Boden, um Länge im unteren Rücken zu behalten, und aktiviere dabei die Beckenbodenmuskulatur (Mula Bandha).
- Greife mit den Händen deine Fußaußenknöchel und schiebe die Füße in die Hände, sodass sich Kopf, Oberkörper und Beine heben. Die Bewegung geht hauptsächlich von der Kraft der Beine aus. (1)
- Lenke den Fokus auf den Kehlbereich und atme 5 tiefe, kräftige Züge im siegreichen Atem.
- Führe die Energielenkung in die Schilddrüse (Seite 42) aus.
- Komm zurück in die Bauchlage, lege die Hände unter die Stirn und lass dein Becken ein paar Mal nach links und rechts schaukeln. Entspanne dich.

Wirkung: Die Verdauungsorgane und die Nieren werden intensiv massiert und gestärkt, Bauchspeicheldrüse und Nebennieren werden harmonisiert. Das gesamte Verdauungs-, Fortpflanzungs- und Ausscheidungssystem wird dadurch in seiner Funktion verbessert. Besonders hilfreich soll diese Übung bei Menstruationsproblemen und Diabetes sein.

Skydiver

Alternative zum Bogen, v.a. bei Rückenproblemen

Übung für die Schilddrüse

- Ausgangsposition: Bauchlage. Lege die Stirn ab, platziere die Hände unter den Schultern und winkle die Arme so an, dass Oberarme und Ellenbogen dicht an den Rippen liegen. Beuge die Beine und flexe die Füße. Die Knie sind hüftbreit auseinander. Presse das Schambein sanft in den Boden, um Länge im unteren Rücken zu behalten. Aktiviere dabei die Beckenbodenmuskulatur nach innen oben (Mula Bandha).
- Hebe mit der nächsten Einatmung den Oberkörper an und löse die Hände ca. 10 cm vom Boden. Spüre die Kraft im unteren Rückenbereich und die Öffnung im Brustkorb. (2)
- Lenke den Fokus auf den Kehlbereich und atme 5-mal tief und kräftig im siegreichen Atem (Seite 40). Danach führe die Energielenkung in die Schilddrüse (Seite 42) aus.
- Komme zurück in die Bauchlage, lege die Hände unter die Stirn und lass dein Becken ein paar Mal nach links und rechts schaukeln. Entspanne dich.

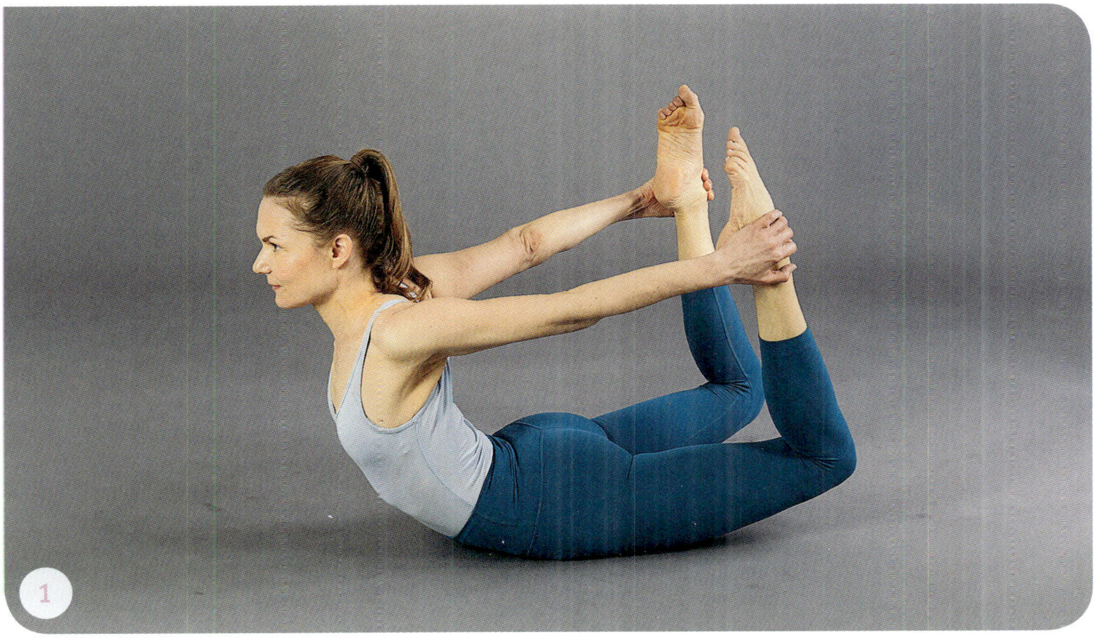
1

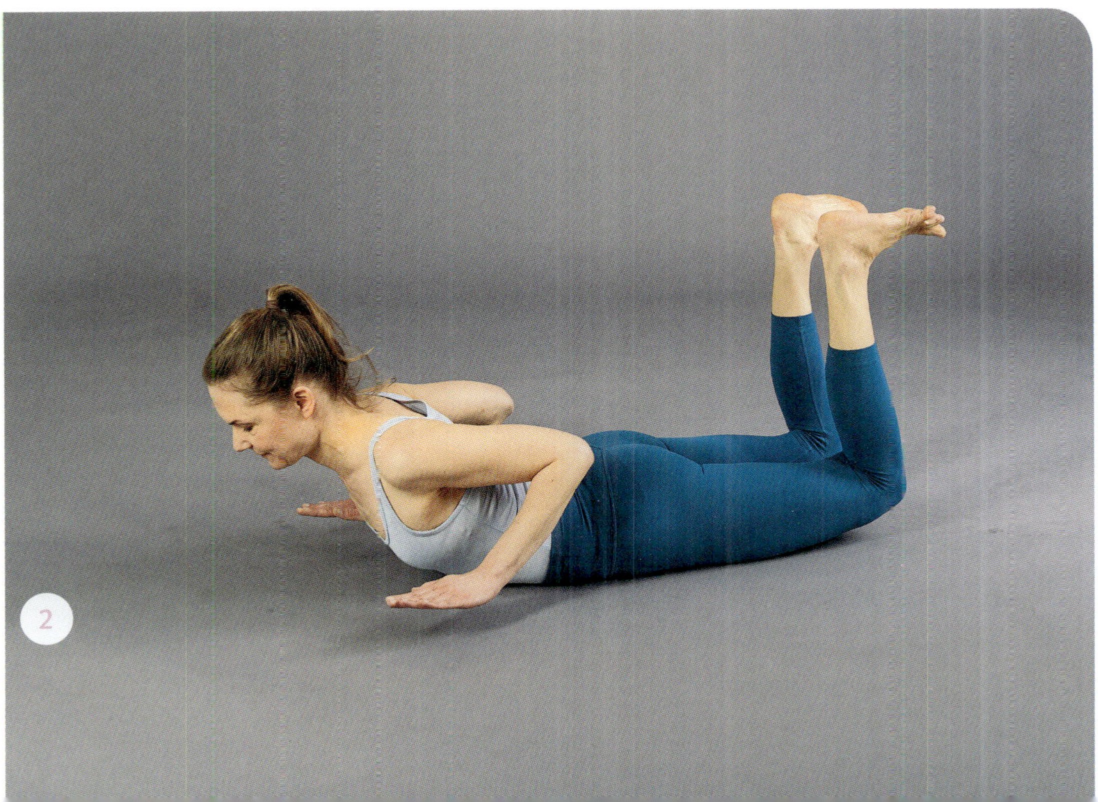
2

Schulterbrücke

Setu Bandha Sarvangasana

Übung für die Schilddrüse

- Ausgangsposition: Rückenlage mit hüftbreit aufgestellten Füßen. Atme den siegreichen Atem (Seite 40).
- Mit der Einatmung mache ein kleines Hohlkreuz im unteren Rücken, ausatmend schiebe die Sitzknochen leicht in Richtung der Fersen.
- Mit der nächsten Einatmung hebe dein Becken Wirbel für Wirbel ungefähr auf Kniehöhe an. Lass die Oberarme dicht am Oberkörper und hebe die Unterarme an, sodass ein rechter Winkel mit den Armen entsteht. Die Ellenbogen drücken in den Boden, so kann sich das Brustbein noch etwas mehr anheben und die Schilddrüse massieren. (1)
- Atme hier 5-mal kräftig den siegreichen Atem und führe eine Energielenkung in die Schilddrüse (Seite 42) aus.
- Danach rolle dich achtsam Wirbel für Wirbel wieder zurück.

Wirkung: Massiert den Rücken, lindert Rückenschmerzen und wirkt einem Rundrücken entgegen. Stärkt und belebt die weiblichen Sexualorgane und kann so Menstruationsstörungen lindern. Durch den sanften Druck auf die Kehle in Kombination mit dem siegreichen Atem wird die Schilddrüse massiert, was hilfreich bei Schilddrüsenproblemen sein kann.

Katze – Kuh

Marjari-Asana, Alternative zur Schulterbrücke, z. B. bei Nackenproblemen

Übung für das Becken und die Eierstöcke

- Ausgangsposition: Vierfüßlerstand. Platziere die Hände direkt unter den Schultern, die Finger breit aufgefächert und gut geerdet. Die Arme sind leicht gestreckt und die Oberarme dabei nach außen rotiert. Die Knie befinden sich direkt unter den Hüften.
- Mit der Einatmung komme aus dem Becken beginnend in ein geführtes Hohlkreuz – in die Kuh – und öffne die Körpervorderseite. Der Kopf folgt der wellenartigen Bewegung der Wirbelsäule sanft: Hebe deinen Blick zwischen die Augenbrauen. (2)
- Mit der Ausatmung runde deinen Rücken aus dem Becken folgend. Presse dabei die Hände sanft in den Boden, zieh den Punkt zwischen den Schulterblättern noch höher und den Nabel heran. Der Nacken ist entspannt und der Blick zum Nabel gerichtet. (3)
- 2–10-mal im Atemrhythmus wiederholen. Dabei liegt der Fokus auf der Wirbelsäule.

Wirkung: Mobilisiert die ganze Wirbelsäule, entspannt Nacken und Schultern. Das Becken und die Sexualorgane werden massiert und stimuliert. Das Sakralchakra wird aktiviert und Energieblockaden im Beckenbereich können sich auflösen.

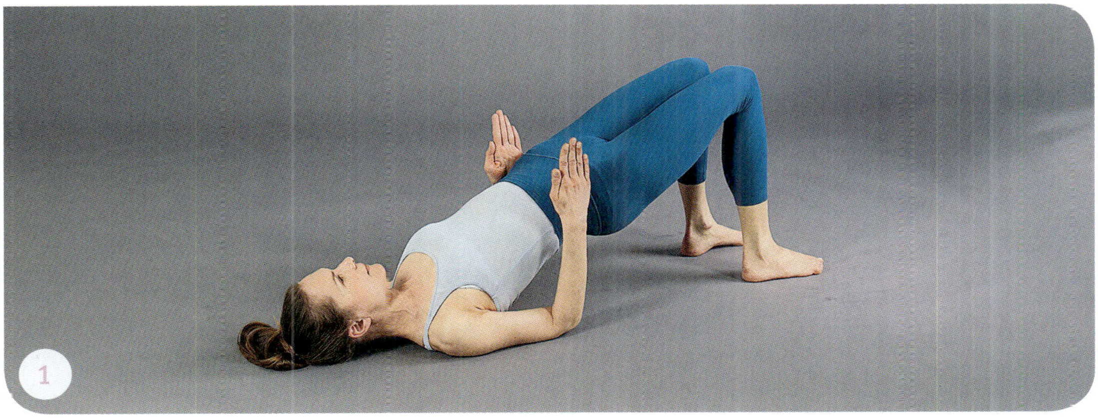
1

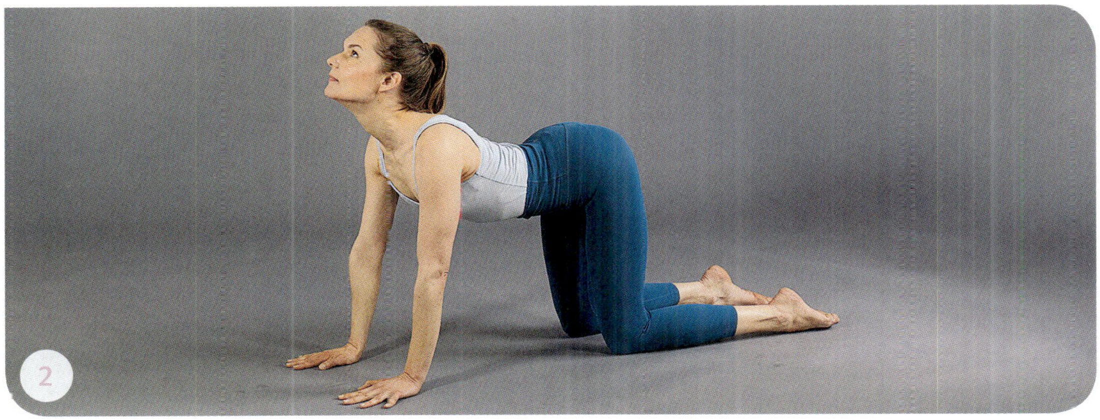
2

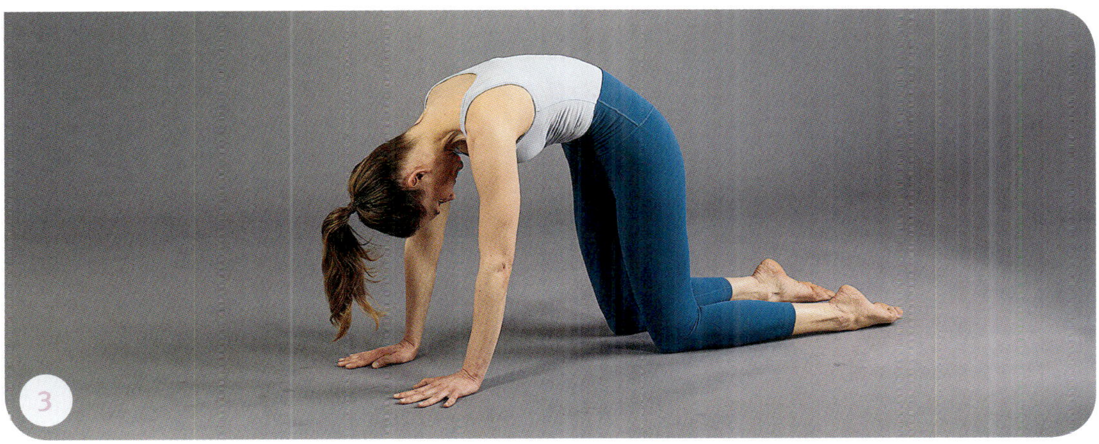
3

Kinnverschluss

Jalandhara Bandha

Übung für die Schilddrüse

- Ausgangsposition: Setze dich in den Fersensitz oder Schneidersitz, die Knie möglichst dicht am Boden. Rücken und Kopf sind gerade aufgerichtet. Die Hände liegen auf den Knien.
- Schließe die Augen und atme ein paar Mal ruhig und tief den siegreichen Atem (Seite 40).
- Atme tief ein, hebe dabei den Kopf und das Brustbein sanft, halte den Atem an und senke das Kinn zur Halsgrube. Um die Haltung so stabil wie möglich zu machen, schiebe mit den Händen die Knie sanft Richtung Boden, strecke die Arme und ziehe die Schultern dabei leicht hoch. (1) Halte den Atem nur so lange an, wie es angenehm ist. Aktiviere ebenfalls Mula Bandha. Die Aufmerksamkeit ist auf das Kehlkopfchakra (Vishuddi Chakra) gerichtet.
- Entspanne Schultern und Arme, hebe das Kinn sanft und atme erst dann langsam im siegreichen Atem aus. Stelle dir dabei ein Leuchten in der Schilddrüse vor. 3–5-mal wiederholen.

Wirkung: Stimuliert die Schilddrüse und reguliert den Stoffwechsel. Der Druck auf den Hals reguliert den Fluss von Blut und Prana (Energie) zu Herz, Halsdrüsen, Kopf und Gehirn. Der Karotissinusnerv am Hals wird sanft zusammengepresst, dadurch wird eine Erhöhung des Blutdrucks beim Atemanhalten verhindert und der Herzschlag eher verlangsamt. Der Geist richtet sich nach innen, wird ruhiger und fokussierter.

Großer Verschluss

Maha Bandha
Alternative für fortgeschrittene Yogis

Übung für die Hypophyse und das ganze Hormondrüsensystem

- Hier werden alle drei Bandhas zusammengeführt. In einem aufrechten Fersensitz oder Sitz mit gekreuzten Beinen atme tief durch die Nase ein, vollständig aus und halte den Atem mit leeren Lungen an. Dann führe den Kinnverschluss (siehe links) aus.
- Sauge den Oberbauch unter die Rippen (Uddyiana Bandha) (Seite 42).
- Im Anschluss aktiviere den Wurzelverschluss (Mula Bandha), sauge den Beckenboden nach innen oben. (2)
- Währenddessen wandere mit deiner Aufmerksamkeit langsam vom Muladhara Chakra im Beckenboden über das Manipura Chakra im Nabelbereich zum Vishuddi Chakra in der Kehle.
- Löse zuerst Mula Bandha, dann Uddyiana Bandha und zuletzt Jalandhara Bandha.

Achtung: Nur für geübte Yogis. Bitte nicht üben bei hohem oder zu niedrigem Blutdruck, Herzbeschwerden, Schlaganfall, Magen- und Darmproblemen.

Wirkung: Das Zusammenwirken aller drei Bandhas beeinflusst die Aktivität der Hypophyse und harmonisiert das gesamte Hormondrüsensystem. Auch Menstruationskrämpfe können dabei gelindert werden. Wird der große Verschluss mit Hingabe, Konzentration und Bewusstheit ausgeführt, kann im Körper ein heilender Zustand des Gleichgewichts entstehen. Der Geist wird auf die Meditation vorbereitet.

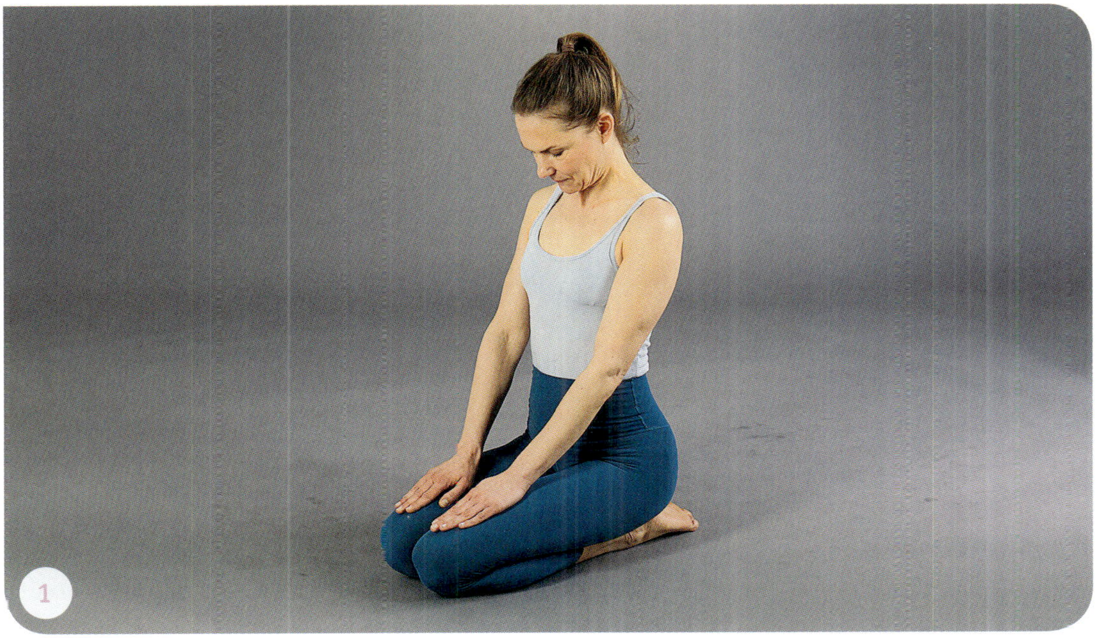

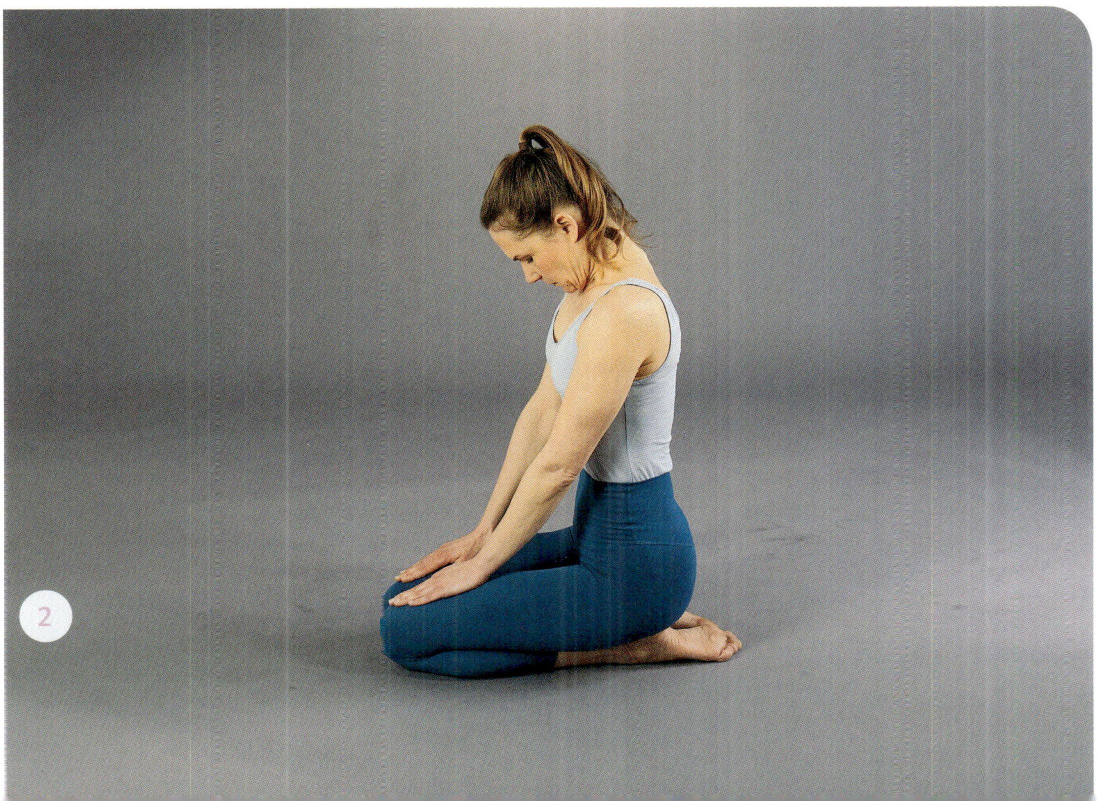

Kindhaltung mit Fäusten am Bauch

Balasana Variante

Übung für die Eierstöcke

- Setze dich auf die Fersen, lege die Hände zu Fäusten geballt in die Leisten und beuge deinen Oberkörper nach vorne, die Stirn am Boden (oder auf einem Kissen). (1)
- Führe 10–15-mal die aktivierende Bauchatmung (Seite 41) aus und lenke die Energie in die Eierstöcke (Seite 42).

Wirkung: Massiert und entspannt die Eierstöcke und die Bauchorgane, wirkt Menstruations- und Verdauungsproblemen entgegen und dehnt die Wirbelsäule sanft. So können sich auch Spannungen im Nacken- und Schulterbereich lösen. Energetisch werden die Eierstöcke, Swadhistana, Manipura und Ajna Chakra angesprochen.

Mahlen

Chakki Chalanasana

Übung für den Unterleib

- Ausgangsposition: Setze dich mit gegrätschten Beinen auf den Boden, der Rücken ist gerade aufgerichtet. Falte deine Hände und strecke die Arme auf Schulterhöhe aus. (Versuche die Arme während der ganzen Übung gestreckt zu halten. Wenn das für den Nacken unangenehm ist, beuge die Arme leicht.)
- Stelle dir vor, wie du mit einer alten Steinmühle Getreide mahlst: Atme tief ein, mit der Ausatmung beuge dich aus der Hüfte nach vorne (2), dann ziehe Oberkörper und Arme in einem großen Kreis über rechts, atme ein, lehne dich nach hinten und ziehe den Kreis (3) weiter über links und schließe ihn vorne. Mit der Einatmung lehnst du dich nach hinten, mit der Ausatmung nach vorne.
- Insgesamt 10-mal wiederholen: 5-mal im Uhrzeigersinn, 5-mal entgegengesetzt.

Wirkung: Wirkt anregend auf Nerven und Organe des Beckens und reguliert den Menstruationszyklus. Spannungen in den Schultern, im unteren Rücken und im Beckenbereich können gelöst werden.

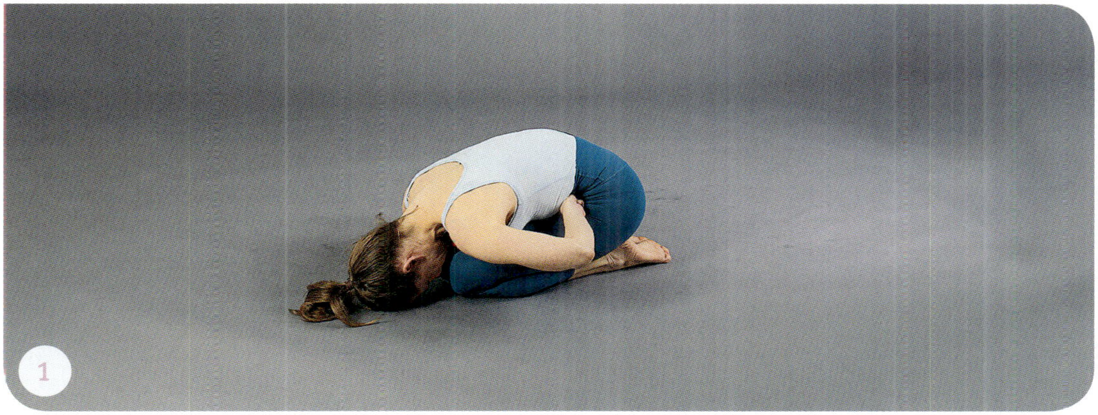
1

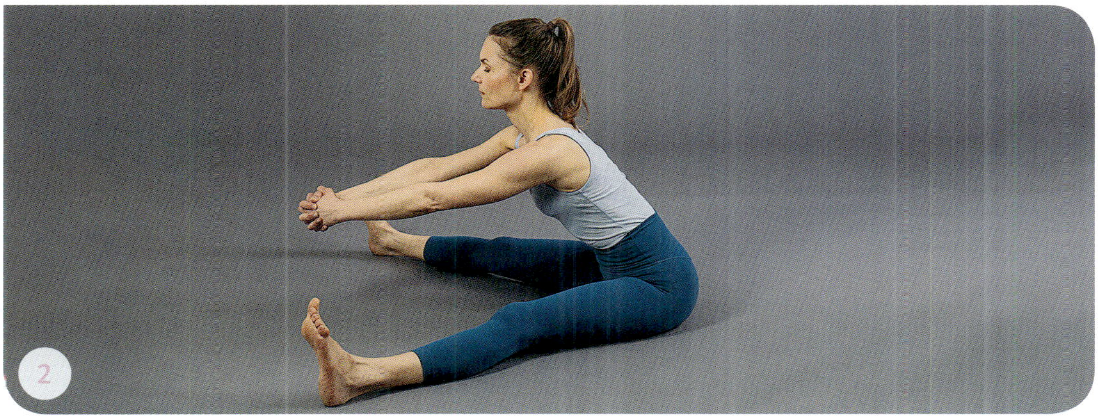
2

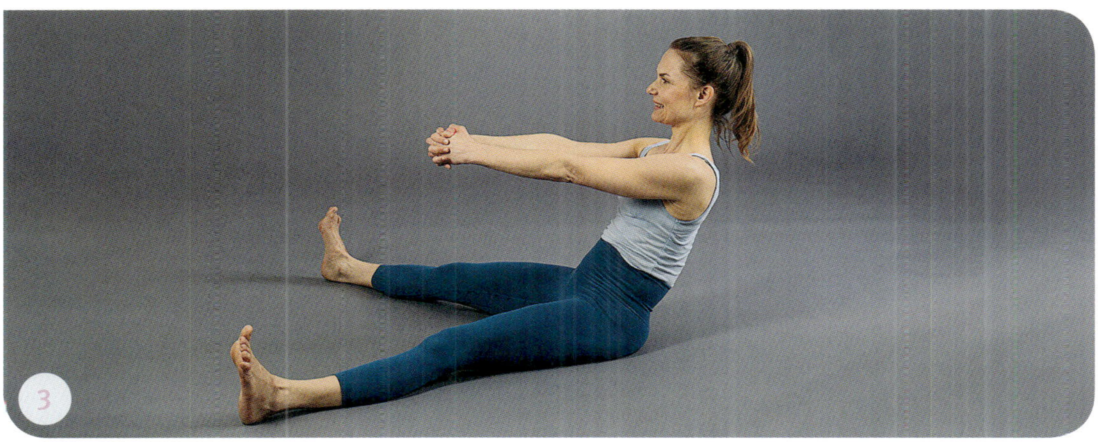
3

Gallenblasenmeridian-Dehnung

Makko-Ho von Shizuto Masunaga

Übung für die Körperseiten und gegen Stress

- Ausgangsposition: Setze dich mit gegrätschten Beinen auf den Boden, der Rücken ist gerade aufgerichtet. Falte die Hände ineinander, die Handinnenflächen sind nach außen gerichtet. Strecke die Arme nach vorne und dann über den Kopf. So schaffst du Länge im Rumpfbereich.
- Drehe dich leicht nach rechts auf und lehne dich dann über die linke Beinseite, halte dabei den rechten Sitzknochen gut geerdet. Öffne die rechte Achselhöhle, Herz und Nabel weiter nach oben in Richtung Decke.
- Atme bewusst in die rechte Zwischenrippenmuskulatur und genieße die intensive Dehnung der gesamten rechten Rumpfseite. (1)
- Führe hier 8–10-mal den siegreichen Atem (Seite 40) aus, dann senke den Blick und richte dich wieder auf.
- Wechsle die Seiten.

Wirkung: In der TCM ist die Gallenblase der Assistent der Leber und sorgt für das Gleichgewicht von Körper und Psyche. Die Dehnung des Gallenblasenmeridians trägt dazu bei, Anspannung und Stress abzubauen, Frust, Ungeduld und Zorn in mehr Gelassenheit umzuwandeln, und sorgt für geistige Klarheit und Entscheidungskraft.

Lebermeridian-Dehnung

Makko-Ho von Shizuto Masunaga

Übung für den freien Fluss der Leberenergie

- Ausgangsposition: Setze dich mit gegrätschten Beinen auf den Boden, der Rücken ist gerade aufgerichtet. Falte die Hände ineinander, drehe die Handflächen nach außen und strecke die Arme über den Kopf. So schaffst du Länge im Rumpfbereich.
- Lehne dich aus der Hüfte nach vorne. Je nach Beweglichkeit lege deine Fingerspitzen, Hände oder Unterarme am Boden oder auf einem Kissen ab. Die Sitzknochen bleiben dabei gut geerdet, der untere Rücken bleibt möglichst gerade, sodass die Dehnung in den Beininnenseiten deutlich spürbar wird. Die Zehen zeigen dabei nach oben, die Fersen ziehen ganz leicht zum Gesäß, ohne dass sie sich bewegen. Das fördert die Erdung über den Damm und die Sitzknochen. (2)
- Wenn du hinter deinen Sitzknochen sitzt und dir die Vorbeuge aus der Hüfte heraus schwerfällt, setze dich auf eine gefaltete Decke.
- Atme in dieser Position 10–20-mal den siegreichen Atem (Seite 40).

Wirkung: In der TCM ist die Leber für den freien Fluss des Qi (Prana, Lebensenergie) und des Blutes verantwortlich. Sie bewahrt mit klarem Blick die innere Ordnung von Körper und Seele. Durch diese Übung kann die Leberenergie freier fließen und harmonisiert so die Menstruation, die Emotionen und die Verdauung. Spannung kann abgebaut und das allgemeine Wohlbefinden verbessert werden.

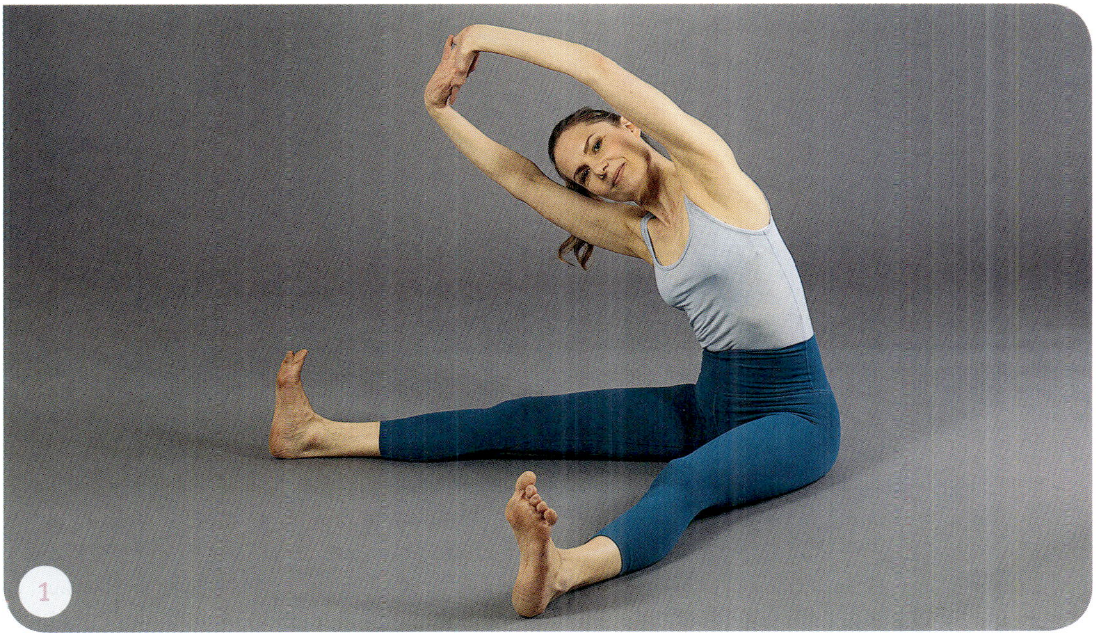

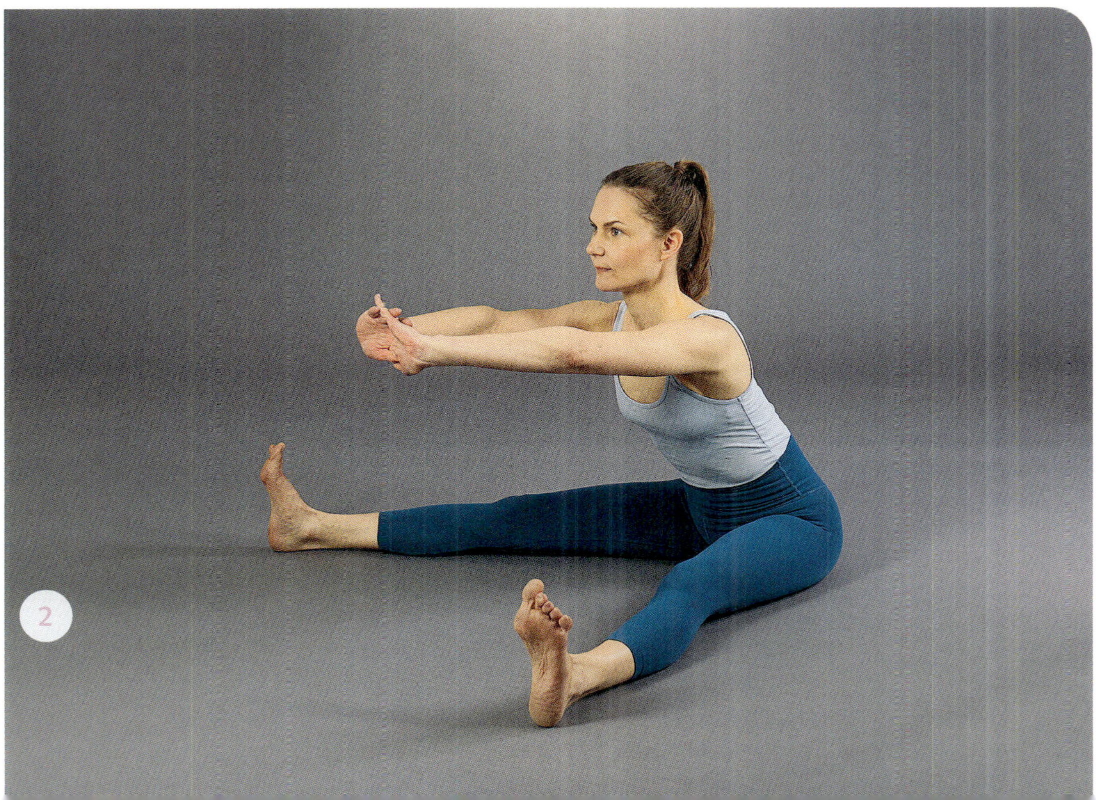

Umkehrhaltung: Sanfter Schulterstand (Variante)

Viparita Karani Asana

- Ausgangsposition: In Rückenlage stelle deine Füße auf. Hebe dein Becken und lege dir ein Kissen unter das Kreuzbein oder rolle beide Hände zu Fäusten ein und lege sie unter dein Gesäß. Dann lasse das Gewicht deiner Hüften und des Beckens sinken.
- Hebe die Beine. Die Füße zeigen in Richtung Decke. Spreize die Zehen und schiebe die Fußballen nach oben. Halte Beine und Füße dicht zusammen. (1)
- Atme kräftig den siegreichen Atem (Seite 40) und lege den Fokus dabei auf das Manipura Chakra in der Wirbelsäule ca. zwei Finger über dem Nabel.
- Mit der Einatmung ziehe die Aufmerksamkeit vom Manipura Chakra hoch zur Kehle, zum Vishuddi Chakra: Mit der Ausatmung verweile in Vishuddi und atme in deine Schilddrüse.
- 5–10-mal wiederholen
- Atme 15-mal die aktivierende Bauchatmung (Seite 41) und lenke die Energie in Schilddrüse und Hypophyse.
- Lass beide Beine gestreckt in Richtung Kopf sinken, sodass du die Dehnung in der gesamten Körperrückseite wahrnehmen kannst (sanfter Pflug, Variante). (2)
- Atme hier 5–10-mal kräftig den siegreichen Atem und lenke die Energie anschließend in Schilddrüse und Hypophyse (Seite 42).
- Komme wieder in die Ausgangsposition. Atme im siegreichen Atem ein, halte inne und aktiviere Mula Bandha (sauge den Beckenboden nach innen und oben), mit der Ausatmung löse Mula Bandha wieder.
- 5–10-mal wiederholen. Atme dann 15-mal die aktivierende Bauchatmung und führe danach die Energielenkung in Schilddrüse und Hypophyse aus.

Wirkung: Umkehrhaltungen fördern Regeneration, Verjüngung und allgemeine Stärkung. Die Schwerkraft kann im Körper zu umgekehrter Weise wirken, das venöse Blut kann leichter zum Herzen zurückfließen, so werden Füße, Beine und das Herz-Kreislauf-System entlastet und entspannt. Der Blutfluss zum Gehirn wird erhöht, wodurch Gifte ausgeschwemmt, Neuronen genährt und die Funktion der Hypophyse verbessert werden können. Durch den Fokus auf die Schilddrüse und die Hypophyse werden diese sanft stimuliert und so der ganze Hormonhaushalt harmonisiert.

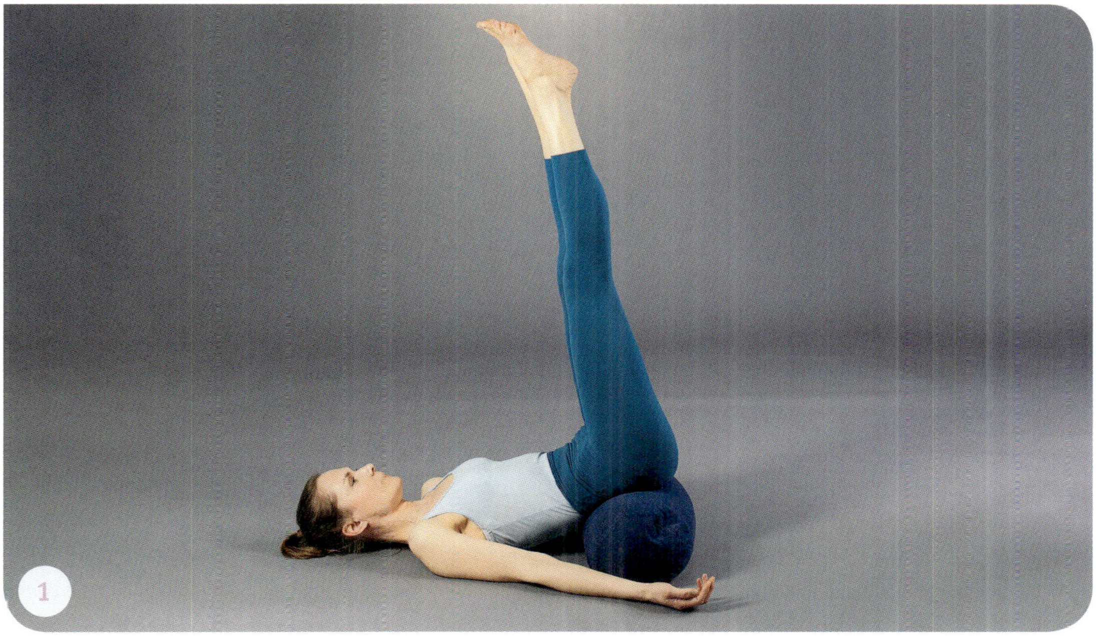

1

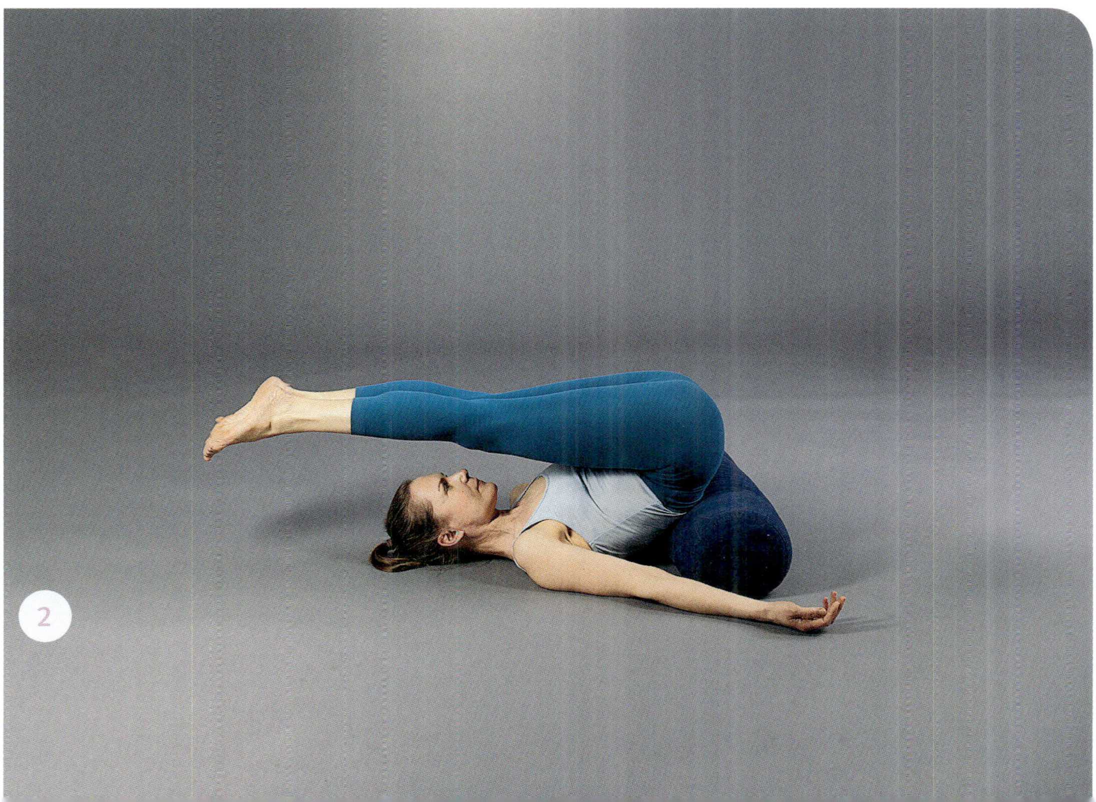

2

Hormondrüsen- und Chakra-Meditation

Savasana

- Lege dich bequem auf den Rücken. Lass die Füße auseinanderfallen. Die Handinnenflächen zeigen nach oben.
- Atme ein paar Mal tief durch und entspanne den ganzen Körper.
- Lass den Atem jetzt ruhig und ganz natürlich fließen.
- Lege zwei Finger zwischen die Augenbrauen, die andere Hand auf den Unterbauch und lenke deine Aufmerksamkeit in die Mitte des Schädels.
- Atme vom Augenbrauenzentrum in die Mitte des Schädels ein. Mit der Ausatmung lass die Hypophyse und den Schädel leuchten. Wiederhole dies 3–5-mal.
- Wandere in Gedanken ein Stück tiefer, zum unteren Drittel des Halses, zum Sitz der Schilddrüse.
- Lege die Finger sanft auf die Kehle und stelle dir vor, wie du dort einatmest. Mit der Ausatmung lass die Schilddrüse hell erstrahlen. 3–5-mal wiederholen.
- Lass die Aufmerksamkeit zum Brustbein sinken, lege beide Hände übereinander auf das Brustbein. Atme tief in die Thymusdrüse ein. Mit der Ausatmung lass die Thymusdrüse wie einen Stern funkeln und leuchten. 3–5-mal wiederholen.
- Lass den Fokus tiefer zur Bauchspeicheldrüse auf Höhe des Magens sinken. Lege die Hände auf den linken Oberbauch. Atme hier tief ein. Bei der Ausatmung lass die Bauchspeicheldrüse leuchten. 3–5-mal wiederholen.
- Komme nun zu den Nebennieren: Lege die Hände an die unteren Rippenbögen am Rücken. Atme hier tief und ruhig ein. Mit der Ausatmung lass die Nebennieren schillernd strahlen. 3–5-mal wiederholen.
- Nun wandere tiefer zu den Eierstöcken. Sie liegen rechts und links neben der Gebärmutter, sind mandelförmig und etwa 3–5 cm groß. Leg die Hände auf den Unterbauch, zwischen die Leisten. Atme tief in die Eierstöcke ein. Mit der Ausatmung lass die Eierstöcke funkelnd leuchten. 3–5-mal wiederholen.
- Beginne nun, die Chakras wahrzunehmen. Wandere vom untersten nach oben. Das Muladhara Chakra liegt im Beckenboden, am Muttermund. Stelle dir hier die Farbe Rot vor.
- Wandere nun ein Stückchen höher zum Swadhistana Chakra. Es liegt auf der Höhe des Kreuzbeins. Stell dir hier die Farbe Orange vor.
- Das Manipura Chakra liegt auf der Höhe des Nabels in der Wirbelsäule. Visualisiere dort eine goldgelbe leuchtende Sonne.
- Dann komm mit deiner Aufmerksamkeit zum Anahata Chakra auf der Höhe des Herzens. Anahata trägt die Farbe Grün.
- Nun wandere zum Vishuddi Chakra auf der Höhe des Kehlkopfes. Stelle dir hier die Farbe Hellblau vor.
- Lenke deine Wahrnehmung zum Ajna Chakra. Es liegt in der Mitte des Schädels und strahlt nach vorn zum Augenbrauenzentrum. Stell dir hier im Dritten Auge die Farbe Weiß vor.
- Atme durch dein Augenbrauenzentrum in die Mitte deines Schädels ein und über den Scheitelpunkt (Kronenchakra) wie durch einen Springbrunnen aus. Dusche und ummantle dich mit weißem (oder lila) Licht.
- Atme danach ein paar Mal tief durch. Recke und strecke dich und spüre nach.

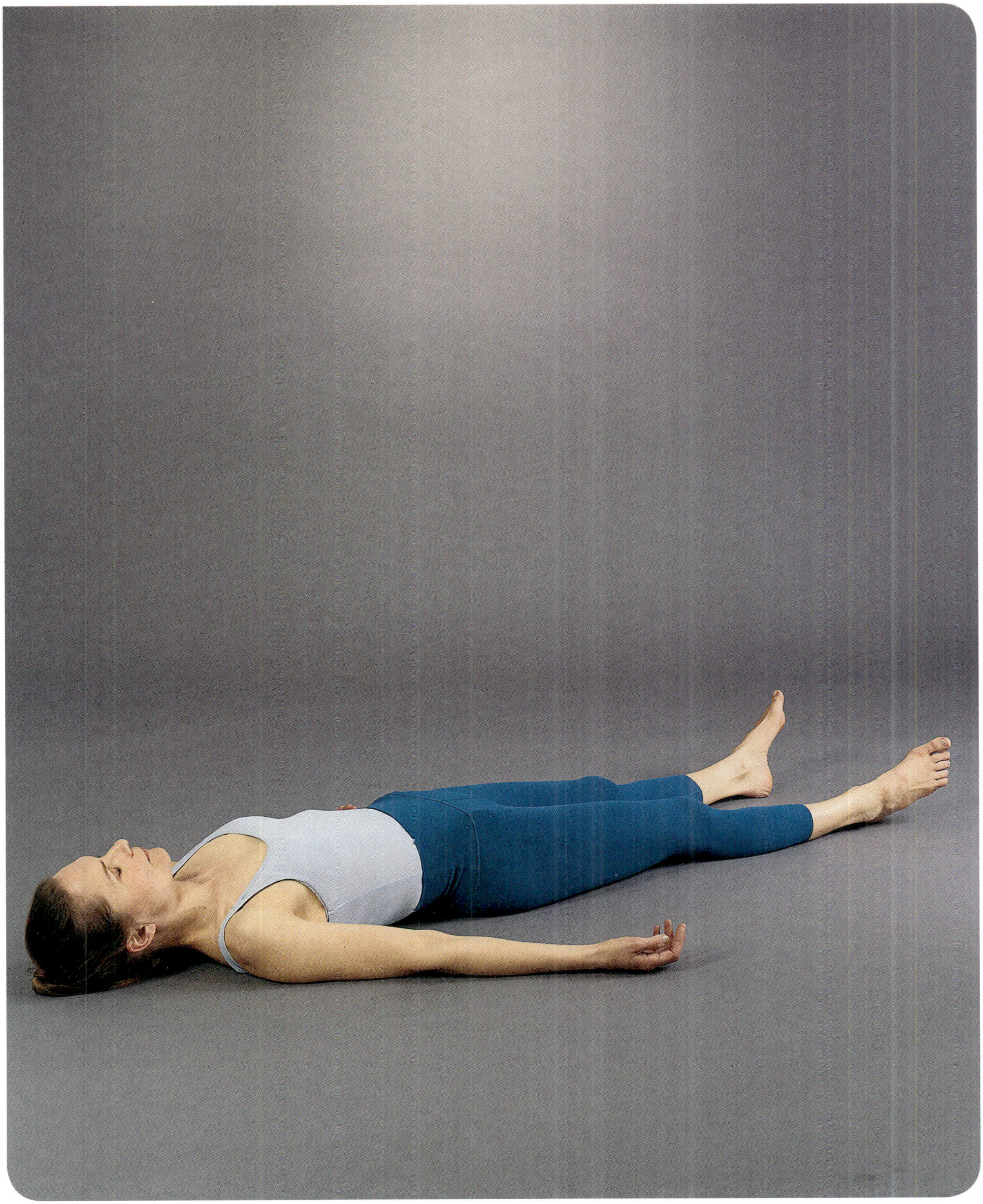

Yoga Nidra für die Hormondrüsen

Unser Gehirn wird durch die Schulung der Körperwahrnehmung stimuliert, die Oberfläche des Gehirns von innen nach außen durchzogen und der Parasympathikus wird aktiviert, was für Ruhe und Entspannung sorgt. Wir üben, die Grenze zwischen Wachzustand und Schlaf, den »Alpha-Zustand«, der normalerweise nur ein paar Sekunden dauert, auszudehnen – so entsteht ein guter Zugang zu unserem Unterbewusstsein. In dieser Phase können wir den Geist durch Affirmationen und mentale Bilder positiv beeinflusst werden.

Sankalpa

Sankalpa ist wie ein Samen, den du in gut vorbereitete Erde in dein Unterbewusstsein legst. Verändere diesen Vorsatz nicht mehr, denn was du dir auf diese Weise vornimmst, kann sich als stetiger Prozess realisieren. Egal, ob es bestimmte Ziele sind, die du erreichen möchtest, Verhaltens- oder Denkmuster, die du auflösen möchtest, oder ein Heilungsprozess, den du fördern möchtest.

Indem sich der Körper entspannt, lernt unser Geist sich zu entspannen. Erschöpfung, Stress und Anspannung lösen sich, der Schlaf wird tiefer und erholsamer. Das schenkt uns mehr Vitalität und größere Gelassenheit. In dieser Yoga-Nidra-Variante werden deine Hormondrüsen und Chakras energetisch angesprochen und harmonisiert.

Vorbereitung

Mache dich bereit für Yoga Nidra:

- Suche dir einen ruhigen Ort, an dem du ungestört liegen kannst.
- Wenn du möchtest, decke dich zu, lege dir ein Kissen unter den Kopf und entspanne die Augen mit einem Tuch oder einem Augenkissen. Bei einem empfindlichen Rücken ist es ratsam, sich eine gerollte Decke unter die Knie zu legen.
- Lege dich auf den Rücken, dein Nacken ist lang. Die Füße fallen sanft nach außen und deine Handinnenflächen zeigen nach oben.
- Deine Augen sind geschlossen, der Atem fließt ganz ruhig und natürlich. Entspanne den ganzen Körper und versuche, dich während der Übung nicht mehr zu bewegen. Bleibe aufmerksam. Yoga Nidra führt dich tief in dein Unterbewusstsein hinein und auch wieder heraus.
- Atme noch mal tief durch und lass alle Restspannung los.
- Nimm deinen ganzen Körper wahr, wie er still und ruhig auf dem Boden liegt.
- Sage dir in Stille: Jetzt beginnt Yoga Nidra, ich bleibe während der ganzen Übung wach – der Körper darf schlafen, der Geist bleibt jedoch wach.
- Sankalpa: Fasse einen kurzen positiven Vorsatz, zum Beispiel:
  - Mein Hormonsystem ist im Gleichgewicht.
  - Ich bin vollkommen gesund.
  - Ich bin ruhig und gelassen.
  - Ich bin vital und energiegeladen.
  - Mein Schlaf ist tief und erholsam.
- Antar Mourna: Nimm die Geräusche um dich herum wahr, erst außerhalb des Raumes, dann innerhalb des Raumes. Wandere einfach ohne Bewertung von einem Geräusch zum nächsten.
- Nimm den Raum wahr, in dem du liegst: Mache dir ein Bild von den Wänden, von der Decke, vom Boden. Nimm deinen Körper wahr, wie er auf dem Boden liegt. Nimm wahr, welche Körperteile den Boden berühren und wie sie sich anfühlen. Nimm deine Atmung wahr.
- Deine Sinne werden jetzt langsam von außen nach innen gezogen. Sage dir gedanklich: »Ich mache jetzt Yoga Nidra, ich bleibe während der ganzen Übung wach.«

Kreisen der Wahrnehmung

Lass deine Wahrnehmung durch die verschiedenen Körperteile kreisen. Gehe leicht und zügig von einem Punkt zum nächsten und versuche dir dabei ein Bild von jedem Körperteil zu machen. Die Übung beginnt immer mit der rechten Seite.

- Rechte Seite: Komme mit deiner Aufmerksamkeit zur rechten Hand: Daumen, Zeigefinger, Mittelfinger, Ringfinger, kleiner Finger, Handfläche, Handrücken, Handgelenk, Unterarm, Ellenbogen, Oberarm, Schulter, Achselhöhle, Taille, Hüfte, Oberschenkel, Knie, Unterschenkel, Fußgelenk, Ferse, Fußsohle, Fußrücken, großer Zeh, zweiter Zeh, dritter Zeh, vierter Zeh, kleiner Zeh.
- Linke Seite: Lenke die Wahrnehmung zur linken Seite des Körpers, zur linken Hand: Daumen, Zeigefinger, Mittelfinger, Ringfinger, kleiner Finger, Handfläche, Handrücken, Handgelenk, Unterarm, Ellenbogen, Oberarm, Schulter, Achselhöhle, Taille, Hüfte, Oberschenkel, Knie, Unterschenkel, Fußgelenk, Ferse, Fußsohle, großer Zeh, zweiter Zeh, dritter Zeh, vierter Zeh, kleiner Zeh.
- Rückseite: Komme zur Rückseite deines Körpers: rechte Fußsohle, linke Fußsohle, rechte Ferse, linke Ferse, rechte Wade, linke Wade, Rückseite des rechten Oberschenkels, Rückseite des linken Oberschenkels, rechte Pohälfte, linke Pohälfte, rechte Hüfte, linke Hüfte, das Kreuzbein, die ganze Wirbelsäule, rechtes Schulterblatt, linkes Schulterblatt, Nacken, Hinterkopf, die Krone des Kopfes.
- Vorderseite: Komme zur Vorderseite deines Körpers: Krone des Kopfes, Stirn, rechte Augenbraue, linke Augenbraue, Augenbrauenzentrum, rechtes Auge, linkes Auge, rechtes Ohr, linkes Ohr, rechtes Nasenloch, linkes Nasenloch, rechte Wange, linke Wange, Oberlippe, Unterlippe, beide Lippen, Kinn, Hals, rechtes Schlüsselbein, linkes Schlüsselbein, rechte Brust, linke Brust, die Mitte der Brust, Oberbauch, Nabel, Unterleib, rechte Leiste, linke Leiste, rechter Oberschenkel, linker Oberschenkel, rechtes Knie, linkes Knie, rechter Unterschenkel, linker Unterschenkel, rechtes Fußgelenk, linkes Fußgelenk, rechter Fußrücken, linker Fußrücken, rechte Fußspitze, linke Fußspitze.
- Die großen Körperteile: das ganze rechte Bein, das ganze linke Bein, beide Beine zusammen, der ganze rechte Arm, der ganze linke Arm, beide Arme zusammen, der ganze Oberkörper, der Kopf, der ganze Körper.
- Atem: Beobachte deinen Atem, deinen ganz natürlichen Atem, sonst nichts. Lenke deine Aufmerksamkeit auf die Atmung im Bauchbereich. Beobachte, wie sich dein Nabel mit der Einatmung sanft hebt und mit der Ausatmung senkt.
- Beginne rückwärts zu zählen, von 27 bis 1:
  - Ich atme ein, der Nabel hebt sich 27, ich atme aus, der Nabel senkt sich 27,
  - ich atme ein, der Nabel hebt sich 26, ich atme aus, der Nabel senkt sich 26,
  - ich atme ein, der Nabel hebt sich 25, ich atme aus, der Nabel senkt sich 25,
  - … zähle weiter aufmerksam rückwärts bis 1.

Wahrnehmung von Gefühlen

- Schwere: Erzeuge nun ein Gefühl der Schwere. Der ganze Körper wird sehr schwer, deine Beine sind schwer, deine Arme sind schwer, der Kopf ist schwer, der ganze Körper ist so schwer wie Blei, schwer, schwer.
- Leichtigkeit: Verändere die Wahrnehmung. Stelle dir jetzt ein Gefühl der Leichtigkeit vor: Der ganze Körper wird ganz leicht und schwerelos, als ob er über dem Boden schwebt.
- Schmerz: Erinnere dich an einen vergangenen tiefen Schmerz, körperlich oder mental, groß oder klein. Lass dieses Gefühl in dir noch mal ganz deutlich wach werden.
- Freude: Verändere die Wahrnehmung und erwecke nun ein Gefühl der Freude und des Glücks

in dir. Egal wie groß oder klein, lass dieses Gefühl so lebendig wie möglich werden.

Innerer Raum

- Konzentriere dich auf den Raum vor deinen geschlossenen Augen. Dieser Raum heißt Chidakasha, es ist der innere Raum des Bewusstseins.
- Stelle dir dort einen durchsichtigen Schleier vor, durch den du endlos weit sehen kannst.
- Beobachte diesen Raum sehr genau, aber lass dich nicht hineinziehen. Übe das Zuschauen, so als ob du dir einen Film ansehen würdest.

Visualisierung

Wandere durch deine Hormondrüsen. Versuche sie dir vorzustellen und mache nach jeder Drüse eine Pause.

- Hypophyse: Lenke deine Aufmerksamkeit in die Mitte des Schädels und mach dir ein Bild von der Hypophyse: Sie ist so groß wie eine Haselnuss und sieht aus wie ein Tropfen. Atme vom Augenbrauenzentrum in die Mitte deines Schädels ein. Mit der Ausatmung lass deine Hypophyse und die Mitte deines Schädels leuchten. (Meditation auf die Hypophyse verbessert deinen Schlaf und fördert die Produktion von Glückshormonen.) Wiederhole diese Atmung noch 1–2-mal.
- Schilddrüse: Wandere ein Stück tiefer zum unteren Drittel deines Halses, zum Sitz der Schilddrüse. Mach dir ein Bild von der Schilddrüse, die wie ein Schmetterling unter deiner Kehle liegt. Stell dir vor, wie du dort einatmest. Mit der Ausatmung lass deine Schilddrüse leuchten. (Positive Aufmerksamkeit auf die Schilddrüse reguliert deinen Stoffwechsel und deine Vitalität.) Wiederhole diese Atmung noch 1–2-mal.
- Thymusdrüse: Dann lass deine Aufmerksamkeit zum oberen Drittel des Brustbeins sinken. Visualisiere deine Thymusdrüse mit ihren zwei Lappen. Atme tief in deine Thymusdrüse ein. Mit der Ausatmung lass deine Thymusdrüse leuchten. (Die Meditation auf die Thymusdrüse stärkt dein Immunsystem, deine Gelassenheit und stimuliert deine Vitalität.) Wiederhole diese Atmung noch 1–2-mal.
- Bauchspeicheldrüse: Lass deinen Fokus tiefer auf die Bauchspeicheldrüse sinken. Sie liegt keilförmig im Oberbauch auf Höhe des Magens. Atme hier tief ein. Mit der Ausatmung lass deine Bauchspeicheldrüse leuchten. (Mit positiver Aufmerksamkeit auf deine Bauchspeicheldrüse stärkst du dein Selbstvertrauen, deine Zuversicht und kannst leichter in deiner Mitte ruhen.) Wiederhole diese Atmung noch 1–2-mal.
- Nebennieren: Komm nun zu deinen Nebennieren. Sie sitzen wie zwei Mützen auf den Nieren auf Höhe der untersten Rippen neben der Wirbelsäule und sind etwa walnussgroß. Atme hier tief und ruhig ein. Mit der Ausatmung lass deine Nebennieren leuchten. (Die Meditation auf die Nebennieren stärkt deine Motivation und deine körperliche Verfassung und wirkt beruhigend auf den Cortisolspiegel und das Hormonsystem.) Wiederhole diese Atmung noch 1–2-mal.
- Eierstöcke: Nun wandere tiefer zu den Eierstöcken. Sie liegen rechts und links neben der Gebärmutter und sind mandelförmig. Atme tief in die Eierstöcke ein. Mit der Ausatmung lass deine Eierstöcke leuchten. (Sie bestimmen unsere Fruchtbarkeit, unser Wohlbefinden, unser Selbstbewusstsein und unsere Schönheit.) Wiederhole diese Atmung noch 2-mal.

Beginne nun, die Chakras wahrzunehmen und vom untersten Chakra nach oben zu wandern:

- Das Muladhara Chakra liegt im Beckenboden, am Muttermund. Stelle dir hier die Farbe Rot vor. Muladhara steht für das Element Erde, Beständigkeit, Geborgenheit und Sicherheit. Es ist der Wohnsitz von Kundalini Shakti (der individuellen Energie).

- Wandere nun ein Stückchen höher zum Swadhistana Chakra. Es liegt auf der Höhe des Kreuzbeins. Stelle dir hier die Farbe Orange vor. Swadhistana steht für das Element Wasser, für Hingabe, Genuss und Loslassen.
- Komme jetzt zum Manipura Chakra. Es liegt auf die Höhe des Nabels in der Wirbelsäule. Stelle dir hier die Farbe Gelb vor. Manipura ist verbunden mit dem Element Feuer, dein Macht- und Kraftzentrum. Hier geht es vor allem um Begeisterungsfähigkeit und Durchsetzungsvermögen.
- Dann bringe deine Aufmerksamkeit zum Anahata Chakra auf der Höhe des Herzens. Anahata trägt die Farbe Grün und steht in Verbindung mit dem Element Luft. Hier geht es um Liebe, Mitgefühl, Resonanz und Verzeihen.
- Nun wandere zum Vishuddi Chakra auf der Höhe des Kehlkopfes. Stelle dir die Farbe Hellblau vor. Vishuddi ist dein Kommunikationszentrum und steht für Ausdrucksvermögen und Verbundenheit mit anderen.
- Lenke deine Wahrnehmung zum Ajna Chakra. Es liegt in der Mitte des Schädels und strahlt nach vorn zum Augenbrauenzentrum. Stelle dir hier die Farbe Indigoblau (oder Weiß) vor. Ajna steht für Intuition und höhere Erkenntnis.
- Das Sahasrara Chakra befindet sich am Scheitelpunkt, strahlt in der Farbe Lila und steht für Einheitsbewusstsein und die Verbindung mit dem Göttlichen. Atme durch dein Augenbrauenzentrum in die Mitte deines Schädels ein und über den Scheitelpunkt wie durch einen Springbrunnen aus. Dusche und ummantele dich mit lila Licht.

Innerer Raum

- Lenke deine Wahrnehmung zurück zu Chidakasha (Seite 76), dem dunklen Raum des Bewusstseins vor den geschlossenen Augen.
- Ruhe dich hier noch ein bisschen in der friedlichen Dunkelheit aus und übe das Zuschauen.
- Erinnere dich an deinen Vorsatz (Sankalpa, Seite 74) und wiederhole diesen Satz 3-mal in Stille mit voller Aufmerksamkeit und mit vollem Vertrauen.

Ende

- Lenke deine Wahrnehmung zurück zu deinem natürlichen Atem: Nimm deinen natürlichen Atem wahr. Nimm deine tiefe Entspannung wahr.
- Werde dir deines Körpers bewusst: Nimm deinen Körper wahr und spüre, wie er auf dem Boden liegt.
- Lenke die Wahrnehmung jetzt wieder nach außen: Mache dir ein Bild von deiner Umgebung, in der du auf dem Boden liegst.
- Lass die Augen noch geschlossen. Atme tief durch. Recke und strecke dich langsam. Dann winkle die Beine an und lege dich auf die Seite. Spüre hier noch einen Moment nach – nimm wahr, wie du dich jetzt fühlst.

Yoga Nidra ist jetzt beendet: Hari Om Tat Sat. Das bedeutet: Möge das, was gesagt wurde, mit Liebe gesprochen und mit Liebe empfangen worden sein.

Klassischer Sonnengruß

Im Sonnengruß werden 12 Yogahaltungen im rhythmischen Atemfluss dynamisch miteinander verbunden, was belebend und ausgleichend auf Körper und Geist wirkt. Dabei werden Muskeln, Herz und Kreislauf aktiviert und gestärkt, die Energiekanäle geöffnet und die Chakras harmonisiert.

1 Berghaltung: Stell dich gerade an den Anfang deiner Yogamatte, die Füße hüftbreit auseinander. Atme ein. Mit der Ausatmung falte die Hände vor dem Herzen (Namaste), die Unterarme sind parallel zum Boden.

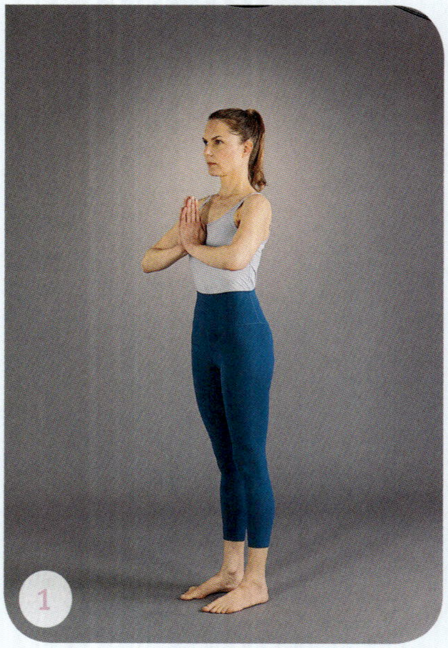

2 Gestreckte Berghaltung: Atme ein, hebe die Arme seitlich über den Kopf, schau zu den Daumen und lehne dich in eine sanfte Rückbeuge.

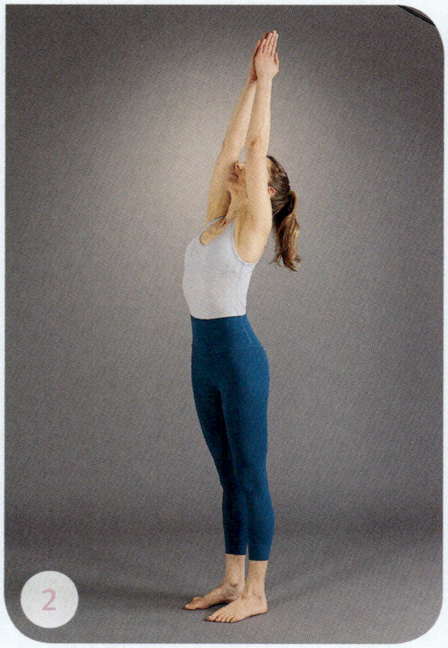

3 Vorwärtsbeuge: Atme aus, senke die Arme über die Seite und beuge dich mit leicht angewinkelten Beinen nach vorne. Setze die Hände neben den Füßen am Boden ab, die Stirn in Richtung Knie.

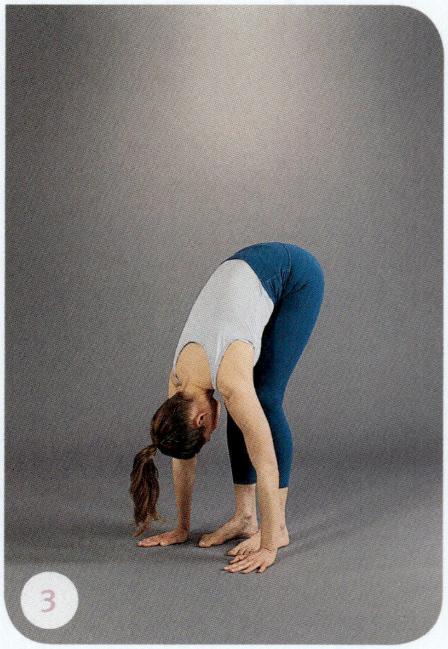

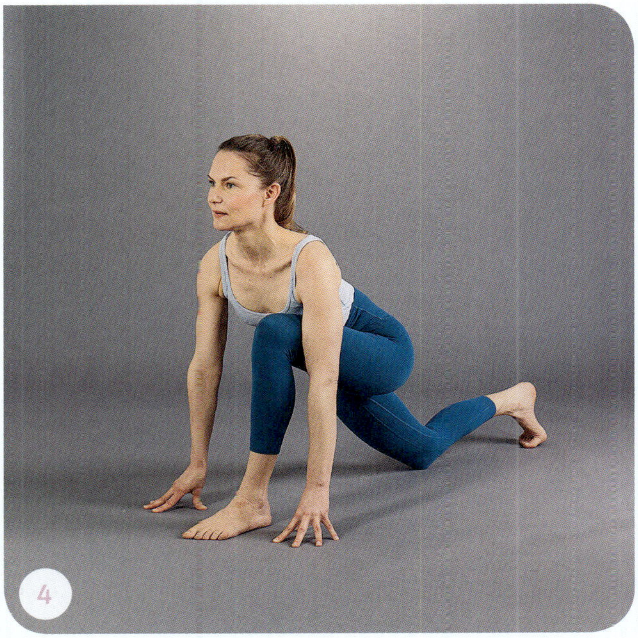

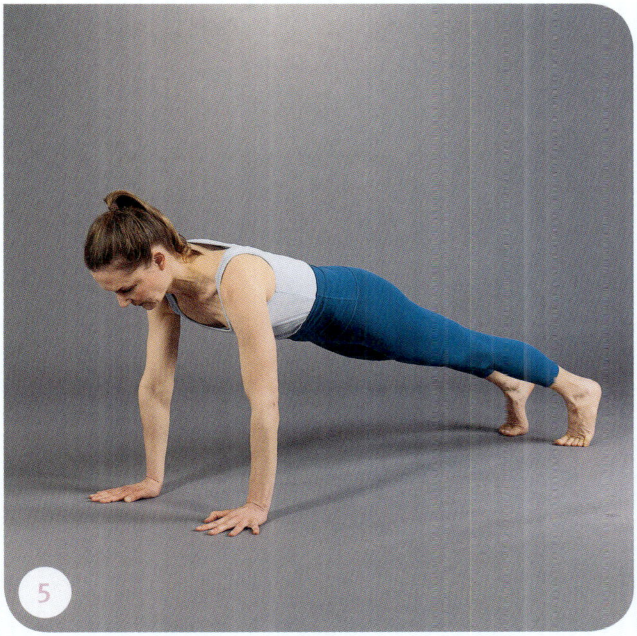

4 Sprinter: Atme ein, schreite mit dem rechten Fuß zurück, das rechte Knie sinkt zum Boden. Das linke Knie ist über dem Sprunggelenk und der Blick richtet sich nach vorne.

5 Planke: Halte den Atem an, schreite zurück in einen Liegestütz, die Schultern sind über den Handgelenken und die Fersen schieben nach hinten. Der Kopf ist in Verlängerung der Brustwirbelsäule.

6 Knie-Brust-Kinn-Position: Atme aus, lege nacheinander Knie, Brust und Kinn am Boden ab, die Arme dicht am Oberkörper, die Hüften vom Boden gehoben. Dann schiebe dich in Bauchlage, klappe die Fußrücken zum Boden und lege die Stirn ab.

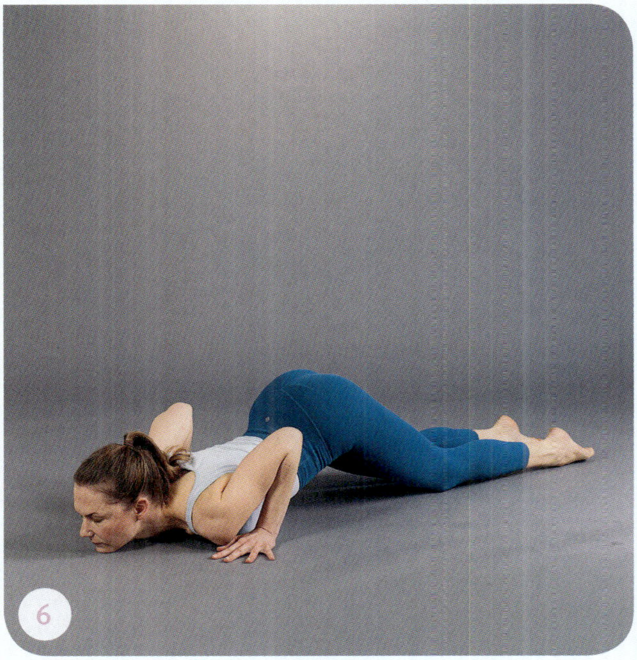

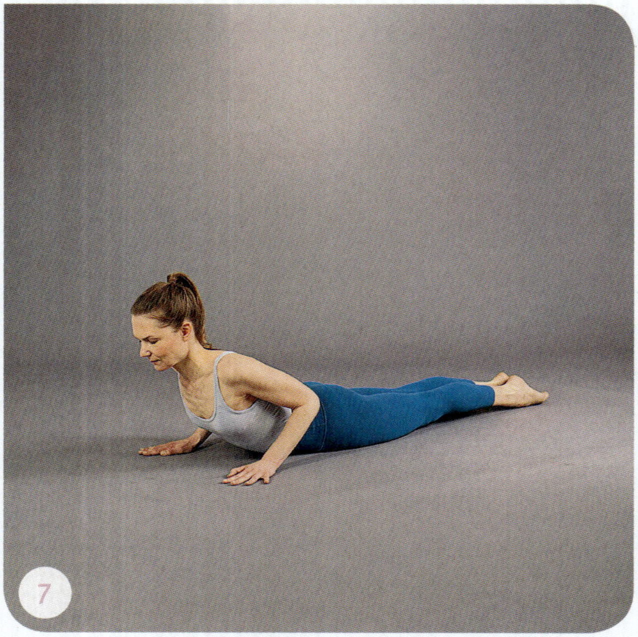

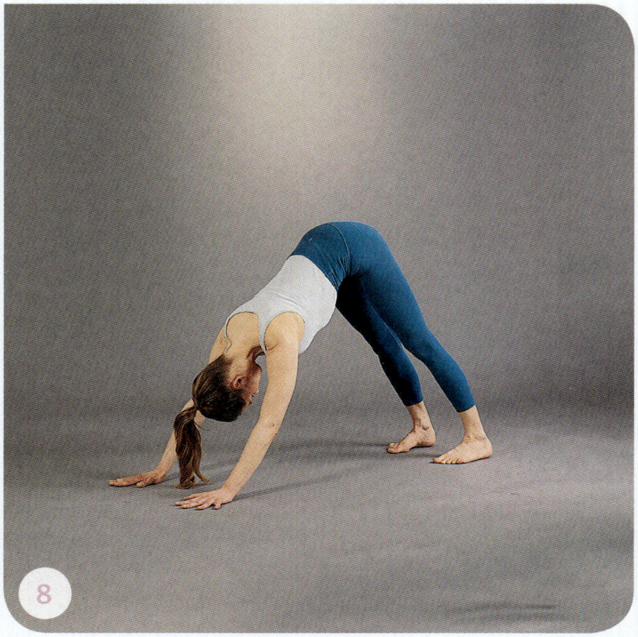

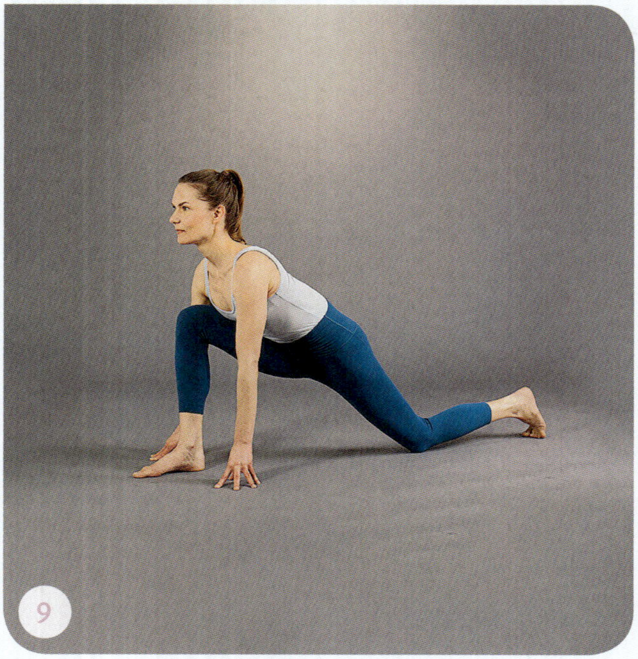

7 Kleine Kobra (Seite 108): Atme ein, schiebe das Schambein in den Boden, hebe den Oberkörper leicht an, der Blick geht zur Nasenspitze. Die Schultern ziehen zueinander und nach unten, das Brustbein nach vorne oben. Senke die Stirn zum Boden.

8 Herabschauender Hund: Atme aus, klappe die Zehen um, presse die Hände in den Boden und von dir weg, schiebe dich mit dem Gesäß nach hinten oben, sodass der Rücken lang wird.

9 Sprinter: Atme ein. Hebe dein rechtes Bein und schwinge den rechten Fuß vor zwischen die Hände. Das linke Knie sinkt zum Boden und der Blick richtet sich nach vorne.

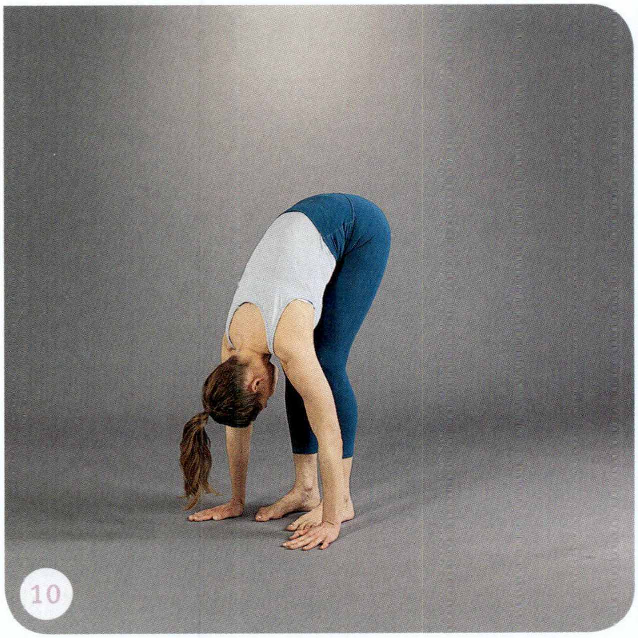

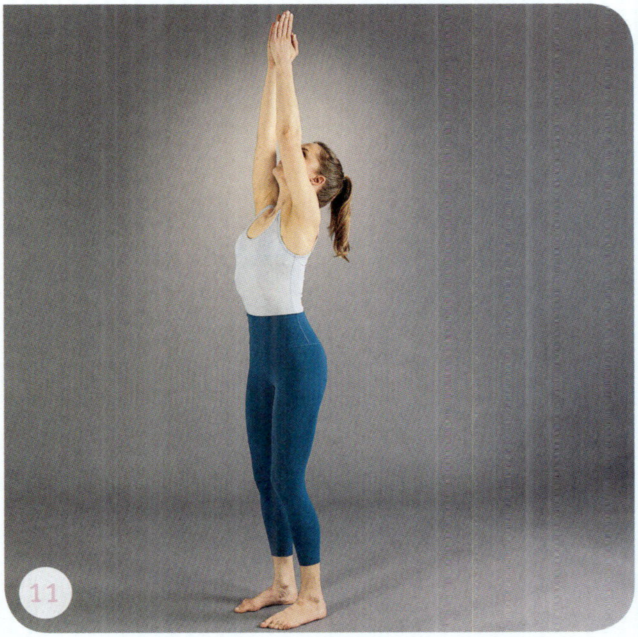

10 Vorwärtsbeuge: Atme aus, setze den linken Fuß neben den rechten und beuge dich aus der Hüfte mit leicht angewinkelten Beinen nach vorne, die Stirn in Richtung Knie.

11 Gestreckte Berghaltung: Atme ein, richte dich mit leicht gebeugten Beinen und langem Rücken auf, hebe die Arme über den Kopf in eine sanfte Rückbeuge, strecke die Beine. Blick zu den Daumen.

12 Berghaltung: Mit der Ausatmung lass die Arme über die Seite neben den Oberkörper sinken.

Das ist eine halbe Runde – wiederhole die Abfolge, indem du das linke Bein zuerst nach hinten und danach wieder nach vorne setzt. Danach wiederhole 1–6 ganze Runden.

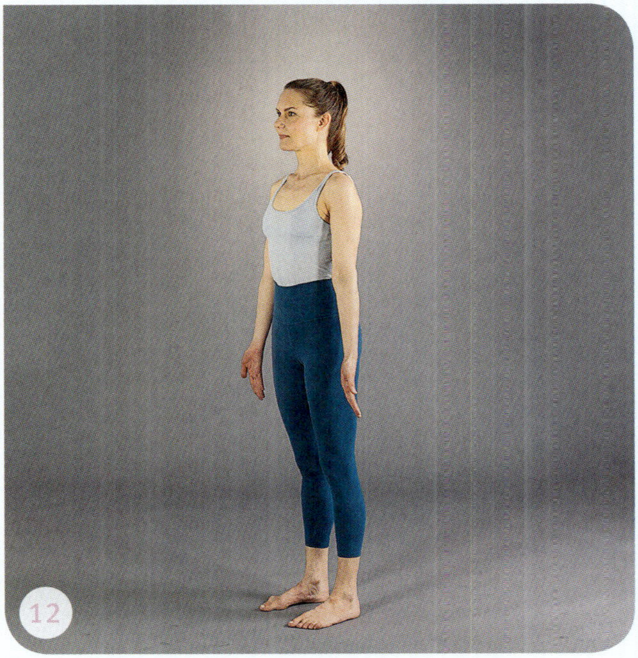

Kleines Vinyasa

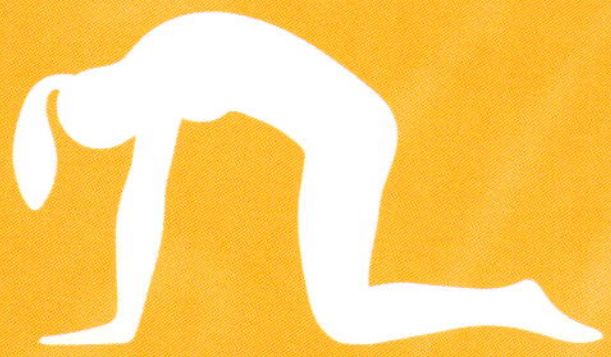

Um der langen Übungsreihe einen kraftvolleren, dynamisch fließenden Charakter zu geben, kannst du neben den Sonnengrüßen auch dieses Vinyasa als Bindeglied zwischen den sitzenden und liegenden Asanas einbauen.

1 Ausgangsposition Vierfüßlerstand: Setze die Hände unter den Schultern und die Knie unter den Hüften ab.

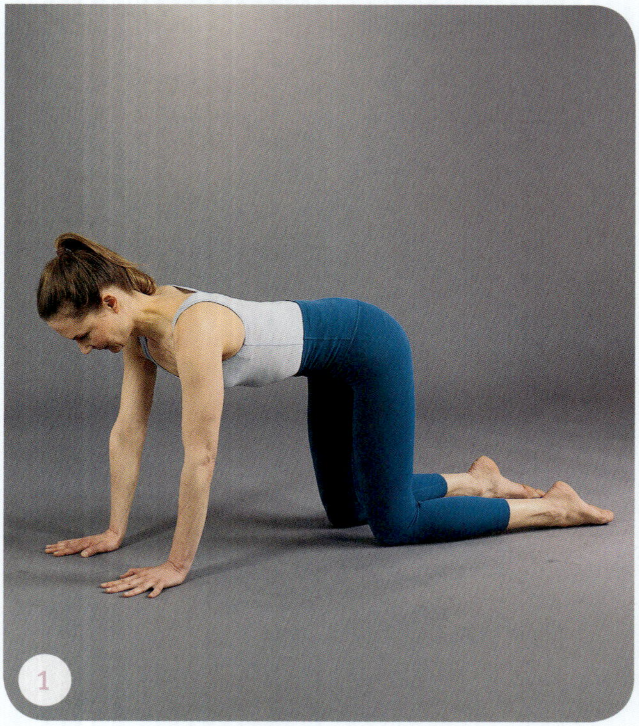

1

2 Atme ein und komm aus dem Vierfüßlerstand in ein geführtes Hohlkreuz, in die Kuh (Seite 62). Schaue zwischen die Augenbrauen.

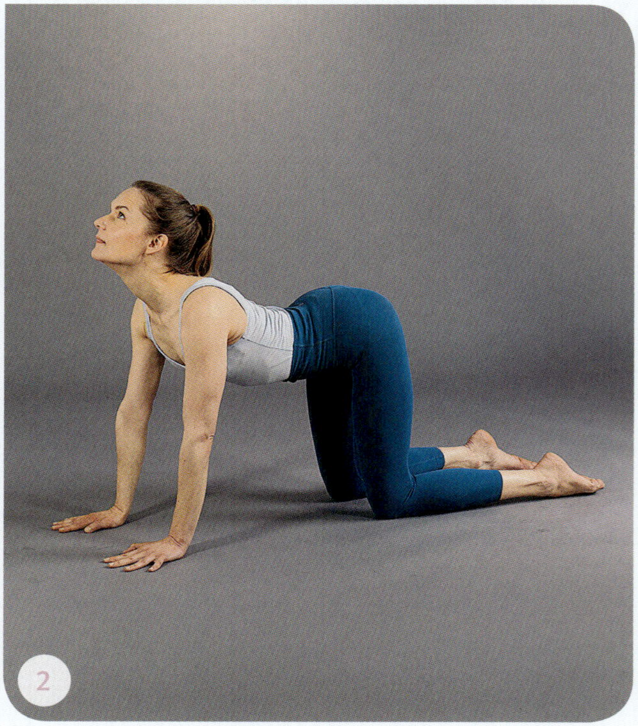

2

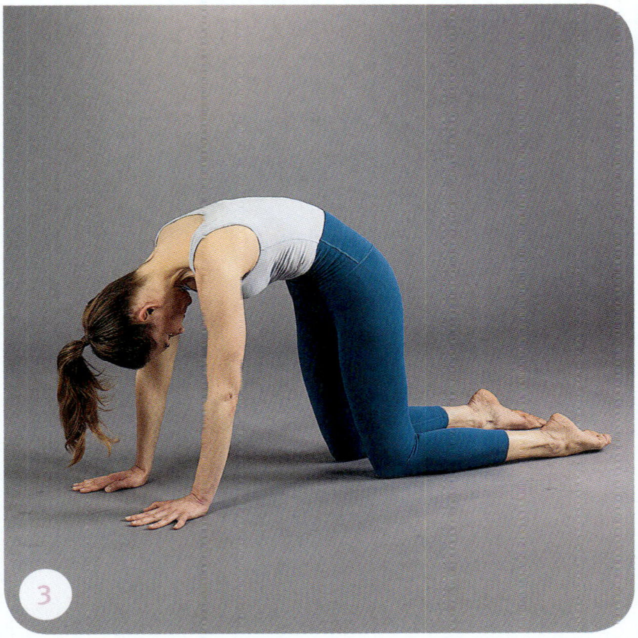

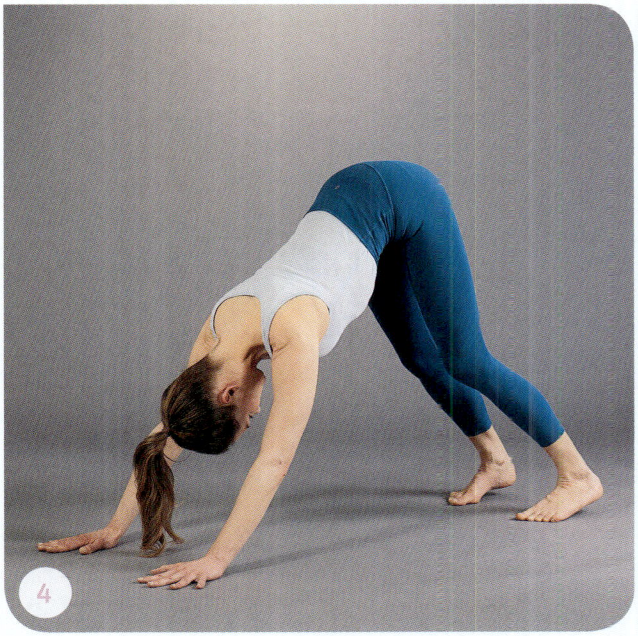

3 Atme aus, runde den Rücken in die Katze (Seite 62), schau zum Nabel.

4 Atme ein, klappe die Zehen um, presse die Hände in den Boden, schiebe dich mit dem Gesäß nach hinten oben in den herabschauenden Hund (Seite 80).

5 Atme aus, lege deine Knie am Boden ab, senke dein Gesäß auf eine Seite und führe die Beine nach vorne. Komme in eine gerade Sitzhaltung oder eine andere Übung.

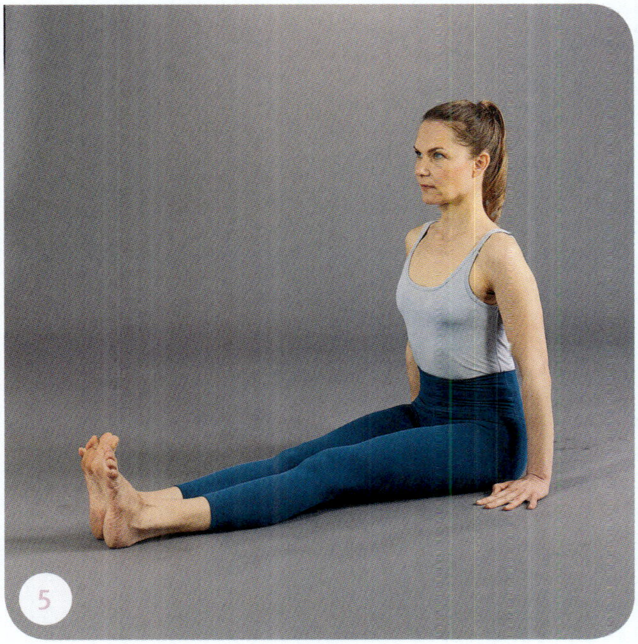

Lange Übungsreihe

Die vollständige Hormon-Balance-Yogareihe stimuliert und harmonisiert alle Hormondrüsen von den Eierstöcken bis zur Hypophyse von unten nach oben. Wenn du viel Zeit hast, wähle zum Schluss Yoga Nidra (Seite 74) zur Endentspannung. Dauer: 30–40 Minuten.

1 Aufwärmübungen (Tibetische Hormongymnastik, Seite 44)

2 Hocke (Seite 48)

3 Windentferner (Seite 49)

4 Verdauungsfeuer anregen (Seite 50) und direkt danach Bauchkontraktion im Stehen (Seite 51), im Anschluss optional 3–12 Sonnengrüße (Seite 78)

5 Weiter Ausfallschritt (Seite 52)

6 Weiter Ausfallschritt mit abgesetztem Knie (Seite 52)

7 Taube (Variante) (Seite 54)

Optional: kleines Vinyasa bis zum herabschauenden Hund (Seite 82)

8 Halber Drehsitz (Seite 54)

Optional: kleines Vinyasa, vom Sitzen mit aufgestellten Fersen in Rückenlage kommen (Seite 82)

9 Dynamischer Twist im Liegen (Seite 56) oder Variante: allgemeine Wirbelsäulendrehung, Seite 56)

10 Kreisen der Beine (Seite 58)

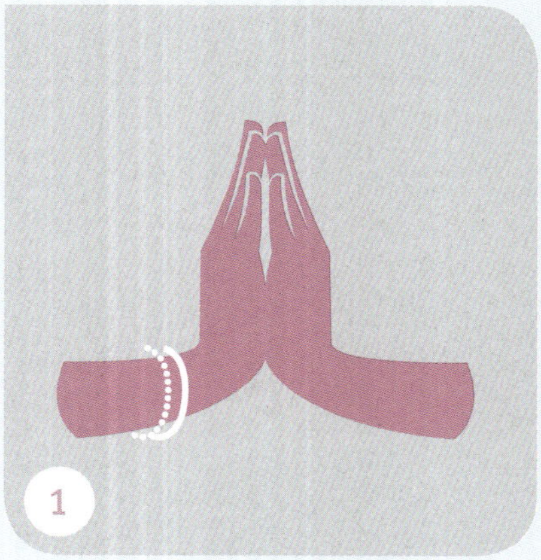

1

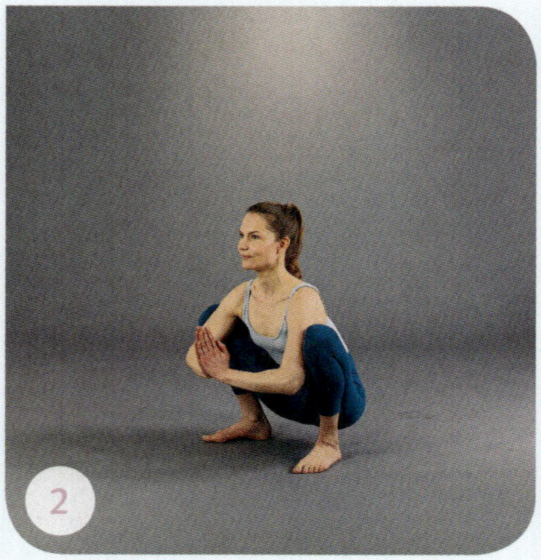

2

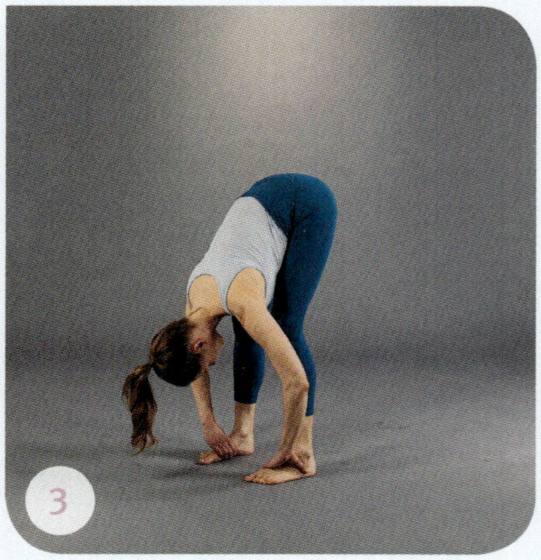

3

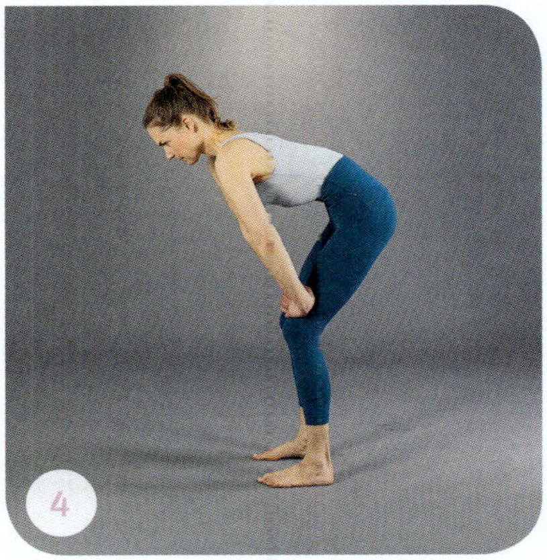
4

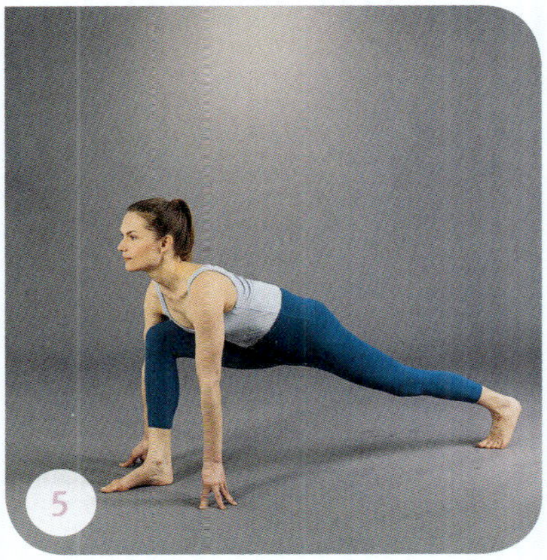
5

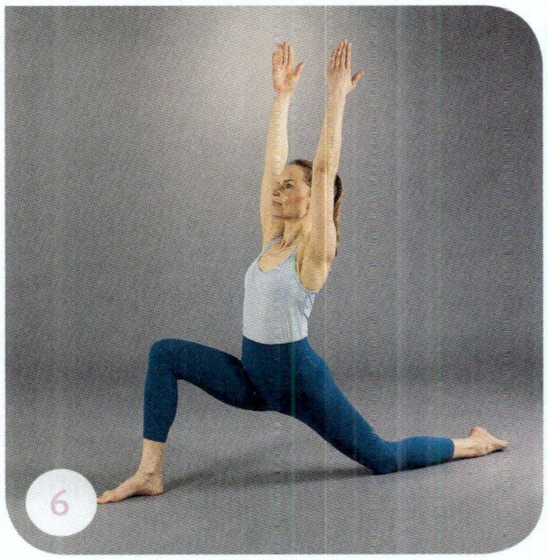
6

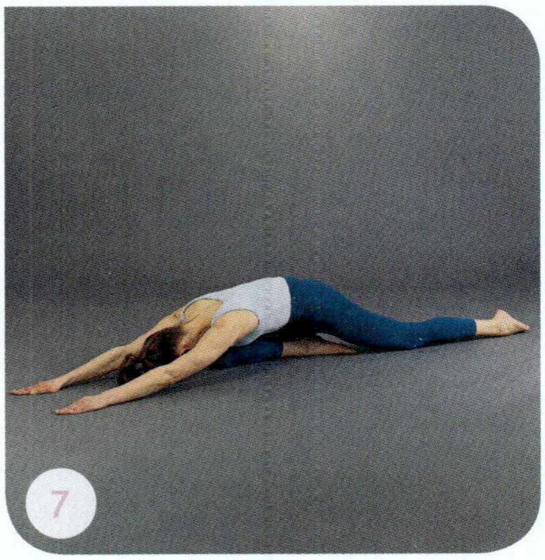
7

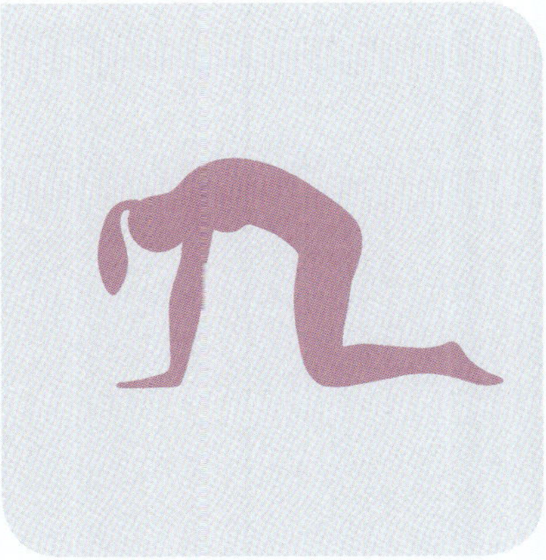

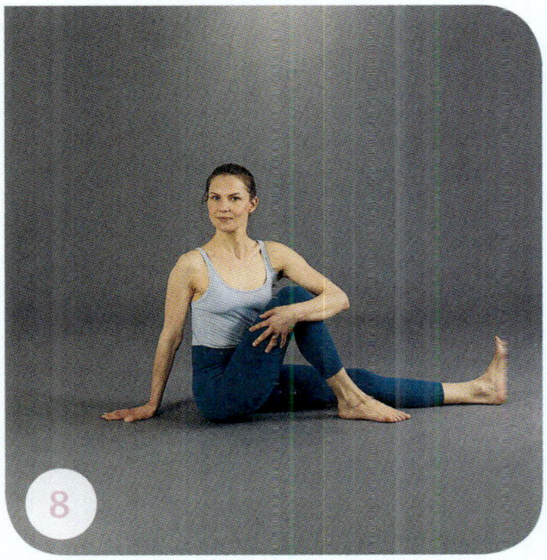
8

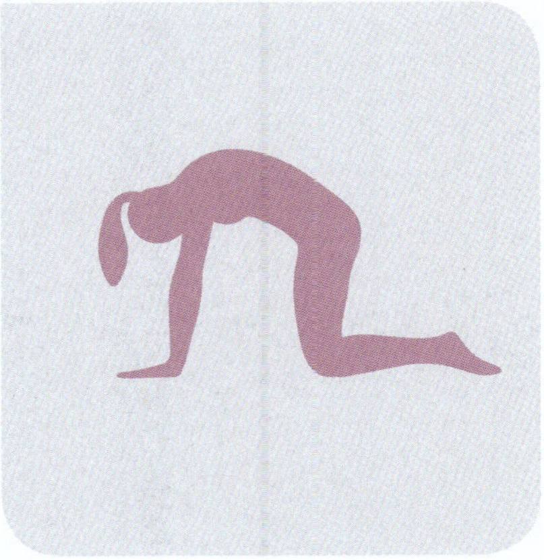

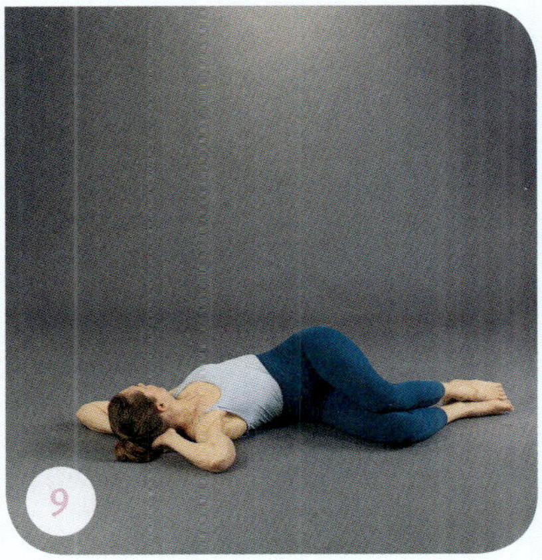
9

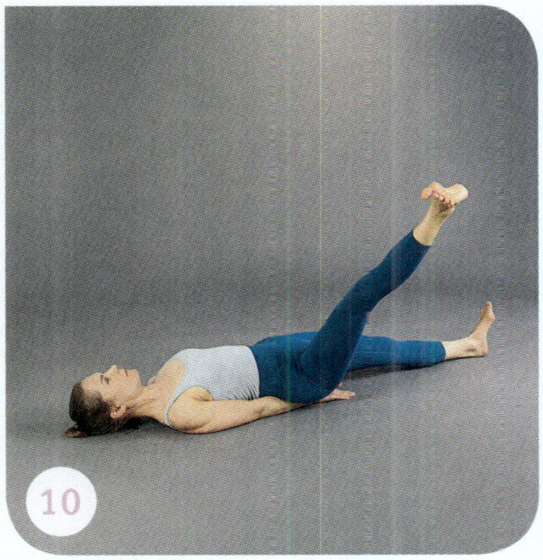
10

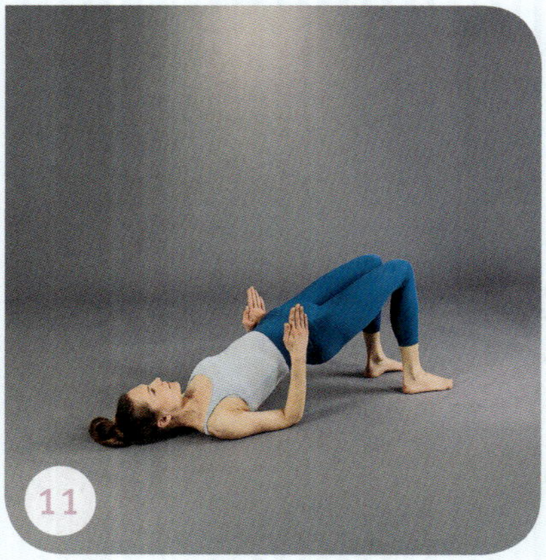

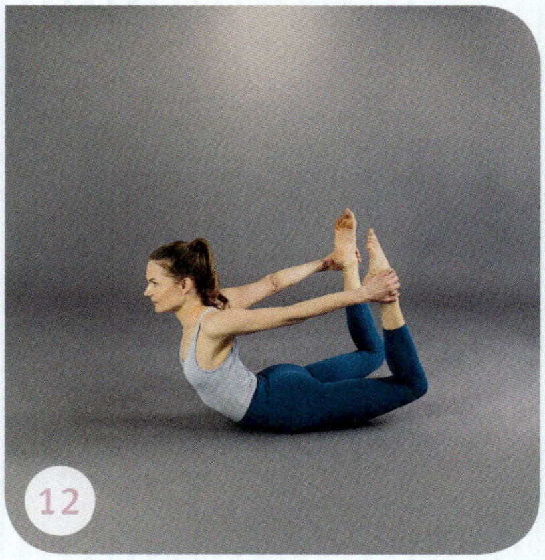

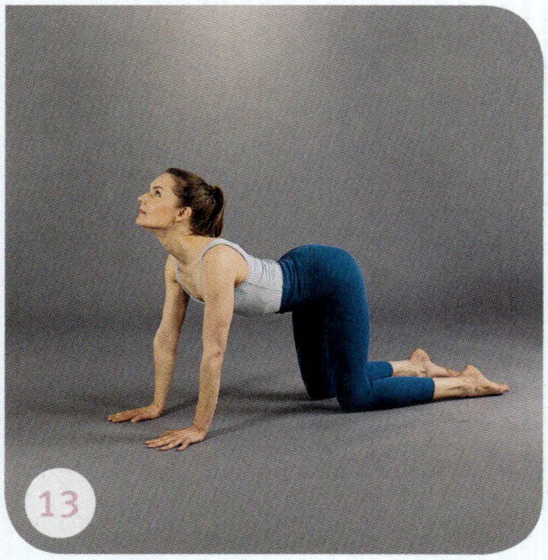

11 Schulterbrücke (Seite 62)

12 Bogen (Seite 60 oder Variante: Skydiver, Seite 60)

13 Katze – Kuh (Seite 62)

Optional: kleines Vinyasa und in den Fersensitz kommen (Seite 82 s. Kommentar zu Punkt 8).

14 Kinnverschluss (Seite 64, für Geübte: großer Verschluss, Seite 64)

Optional: kleines Vinyasa (Seite 82)

15 Kindhaltung (Variante, Seite 66)

16 Mahlen (Seite 66)

17 Gallenblasenmeridian-Dehnung (Seite 68)

18 Lebermeridian-Dehnung (Seite 68)

Optional: kleines Vinyasa, vom Sitzen mit aufgestellten Fersen in die Rückenlage kommen (Seite 82)

19 Sanfter Schulterstand (Variante) (Seite 70)

20 Hormondrüsen- und Chakra-Meditation (Seite 72, oder Yoga Nidra, Seite 74)

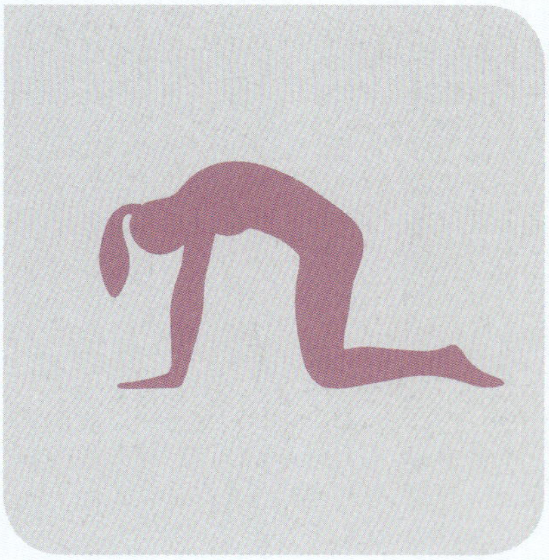

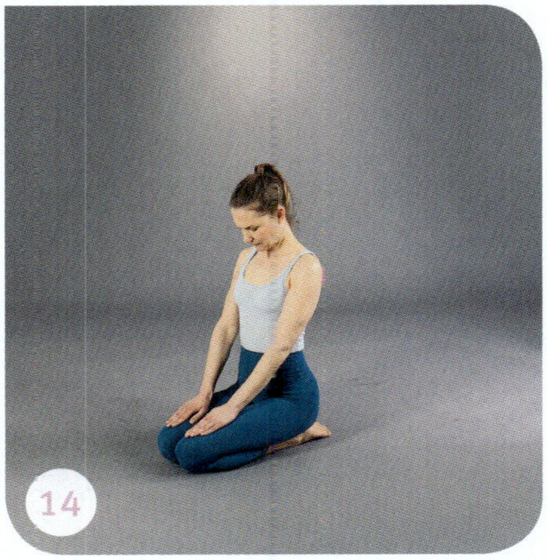

14

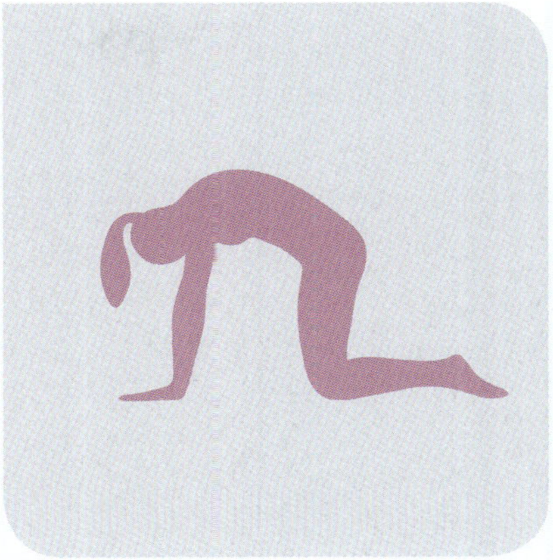

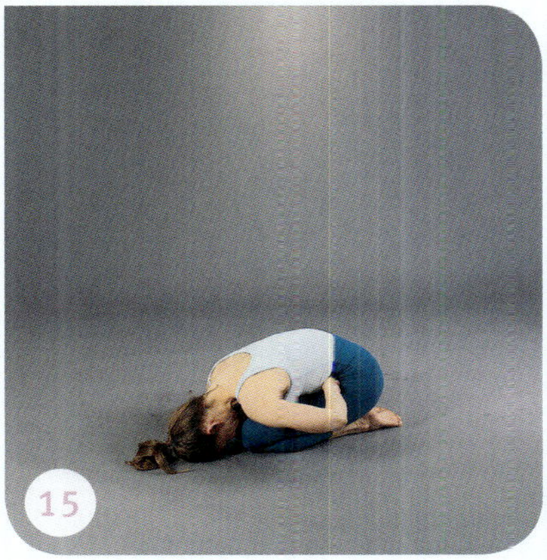

15

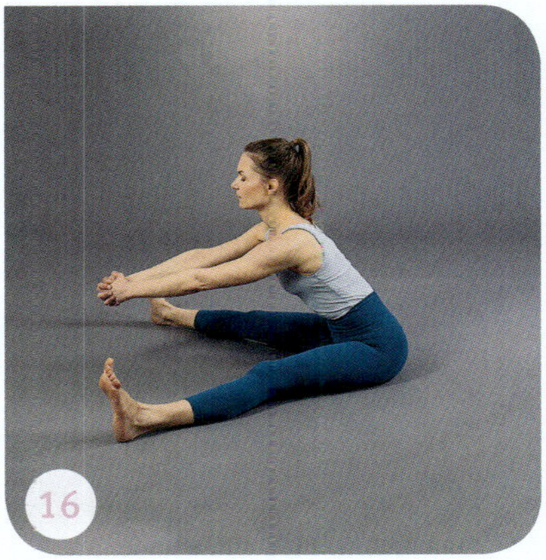

16

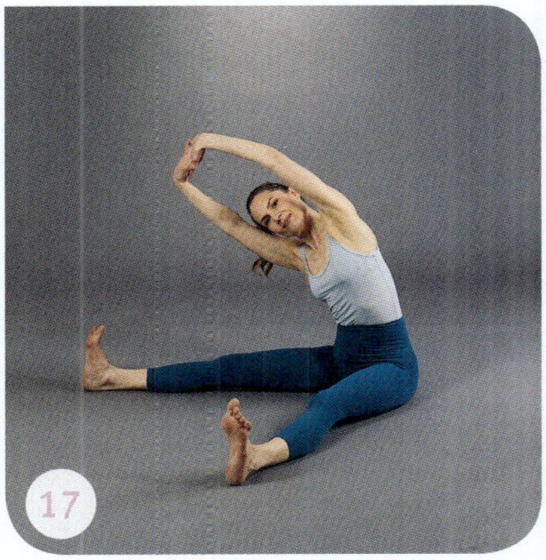

17

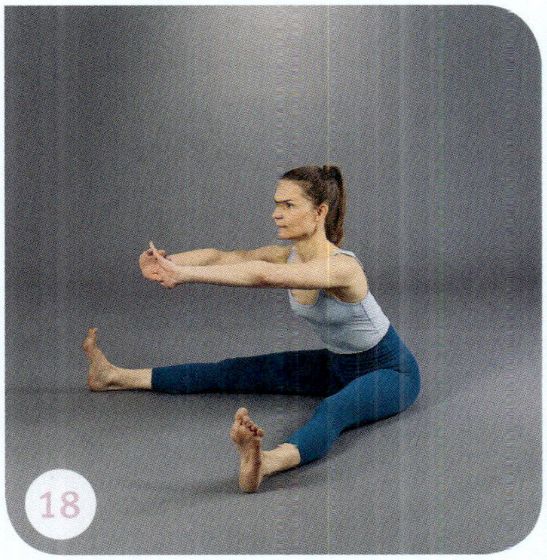

18

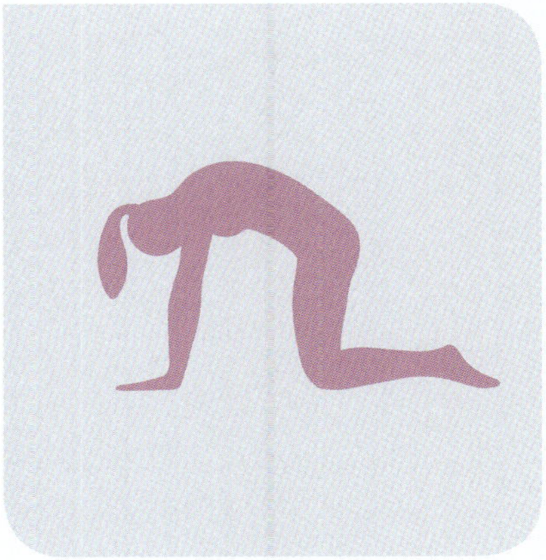

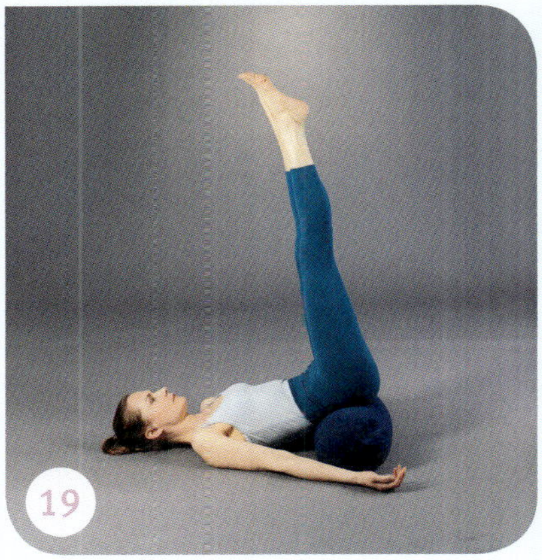

19

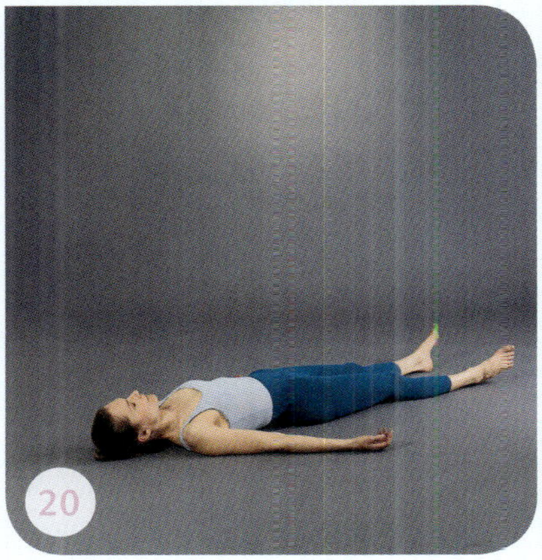

20

Kurze Übungsreihe

Die kurze Übungsreihe ist die Essenz aus der langen Hormon-Balance-Yogareihe und spricht alle Hormondrüsen jeweils einmal von unten nach oben an. Das sorgt für gute Laune und regt den Energiefluss an. Dauer: 15–20 Minuten.

1 Aufwärmübungen (Tibetische Hormongymnastik, Seite 44)

2 Windentferner (Seite 49)

3 Bauchkontraktion im Stehen (Seite 51) (optional 1–3 Sonnengrüße)

4 Weiter Ausfallschritt (Seite 52)

5 Dynamischer Twist im Liegen (Seite 56)

6 Kreisen der Beine (Seite 58)

7 Schulterbrücke (Seite 62)

8 Gallenblasenmeridian-Dehnung (Seite 68)

9 Lebermeridian-Dehnung (Seite 68)

10 Hormondrüsen- und Chakrameditation (Seite 72)

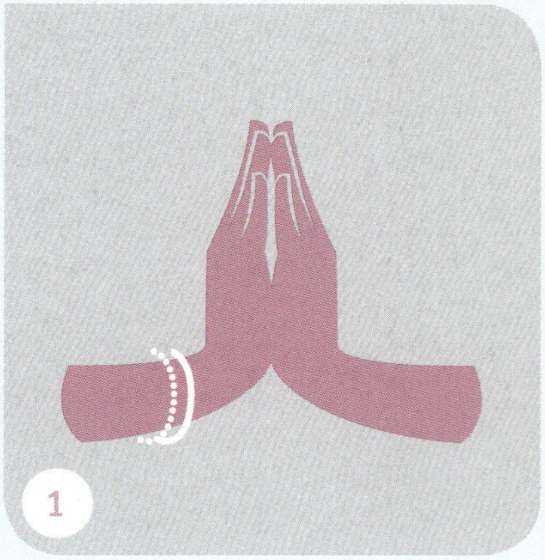
1

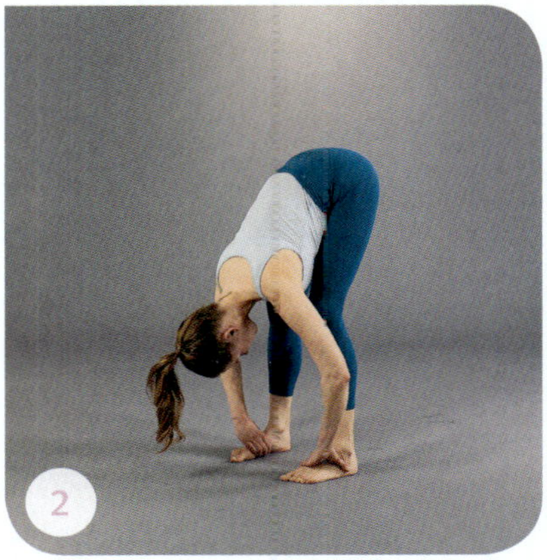
2

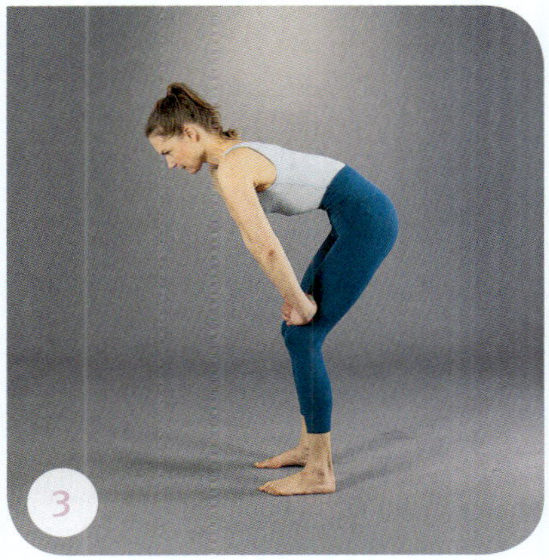
3

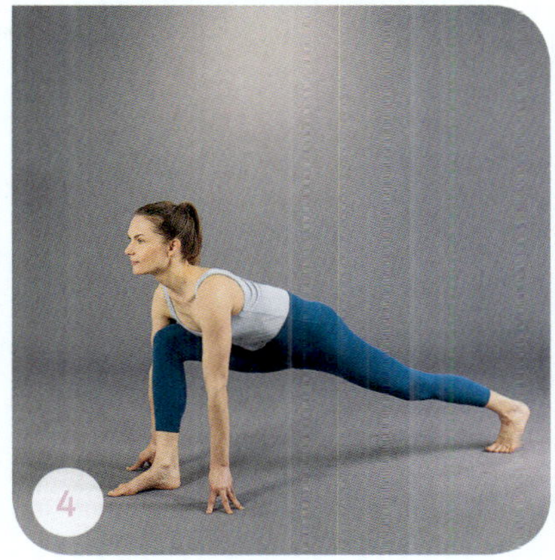
4

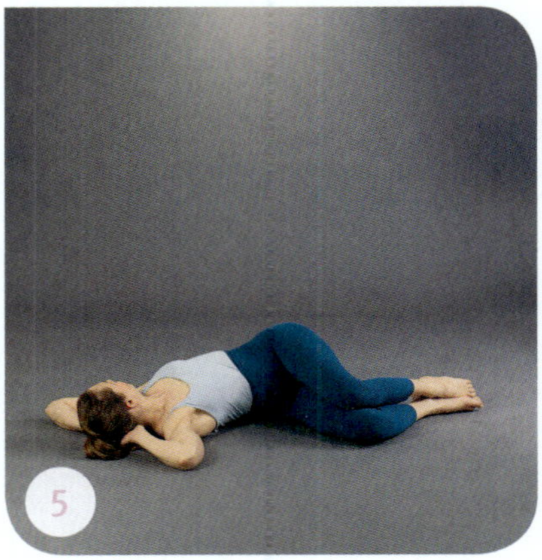
5

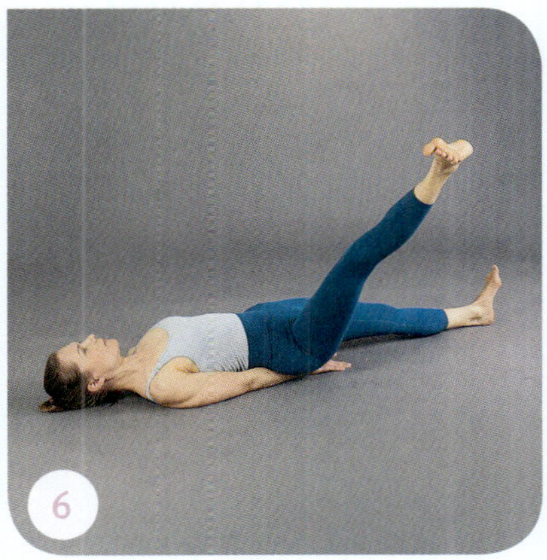
6

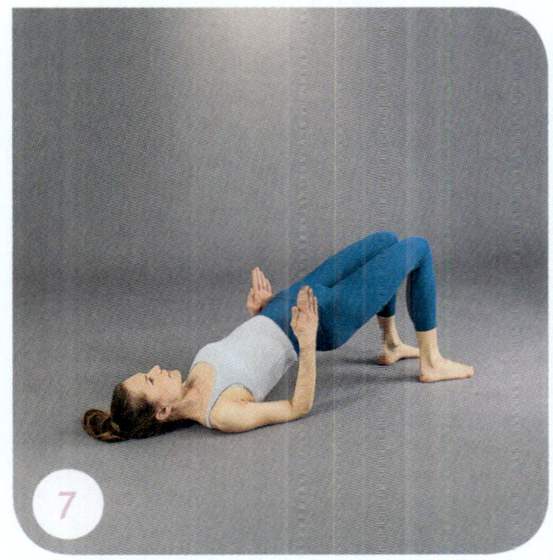
7

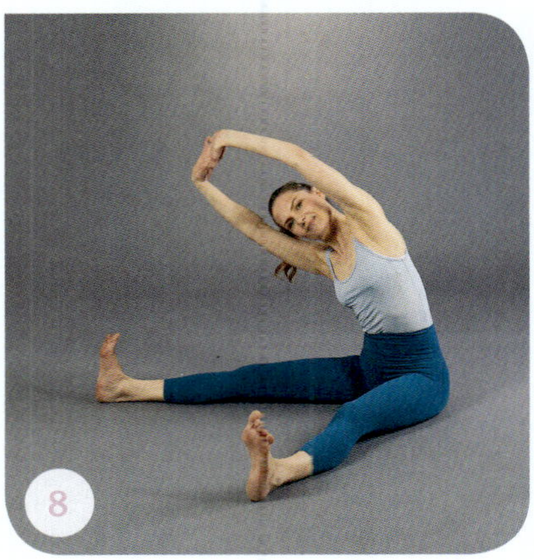
8

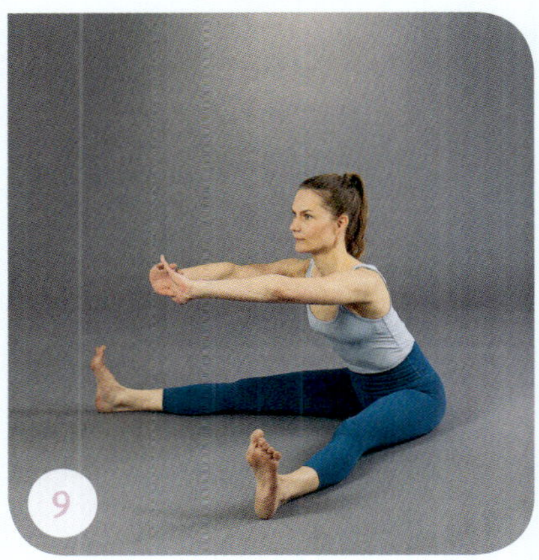
9

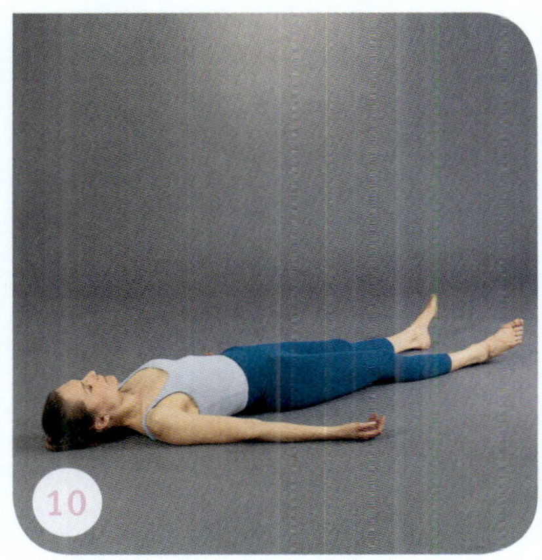
10

Übungskalender zur Selbstreflexion

So geht es mir heute

Svadhyaya/Selbstbeobachtung	1	2	3	4	5	6	7	8	9	10	11	1
Monat 1:												
Ich habe heute meine Menstruation (M)												
Ich habe heute praktiziert: lang/kurz (L/K)												
Ich fühle mich heute 1–4 (1= sehr gut)												
Ich habe heute gut geschlafen (1–4)												
Ich habe heute Hitzewellen (x)												
Ich habe heute depressive Verstimmungen (x)												
Ich habe heute Unruhe/Herzrasen (x)												
Monat 2:												
Ich habe heute meine Menstruation (M)												
Ich habe heute praktiziert: lang/kurz (L/K)												
Ich fühle mich heute 1–4 (1= sehr gut)												
Ich habe heute gut geschlafen (1–4)												
Ich habe heute Hitzewellen (x)												
Ich habe heute depressive Verstimmungen (x)												
Ich habe heute Unruhe/Herzrasen (x)												
Monat 3:												
Ich habe heute meine Menstruation (M)												
Ich habe heute praktiziert: lang/kurz (L/K)												
Ich fühle mich heute 1–4 (1= sehr gut)												
Ich habe heute gut geschlafen (1–4)												
Ich habe heute Hitzewellen (x)												
Ich habe heute depressive Verstimmungen (x)												
Ich habe heute Unruhe/Herzrasen (x)												
Monat 4:												
Ich habe heute meine Menstruation (M)												
Ich habe heute praktiziert: lang/kurz (L/K)												
Ich fühle mich heute 1–4 (1= sehr gut)												
Ich habe heute gut geschlafen (1–4)												
Ich habe heute Hitzewellen (x)												
Ich habe heute depressive Verstimmungen (x)												
Ich habe heute Unruhe/Herzrasen (x)												

Hier kannst du über vier Monate deine Übungspraxis festhalten und dabei überprüfen, wie es dir geht. Die Zeilen mit den Beschwerden kannst du individuell anpassen oder evtl. die Beschwerden austauschen.

14	15	16	17	18	19	20	21	22	23	24	25	26	27	28	29	30	31

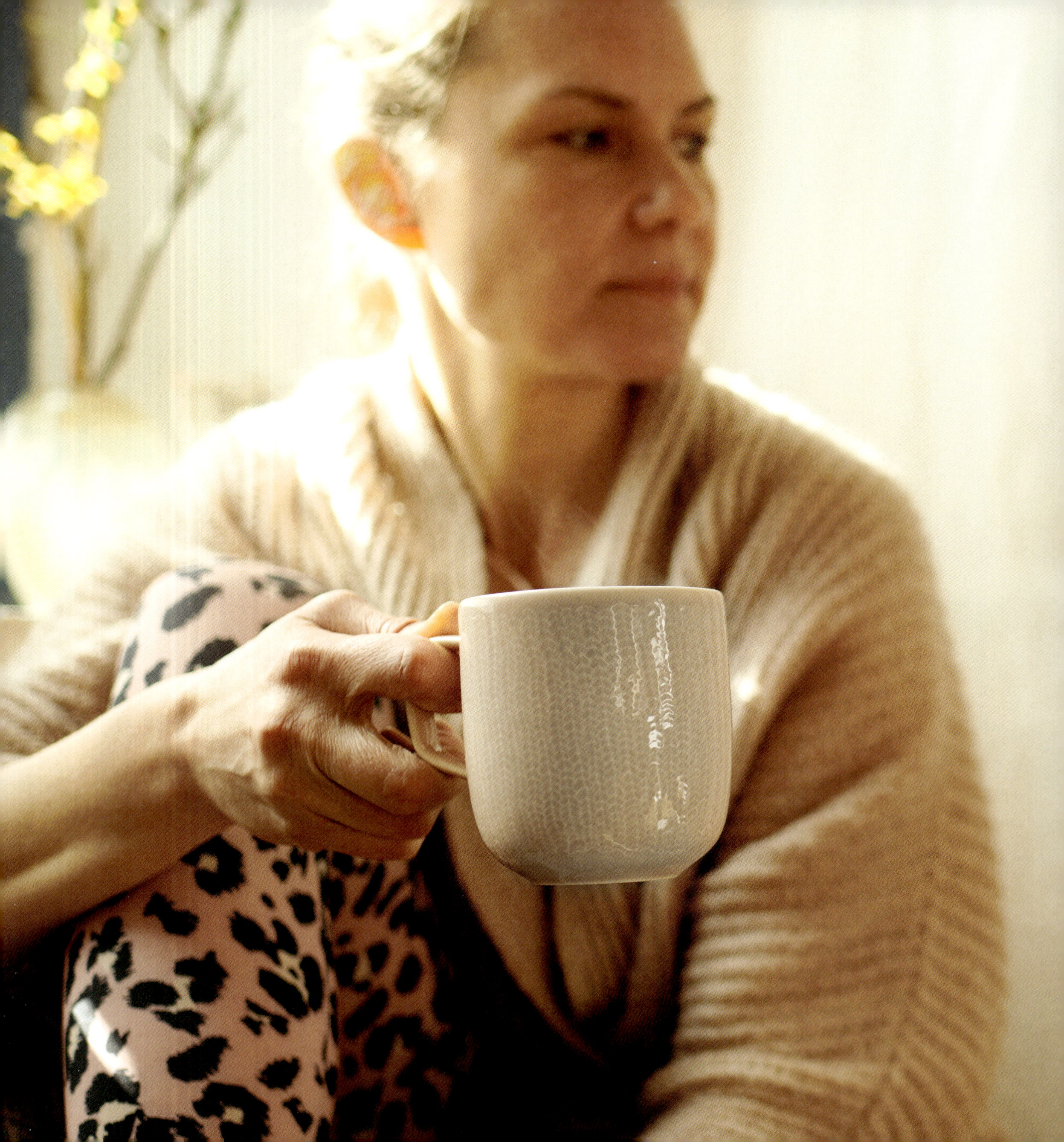

Was hilft noch gegen hormonelle Beschwerden?

Außer Yoga kannst du noch viel mehr Gutes für dich tun, zum Beispiel auf eine gesunde Ernährung achten und Stress reduzieren. Allgemeine Tipps dazu, aber auch Tipps zu bestimmten Beschwerden findest du auf den folgenden Seiten.

Allgemeine Tipps

Wenn du Hormon-Balance-Yoga fest in deinen Tagesablauf einbaust, hast du schon viel für den Ausgleich deines Hormonsystems getan. Die Lifestyle-Tipps im folgenden Kapitel können dir helfen, diese Balance zu festigen und langfristig aufrechtzuerhalten.

Die wichtigsten Säulen eines ausgeglichenen Hormonsystems sind eine gesunde und ausgewogene Ernährung, Entgiftungsphasen sowie Erholung und Stressreduktion durch ausreichend Schlaf und einen strukturierten Tagesrhythmus. Baue dir unbedingt regelmäßige Pausen und Auszeiten für Entspannung, Yoga, Sport oder einfach auch mal Nichtstun ein.

Ernährungstipps

Unser Körper sollte immer gut mit Nährstoffen versorgt werden, um die Hormonproduktion zu fördern. Daher hat das, was wir essen, großen Einfluss auf unser Wohlbefinden und unsere hormonelle Balance. Wir können unser Verdauungssystem durch eine ausgewogene, abwechslungsreiche Ernährung unterstützen, die viel frisches Obst, Gemüse und gesundheitsfördernde Fettsäuren enthält.

Essenzielle Fettsäuren

Essenzielle (lebensnotwendige) Fettsäuren sind mehrfach ungesättigte Fettsäuren, die vom menschlichen Körper nicht selbst hergestellt werden können. Sie sind unentbehrliche Bausteine für unsere Hormonproduktion, da Sexualhormone aus Lipiden (Fetten) gebildet werden. Wenn wir zu wenig essenzielle Fettsäuren zu uns nehmen, kann der Östrogen-, Progesteron- oder Testosteronspiegel aus der Balance geraten. Zudem kurbeln gesunde Fette den Stoffwechsel an, fördern die Gewichtsabnahme und wirken entzündungshemmend.

Die wichtigsten essenziellen Fettsäuren werden je nach chemischer Zusammensetzung klassifiziert in:

- Omega-3-Fettsäuren (Alpha-Linolensäure (ALA), Eicosapentaensäure (EPA), Docosahexaensäure (DHA))
- Omega-6-Fettsäuren (Linolsäure (LA), Gamma-Linolensäure (GLA), Dihomo-Gamma-Linolensäure (DHGLA), Arachidonsäure (AA)).

Durch ihre teils gegensätzliche Wirkung ist die richtige Balance zwischen Omega-3- und Omega-6-Fettsäuren elementar, um die Gesundheit zu fördern. Die Deutsche Gesellschaft für Ernährung (DGE) empfiehlt ein Verhältnis von Omega-6- zu Omega-3-Fettsäuren von 5:1. Nehmen wir zu viel Omega-6- und zu wenig Omega-3-Fettsäuren auf, kann dies Entzündungen und Krankheiten begünstigen. Omega-6-Fettsäuren sind in vielen Lebensmitteln enthalten, zum Beispiel in Distelöl, Sonnenblumenöl, Hanfsamen, Sesam, Walnüssen, Schweineschmalz, Sojabohnen, Weizen, Roggen, Mais und Hafer. Omega-3-Fettsäuren sind enthalten in Leinöl, Leinsamen, Algen und fettem Fisch.

Momentan scheinen die meisten Menschen eher zu viel Omega 6 und zu wenig Omega 3 zu sich zunehmen, das durchschnittliche Verhältnis liegt bei 8:1. Daher zählt Leinöl (reich an Omega 3) zu den besten Ölen für die Wiederherstellung des Gleichgewichts von Omega-3- und Omega-6-Fettsäuren.

Eine Studie an der Universität von Pernambuco (Brasilien) zeigte, dass die Einnahme von zwei Gramm essenziellen Fettsäuren (ein Mix aus Gamma-Linolensäure, Ölsäure, Linolsäure und Vitamin E) über einen Zeitraum von sechs Monaten Frauen mit PMS-Symptomen eine deutliche Linderung verschaffte.[8]

Frisches Gemüse und Obst

Die Faustregel heißt »5 am Tag«: drei Portionen Gemüse (gegartes Gemüse und Rohkost) und zwei Portionen Obst. Dabei entspricht eine Portion ungefähr einer Handvoll. Das Gemüse sollte nur mit wenig Wasser und so kurz wie nötig gegart werden.

Nüsse, Kerne und Samen

Sie sind reine Nährstoffschätze. Es wird empfohlen, täglich eine kleine Handvoll (ca. 30 g) davon zu genießen. Insbesondere für Veganer sind sie unverzichtbar, denn Walnüsse, Mandeln, Haselnüsse, Cashewkerne, Pekannüsse, Pistazien, Erdnüsse, Sonnenblumen- und Kürbiskerne, Chia-, Lein-, Sesamsamen usw. sind reich an:

- pflanzlichen Proteinen (zum Beispiel enthalten 100 g Erdnüsse ca. 26 g Proteine)
- wertvollen essenziellen Fettsäuren (einfach und mehrfach ungesättigte Fettsäuren)
- Mineralstoffen (insbesondere Magnesium, Kalium, Phosphor und Kalzium)
- Spurenelementen (vor allem Eisen)
- Vitaminen (hoher Anteil aus der Vitamin-B-Gruppe und Vitamin E, ein wichtiges Antioxidans)
- Ballaststoffen (Chia- und Leinsamen enthalten besonders viel davon)

Fermentierte Lebensmittel

Wenn du deinem Darm etwas Gutes tun möchtest, iss täglich fermentierte Lebensmittel, zum Beispiel Kombucha, Sauerkraut, Kefir.

Mikrobiom-Forscher der Universität Graz führten eine große Studie durch, die den Zusammenhang zwischen Darmbakterien und Polyzystischen Ovarien (PCO) untersuchten. Die Ergebnisse weisen deutlich darauf hin, dass die Zusammensetzung der Darmbakterien das Gleichgewicht der Geschlechtshormone beeinträchtigen kann.[9]

Superfoods

Superfoods sind Lebensmittel, die einen besonders hohen Gehalt an wertvollen Nährstoffen und sekundären Pflanzenstoffen haben.

Folgende Superfoods solltest du in deinen Speiseplan aufnehmen:

- Beerenfrüchte sind reich an Antioxidanzien und wirken entzündungshemmend.
- Geschrotete Leinsamen enthalten viel Alpha-Linolensäure (ALA), eine mehrfach ungesättigte Omega-3-Fettsäure. Zudem fördern sie die Verdauung und unterstützen die Entgiftung. Nimm täglich 1–2 Esslöffel Leinsamen zu dir.
- Granatapfel fördert die Entgiftung der Leber und sorgt für einen ausgeglichenen Cholesterin- und Blutzuckerspiegel.
- Olivenöl kurbelt den Stoffwechsel an, hemmt Prostaglandine (Schmerzbotenstoffe) und enthält viele Antioxidanzien. Nimm täglich 2–4 Esslöffel davon zu dir.
- Rosmarin stärkt das Immunsystem und steigert die Leistungsfähigkeit des Gehirns.
- Kurkuma ist entzündungshemmend und stimmungsaufhellend.
- Dunkle Schokolade (mind. 72% Kakaoanteil) enthält viel Magnesium. Das ist gut für das Gehirn und hebt die Laune.

Genug trinken

Trinke mindestens 1,5–2 Liter Wasser oder Kräutertee am Tag. Unser Körper braucht genügend Wasser, um überhaupt zu funktionieren und gesund zu bleiben. Besonders für die Hormone ist Wasser unverzichtbar, damit das Blut sie optimal transportieren kann: Unser Blut besteht zu 90% aus Wasser.

Vollkornprodukte

Vollkornprodukte sorgen dafür, dass der Blutzuckerspiegel besser im Gleichgewicht bleibt als bei Verzehr von Weißmehlprodukten, was einen positiven Effekt auf die Stimmung hat und Heißhunger-Attacken vorbeugt.

Wenn das Verdauungssystem im Gleichgewicht ist und unser Blutzuckerspiegel keinen großen Schwankungen unterliegt, können sich unsere Hormone besser stabilisieren. Das sorgt für erholsameren Schlaf, harmonische Stimmung, geringeres Bauchfett und weniger prämenstruelle Symptome. Außerdem fühlt man sich in seinem Körper insgesamt einfach wohler.

Auf den Salzkonsum achten

Reduziere den Salzkonsum und verwende Jodsalz. Jod ist unverzichtbar für die Bildung von Schilddrüsenhormonen, die u.a. den Stoffwechsel regulieren. Bereits ein mildes Joddefizit ohne erkennbaren Kropf kann die geistige Leistungsfähigkeit einschränken.

Vorsicht: Leidest du an einer Hashimoto-Thyreoiditis? Dann solltest du mit der Jodeinnahme vorsichtig sein. Darauf gehen wir noch genauer beim Beschwerdebild »Schilddrüsenunterfunktion« (Seite 126) ein.

Koffein

Viele Frauen sind ihre Beschwerden los, wenn sie auf Koffein verzichten, auch wenn es nur eine Tasse Kaffee am Tag ist. Koffein regt die Produktion von Stresshormonen an,[10] erschöpft die Nebennieren und reduziert die Produktion von Serotonin. Zudem raubt es B-Vitamine und erhöht den Cholesterinspiegel.

Alkohol

Reduziere deinen Alkoholkonsum. Das Ergebnis einer Studie in Santiago de Compostela mit 47.000 Frauen besagt, dass Alkohol den Spiegel der Sexualhormone sowie den Serotoninspiegel negativ beeinflussen und prämenstruelle Symptome verstärken kann.[11]

Zucker

Und nicht zuletzt: Nimm weniger Zucker, vor allem weißen Industriezucker, zu dir. Der Konsum von Zucker wirkt sich ungünstig auf den Blutzuckerspiegel und infolgedessen auf unsere Stimmung aus. Darüber hinaus soll Zucker die Faltenbildung beschleunigen.

Augen auf beim Einkaufen: Zucker versteckt sich oft in verarbeiteten Lebensmitteln wie Krautsalat, Müsli, Joghurt, Wurst, Limonaden, Säften, Smoothies u.a.

Entgiftung

Die Leber ist die chemische Fabrik unseres Körpers. Sie ist nicht nur für die Entgiftung zuständig, sondern steuert auch unseren Energie- und Hormonhaushalt, indem sie überschüssige Hormone abbaut und Eiweiße für den Transport von Fetten oder Hormonen im Blut bildet. Eine gesunde und gut funktionierende Leber ist wichtig für unser allgemeines Wohlbefinden. Sorge daher für deine Leber und unterstütze sie bei der Entgiftung.

- Iss täglich reinigende, leberfreundliche Nahrungsmittel (Artischocken, Brunnenkresse, Brokkoli, Endivie, Ingwer, Knoblauch, Radicchio, Spargel, Schwarzrettich, Löwenzahn, Petersilie, Zitronen u.a.). Meide kalte Speisen und Getränke. Die Leber freut sich mehr über ein Glas warmes Wasser am Morgen und am Abend.
- Gemäß der Traditionellen Chinesischen Medizin (TCM) befreit sich die Leber von energetischen Stagnationen und innerem Druck durch viel Bewegung an der frischen Luft und erholt sich im Liegen. Das unterstützt den Stressabbau und macht den Kopf klarer.
- Umweltgifte können wissenschaftlichen Ergebnissen zufolge einen recht großen Einfluss auf unseren Hormonhaushalt haben. Meide »To-go«-Becher mit Plastikbeschichtung und in Plastik verpackte Lebensmittel, besonders ölhaltige, da diese die Weichmacher aus den Verpackungen, Transportbändern und Schläuchen lösen. Auch Wärme löst diese Giftstoffe aus dem Plastikmaterial.

Gesunde Ernährung kurz gefasst

Bevorzuge:

- kaltgepresste Öle wie Leinöl, Hanföl, Olivenöl
- Walnüsse, Paranüsse, Mandeln, Cashewkerne
- Leinsamen (geschrotet), Hanfsamen, Sonnenblumenkerne
- Avocado, Meeresalgen
- Sardinen, Wildlachs, Hering
- frisches Obst und Gemüse in Regenbogenfarben
- abwechslungsreiche frische, unverarbeitete Nahrungsmittel
- Vitamin A (Aprikosen, Brokkoli, Karotten, Spinat) und Vitamin E (Weizenkeimöl, Sonnenblumenöl, Distelöl), denn sie spielen eine wichtige Rolle bei der Regulierung und Produktion der Geschlechtshormone.
- sekundäre Pflanzenstoffe, z.B. in Gemüse, Obst, Kartoffeln, Hülsenfrüchten, Nüssen sowie Vollkornprodukten. Sie geben den pflanzlichen Lebensmitteln ihre Farbe und beeinflussen eine Vielzahl von Stoffwechselprozessen.
- Phytoöstrogene, z.B. in Sojabohnen, Miso, Tofu, Leinsamen. Sie sind Pflanzenhormone, die ähnlich wie das weibliche Sexualhormon Östrogen aufgebaut sind. Sie sollen u.a. eine lindernde Wirkung bei Wechseljahresbeschwerden haben, antioxidativ und immunmodulierend wirken.
- gedünstete Speisen

Meide:

- ungesunde gesättigte Fettsäuren, z.B. in Wurst, Käse, Butter, Kokosfett, Palmöl
- konservierte Nahrungsmittel
- industriell verarbeitete Lebensmittel
- Weißmehlprodukte
- tierisches Eiweiß mit Ausnahme von Fisch
- gebratene Speisen
- weißen Industriezucker

- Tausche deine antihaftbeschichtete Pfanne und Aluminiumbehälter gegen Pfannen und Behälter aus Emaille, Edelstahl, Keramik oder Glas aus.
- Entferne toxische Reinigungs- und Desinfektionsmittel sowie Kosmetika aus deinem Haushalt. Ersetze sie durch natürliche, biologisch abbaubare Reinigungsmittel und Kosmetika. Mehr Informationen dazu bekommst du zum Beispiel auf der Homepage des Umweltbundesamts.
- Trinke täglich eine Tasse Leber-und-Gallen-Tee aus der Apotheke oder Löwenzahnsaft und gönne dir zweimal pro Jahr eine Mariendistel-Kur. Diese wirkt leberregenerierend, fördert den Hormonabbau und schützt die Zellen.
- Bestimmte Asanas und Atemübungen (Pranayama) wirken besonders entgiftend auf Körper und Geist. So wringen zum Beispiel alle Drehhaltungen die Bauchorgane aus und fördern die Verdauung.
- Kapalabhati Pranayama (Schädelleuchten, Seite 125) ist eine Atem- und Reinigungsübung, die entgiftend und schleimlösend wirkt und den Geist klärt.

Stressreduktion

Reduziere Stress, denn übermäßiger Stress ist schädlich für unseren gesamten Organismus und wirkt sich ungünstig auf unseren Hormonhaushalt und den weiblichen Zyklus aus. Lies dazu auch das Kapitel »Stress und Hormone« (Seite 17).

Meditation und Yoga lassen den Stresshormonspiegel sinken und verbessern das allgemeine Wohlbefinden, auch wenn es täglich nur 5–10 Minuten sind. Im Praxisteil dieses Buches findest du eine Anleitung für Yoga Nidra (Seite 74) und eine Meditation für die Hormondrüsen (Seite 72), die besonders hilfreich sind, um Stress zu reduzieren.

Regelmäßige Tiefenentspannung, (z. B. Yoga Nidra, Progressive Muskelentspannung oder Autogenes Training), aktiviert die parasympathische Ebene des autonomen Nervensystems und gibt dem hektischen Alltag so einen starken Gegenpol. Es ist eine effektive Methode, Körper und Geist einen Raum zur Regeneration zu geben, Spannungen abzubauen und mit stressigen Situationen entspannter umzugehen. Durch einen bewusst eingeleiteten Entspannungsimpuls lernen die Muskeln zu entkrampfen, der Körper kann sich besser entspannen und der Geist wird ins Hier und Jetzt gebracht. Damit kannst du deine Batterien aufladen und einen erholsamen, erfrischten Zustand erreichen, der weit über den eines Schlafes hinausgeht. Die Produktion von Serotonin und Melatonin wird angeregt und die Ausschüttung der Stresshormone wie Adrenalin gebremst.

Bewegung

Regelmäßiger Ausdauer- und Kraftsport (2–3-mal pro Woche 20–40 Minuten) kurbelt die Dopamin- und Serotoninausschüttung an, hebt so die Stimmung und baut zudem Stress ab. Außerdem wird der Testosteronspiegel gesteigert, der für den Energielevel, die Libido und ein gesundes Selbstbewusstsein mitverantwortlich ist.

Unser Hormon-Balance-Yoga ist nicht nur wirksam gegen Stress, sondern fördert auch die Durchblutung, die Sauerstoffzufuhr und macht den Körper beweglicher. Das sorgt für mehr Energie und bessere Laune.

Hormonell regulierende Pflanzen

Viele Jahre lang herrschte die Meinung vor, lästige Wechseljahresbeschwerden wie Hitzewallungen, Scheidentrockenheit usw. könne man »kurieren«, indem man Frauen künstliche Hormone verschreibe und so ihren Hormonstatus aufrechterhalte. Zu Beginn des 21. Jahrhunderts änderte sich diese Sichtweise.

Die Nebenwirkungen dieser Hormonersatztherapie besorgten zu Recht viele Frauen und sie waren nicht mehr bereit, diese Hormone zu schlucken. Zu den damit verbundenen Gefahren für die Gesundheit gehören ein erhöhtes Risiko, an Brustkrebs zu erkranken oder einen Herzinfarkt oder Schlaganfall zu erleiden.

Abgesehen von den Gefahren für die eigene Gesundheit gelangen Hormone über den Urin ins Abwasser und können in den Kläranlangen nur unzureichend herausgefiltert werden. Dies hat Folgen für unsere Umwelt. Gründe genug, sich nach natürlichen Alternativen umzusehen.

Bevor wir uns jedoch einen kurzen Überblick über Pflanzen mit hormonell ausgleichender Wirkung verschaffen, ein Hinweis zu deren Benutzung: Grundsätzlich eignen sich die meisten Naturheilmittel zur Selbstbehandlung. Erfahrene Ärzte, Ärztinnen bzw. Heilpraktiker und Heilpraktikerinnen kennen sich mit der Wirkung von Heilpflanzen aus und sind auch erfahren in der Diagnosestellung.

Falls sich deine Beschwerden nicht verbessern oder sogar verschlechtern, solltest du unbedingt einen erfahrenen Therapeuten konsultieren. Durch die Einnahme von Medikamenten kann es zu Wechselwirkungen mit den Pflanzeninhaltstoffen kommen. Bitte kläre dies ggf. ab.

Grundsätzlich sind die Pflanzen ein wunderbarer Begleiter und du solltest durchaus in Betracht ziehen, mit ihnen die Zeit der Wandlung zu unterstützen.[12]

Frauenmantel: Obwohl in aller Munde, liegen keine wissenschaftlichen Studien zur hormonellen Wirksamkeit von Frauenmantel vor. Bestätigt ist jedoch seine gefäßentspannende und leicht blutdrucksenkende Wirkung bei der Verwendung von Tinkturen. Jedoch werden die Wirkungen des Frauenmantels von Frauen jeden Alters seit hunderten von Jahren durchweg als positiv beschrieben. Er ist eine der ältesten volksmedizinischen Frauenheilpflanzen.

Sorge für einen entspannten Lebensrhythmus!

Gönne dir täglich kleine Pausen, baue Spaziergänge an der frischen Luft, Meditation, Yoga und Bewegung in deinen Wochenplan ein. Iss möglichst nicht später als 20 Uhr zu Abend und versuche, zwischen 22 und 23 Uhr schlafen zu gehen. Lass deinem Körper vor dem Schlafen Zeit zur Verdauung, damit er sich vollkommen dem Entgiftungs-und Regenerationsprozess widmen kann.

Fenchel: Wissenschaftlich bestätigt sind seine krampflösenden und östrogenartigen Effekte. In einer Studie unter der Leitung von Dr. Abedi stellte sich heraus, dass sich Scheidentrockenheit in den Wechseljahren gut mit Fenchelcreme behandeln lässt.[13]

Hopfen: gleicht Hormondefizite in den Wechseljahren aus. Hierfür ist 8-Prenylnaringenin zuständig, das eine östrogenartige Wirkung hat. Den Bitterstoffen im Hopfen konnte man eine krebsfeindliche Wirkung nachweisen. In einer finnischen Studie konnte die Wirksamkeit des Hopfens bei Hitzewallungen und Schlafstörungen bestätigt werden.[14]

Mönchspfeffer: wirkt ausgleichend auf das Gleichgewicht zwischen Östrogenen und Progesteron und wird bei Östrogendominanz eingesetzt.

Rotklee: hat eine schwache Östrogenwirkung. Als Zäpfchen angewandt lindert der Rotklee Scheidentrockenheit.

Salbei: Eine der Eigenschaften des Salbeis ist seine schweißreduzierende Wirkung. In den Wechseljahren können Abreibungen mit Salbeiessig Erleichterung bringen.

Traubensilberkerze: lindert Hitzewallungen, Schweißausbrüche und wirkt stimmungsaufhellend. Positiv wirkt sie ebenso bei Scheidentrockenheit, Reizblase, Nervosität und Schlafstörungen.

Walnussblätter: In den Blättern befinden sich progesteronähnliche Wirkstoffe. Sehr beliebt ist ein Tee aus Walnussblättern, Salbei und Rotkleeblüten. Dieser sollte am besten lauwarm getrunken werden. Waschungen mit Walnussblättertee lindern bei Scheidentrockenheit.

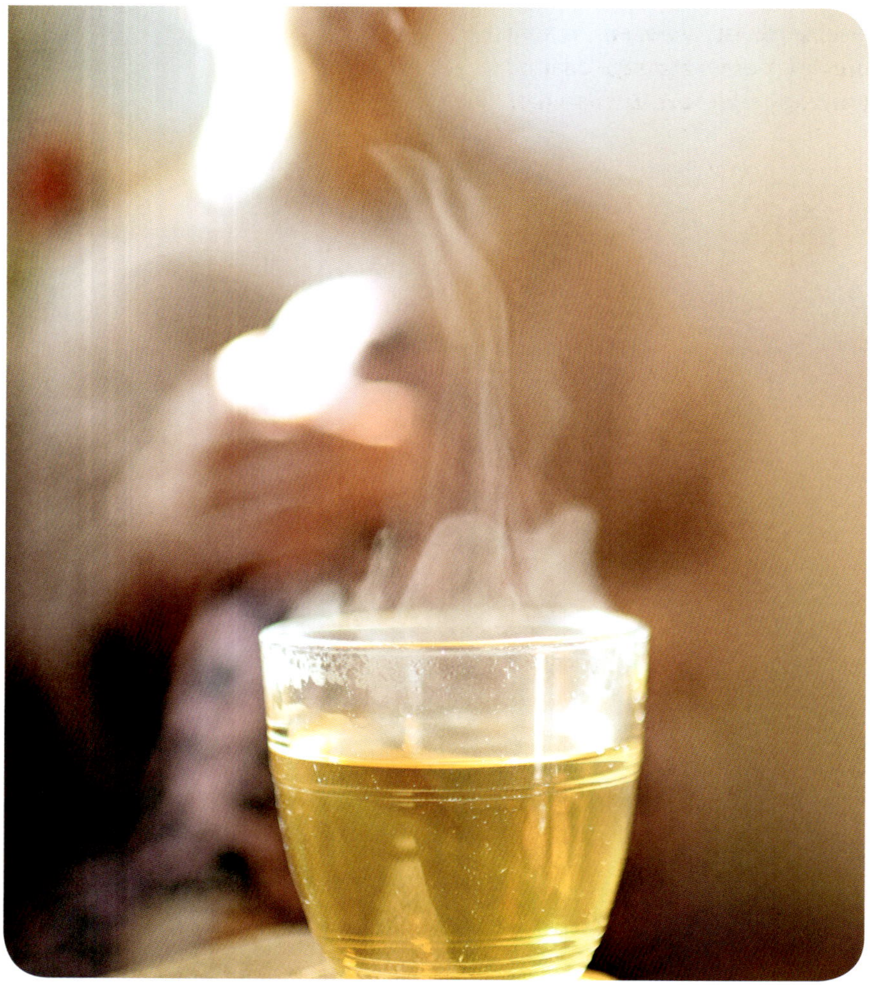

Yamswurzel: enthält Diosgenin, das leicht progesteronähnlich wirkt. Die Yamswurzel gleicht Hormonschwankungen in den letzten Zyklen einer Frau auf eine milde Weise aus. Diosgenin schützt auch vor Osteoporose.

Anwendungstipps

- Mach dir doch einfach mal einen Tee aus einer der Pflanzen, vielleicht zieht es dich geschmacklich zu einer besonders hin? Es ist schön, auch hier auf die eigene weise innere Stimme zu vertrauen.
- Wer nicht gerne Tee trinkt, wem die Zubereitung zu aufwendig ist oder wer sich gerade auf einer Reise befindet, kann gut auf Tinkturen auf Alkoholbasis zurückgreifen. Sie sind lange haltbar. Meist ist es ausreichend, einige Tropfen auf der Zunge zergehen zu lassen oder in einem Glas Wasser zu trinken.
- Vielleicht ist auch die Homöopathie das Richtige für dich. Hier werden Pflanzenstoffe teilweise so stark verdünnt, dass »nur« noch ihre Schwingung heilt.

Bezugsadressen findest du im Serviceteil (Seite 138). Sei neugierig, was am besten zu dir und deinem Typ passt, und hab viel Freude damit!

Aromatherapie

Die Aromatherapie gehört zur Pflanzenheilkunde (Phytotherapie) und ist inzwischen eine anerkannte Therapieform. Ihre Wirkung beruht auf einer Verknüpfung zwischen dem Riechzentrum und dem limbischen System im Gehirn, denn unser Geruchsinn ist in der Lage, verschiedenste emotionale und körperliche Reaktionen hervorzurufen.

Die Anwendung ist vielfältig: Naturreine ätherische Öle werden mit neutralen Trägerölen (zum Beispiel Jojoba- oder Mandelöl) gemischt und auf die Haut (Schläfen, Handgelenke, Brust) gerieben, als Kompresse bei einer Massage oder im Duftbad verwendet. Zur Aromatisierung der Raumluft werden die Öle mit Wasser vermischt und in einer Duftlampe oder mit einem Vaporizer verdampft.

Einige Öle haben hormonausgleichende oder immunstärkende Eigenschaften, andere klären, beleben oder beruhigen den Geist. Insgesamt kann damit das Wohlbefinden gezielt unterstützt und gesteigert werden.

Verschiedene Beschwerdebilder

Nicht jede Frau leidet unter den gleichen Beschwerden. Auf den folgenden Seiten findest du Infos zu speziellen Beschwerdebildern, passende Yogaübungen, Ernährungsempfehlungen, Nahrungsergänzungsmittel, ätherische Öle und vieles mehr.

Grundsätzlich gilt: Das regelmäßige Üben unserer langen oder kurzen Hormon-Yoga-Sequenz hilft gegen alle hier aufgeführten Beschwerden. Wenn du noch mehr für einen Themenbereich tun möchtest oder ein bisschen Abwechslung brauchst, kannst du entweder Übungen aus dem Beschwerdekatalog zu deiner Übungspraxis hinzunehmen oder die genannten Übungen aus der Hormon-Yoga-Reihe öfter wiederholen.

Hitzewallungen

Fliegende Hitze oder Hitzewallungen ereilen Frauen häufig vor und während der Wechseljahre. Die Menge und die Dauer der Hitzewellen schwanken von »sporadisch« bis zu vierzig Mal am Tag oder auch nur in der Nacht, von ein paar Sekunden bis zu mehreren Minuten. Die Ursachen der Hitzewallungen sind noch nicht vollständig geklärt, Forscher vermuten aber, dass durch die Veränderung des Hormonspiegels (Schwankungen der Östrogenproduktion) eine vorübergehende Störung der Wärmeregulation im Hypothalamus (vasomotorische Instabilität) entsteht. Sobald die Umstellung des Hormonspiegels vollendet ist, was im Durschnitt drei bis fünf Jahre dauert, legt sich die plötzliche Hitze auch wieder vollkommen.

Tipps gegen Hitzewallungen

Wenn du verstärkt unter Hitzewallungen leidest, kann es hilfreich sein, diesen inneren Ofen auf möglichst kleiner Flamme zu halten, indem du vor allem auf Maßnahmen zurückgreifst, die dein ganzes System regelrecht abkühlen. Auch »cool bleiben« durch Stressmanagement gehört dazu.

- Nimm am Abend kurz vor dem Schlafengehen ein kühles Fußbad (10–15 Minuten lang). Tagsüber kannst du dir hin und wieder eine Kopf- und Fußmassage mit Kokosöl gönnen. Das wirkt kühlend und reduziert die innere Hitze.
- Treibe nur leichten Sport, strenge dich nicht zu sehr an.
- Wähle Bekleidung nach dem Zwiebel-Prinzip aus, dann kannst du dich leicht ausziehen.
- Eine langsame Atmung soll die Hitzewallungen deutlich reduzieren können.

- Vermeide Stress und Hektik, unangenehme Situationen, Schwitzen und Sauna.
- Bevorzuge kühlende Speisen (Salate, Rohkost), bittere Gemüsesorten (Spinat, Mangold), kühlendes Obst (Mango, Melone, Trauben) und kühlende (aber niemals eisgekühlte) Getränke.
- Sojabohnen, Leinsamen, Kürbiskerne, Gerste, Brokkoli, Erdbeeren und Cranberrys enthalten Phytoöstrogene, die hilfreich bei Hitzewallungen sein können.
- Noch wirksamer sind Sojabohnen in Form von fermentierten Produkten, denn die Konzentration der Phytoöstrogene kann durch die Fermentierung von Soja erhöht werden und die Bioverfügbarkeit verbessern. Daher: Iss täglich etwas Miso-Suppe (aus Miso-Paste) oder Tempeh.
- Achte auf Vitamin-E-reiche Kost, täglich kaltgepresste Öle (Leinöl, Avocadoöl), Nüsse und Samen.
- Meide Kaffee, Koffein, schwarzen Tee, Alkohol, Chili und scharfe Gewürze, Industriezucker und raffinierte Kohlenhydrate (Weißbrot, Fruchtsäfte, Kekse u.Ä.) und iss nur wenig saure und salzige Speisen.

Tees gegen die Hitze

- 1 TL Koriandersamen und 1 TL Kreuzkümmel in 1 l Wasser 20 Min. kochen lassen und kühl trinken.
- Wiesensalbei als Tee oder Salbeitinktur kühlt bei Hitzewallungen und enthält östrogenartige Substanzen.

Nahrungsergänzungsmittel

- Traubensilberkerze (Cimicifuga racemosa). Es gibt viele positive Ergebnisse von klinischen Studien zu Beschwerden im Klimakterium, besonderes zu Hitzewallungen und Schweißausbrüchen. Traubensilberkerze musst du 4–8 Wochen lang einnehmen, bevor sich die volle Wirkung entfaltet.
- Mönchspfeffer/Keuschlamm (Vitex agnus-castus) wirkt hormonregulierend. In Israel wurde eine Studie zur Einnahme von Mönchspfeffer bei Wechseljahresbeschwerden durchgeführt und zeigte gute Ergebnisse: Hitzewallungen tagsüber, Nachtschweiß und die Schlafqualität verbesserten sich bei 70% der Frauen signifikant.[15]
- Salbei: Eine der vielfältigen Eigenschaften des Salbeis ist seine schweißreduzierende Wirkung. In den Wechseljahren können Abreibungen mit Salbeiessig Erleichterung bringen.
- Süßholzwurzel soll nach mehreren Studien, zum Beispiel an der Shahid Beheshti Medical University 2010 im Iran, die Intensität und die Häufigkeit der Hitzewallungen um 70–80% reduzieren.[16] Allerdings ist die volle Wirkung erst nach einigen Wochen zu erwarten und eine Grenze von 50 g pro Tag darf nicht überschritten werden.
- Yamswurzel enthält den Wirkstoff Diosgenin, der eine leicht progesteronähnliche Wirkung aufweist. Sie gleicht Hormonschwankungen aus und hilft bei Wechseljahresbeschwerden wie Hitzewallungen und Libidoverlust.

Körper- oder Aromaöle

- Muskatellersalbei-Körperöl oder -Aromaöl wirkt ausgleichend.
- Lavendel- und Orangenblüten

Hilfreiche Asanas Sanfter Schulterstand (Variante, Seite 70). Allerdings ist bei akuten Hitzewallungen Legs up the Wall (Seite 104) hilfreicher.

Legs up the Wall

Viparita Karani Variante

- Platziere eine gefaltete Decke oder ein Kissen unter deinem Becken und lege deine Beine an einer Wand hoch. Das Gesäß befindet sich relativ dicht an der Wand.
- Die Arme liegen entspannt neben dem Oberkörper, die Handflächen zeigen nach oben. (1)
- Lenke deine Wahrnehmung in die Mitte des Schädels.
- Bleibe 5–10 Minuten in dieser Haltung und genieße die erholsame Wirkung.
- Energielenkung: Führe 5-mal den siegreichen Atem (Seite 40) aus und lenke die gebündelte Energie in die Schilddrüse und die Hypophyse (Seite 42).
- Um die Haltung zu verlassen, ziehe die Knie zum Bauch, komm mit angewinkelten Beinen in Seitenlage und richte dich langsam auf.

Wirkung: Hilft bei Hitzewallungen, weil es eine sehr regenerative, kühlende Umkehrhaltung ist, die Stress reduziert und das Nervensystem beruhigt. Das Herz-Kreislauf-System wird entlastet und Wassereinlagerungen in den Beinen können abfließen. Nach ein paar Minuten »Die Beine hochlegen und nichts tun« fühlst du dich schon absolut erholt und erfrischt. Am Abend gemacht, sorgt die Übung für einen guten Schlaf.

Kühlender Atem

Shitali Pranayama

- Setze dich gerade und aufrecht in eine Meditationshaltung (im Schneider- oder Fersensitz oder auf einem Stuhl), lege die Hände entspannt auf den Oberschenkeln ab, schließe die Augen. Atme ein paar Mal ruhig und tief durch die Nase ein und wieder aus.
- Dann rolle die Zungenseiten nach oben (wie ein Rohr) und strecke die Zunge ein wenig heraus. Atme langsam und kontrolliert durch das Zungenrohr ein, sodass sich der Brustkorb ausweitet und der Bauch leicht hebt. (2)
- Schließe den Mund und atme durch die Nase langsam wieder aus.
- 9–15-mal wiederholen. Bei starker Hitze erhöhe nach ein paar Wochen auf bis zu 60 Wiederholungen.

Achtung: Bitte nicht üben bei sehr niedrigem Blutdruck, Asthma, Bronchitis oder chronischer Verstopfung.

Wirkung: Diese Atemübung funktioniert so ähnlich wie das Hecheln bei einem Hund: Sie kühlt und entspannt Körper und Geist, beruhigt ein erhitztes Gemüt und die Energie kann wieder freier fließen. (Diese Übung ist auch hilfreich bei Schlafstörungen.)

Tipp: Kannst du die Zunge nicht rollen, lege sie an den Gaumen und öffne die Lippen. Die Zähne bleiben dabei aufeinander. Atme zischend durch die Zähne ein und durch die Nase wieder aus.

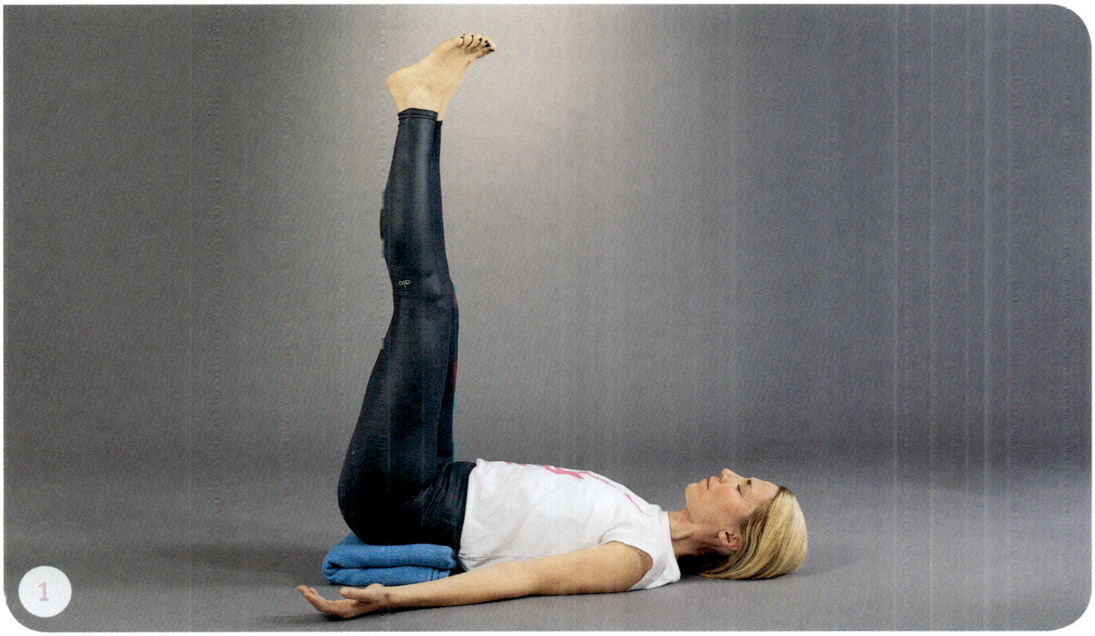

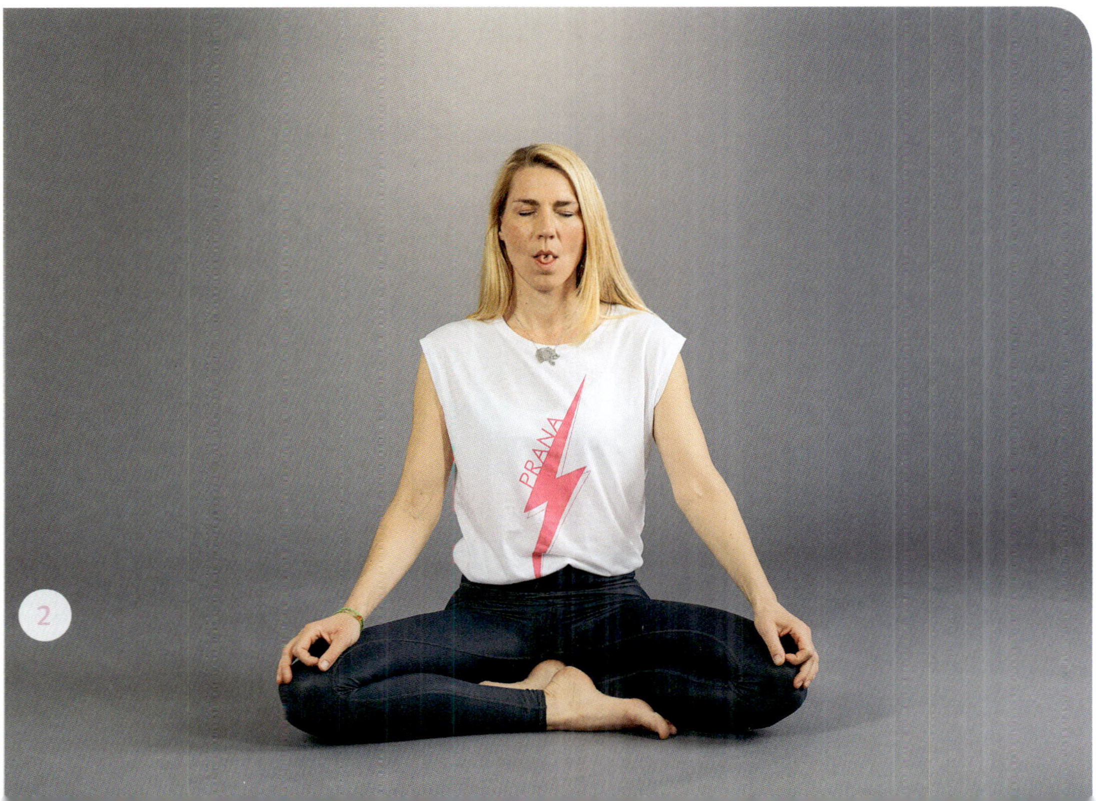
PRANA

Depressive Verstimmungen

Östrogen und Progesteron wirken u.a. stimmungsaufhellend, da sie die Ausschüttung von Serotonin und anderen Botenstoffen, im Gehirn fördern. Durch hormonelle Schwankungen und das Absinken des Hormonspiegels kann die Regulierung der emotionalen Stimmungslage im Hypothalamus beeinträchtigt werden, was Weinerlichkeit, Labilität und Antriebslosigkeit in den Wechseljahren und an den Tagen vor den Tagen auslösen kann.

Einschneidende Veränderungen in der Lebensmitte wie der Auszug der erwachsenen Kinder oder der Tod der Eltern können unabhängig vom Hormonspiegel ebenfalls Krisen auslösen. Wichtig ist, eine depressive Verstimmung von einer richtigen Depression zu unterscheiden.

Tipps gegen depressive Verstimmungen

Gib deinem Tagesablauf eine feste Struktur mit regelmäßigen Ruhepausen und vermeide zu viel Anstrengung. Schaffe dir bewusst Zeit und Raum für selbsterschaffende Glücksmomente wie ein Telefonat mit einer guten Freundin, eine Tanzeinlage zu deinem Lieblingssong usw.

- Bewegung und Sport im Grünen und an der frischen Luft heben die Stimmung. Achtung: Zu viel Sport und zu geringes Körpergewicht wirken sich negativ auf den Hormonhaushalt aus.
- Lass Sonnenlicht an deine Haut gelangen. Im Herbst und Winter können sich depressive Verstimmungen bei einigen Frauen verstärken, was »jahreszeitliche Affektstörung« genannt wird. Hier kann eine tägliche Lichtdusche mit einer medizinischen Lichttherapie-Lampe für deutlich bessere Stimmung sorgen.
- Regelmäßige ayurvedische Massagen mit Sesam- oder Mandelöl (kannst du auch gut selbst am eigenen Körper durchführen) wirken zentrierend und erdend.
- Achte darauf, dass deine Nahrung essentielle Fettsäuren, Gamma-Linolensäure, Ölsäure, Linolsäure und Vitamin E enthält.
- Nimm warme und kräftige Speisen und Getränke zu dir.
- Wähle Gewürze wie Kurkuma, Fenchel, Ingwer und Kreuzkümmel.
- Verzichte auf Alkohol, Kaffee und schwarzen Tee, denn sie verstärken die prämenstruellen Symptome.
- Vollkornprodukte sorgen dafür, dass der Blutzuckerspiegel besser im Gleichgewicht bleibt als beim Verzehr von Weißmehlprodukten. Das hat einen positiven Effekt auf die Stimmung und beugt Heißhungerattacken vor.
- Dinkelkost nach Hildegard von Bingen soll besonders hilfreich sein, um ein Stimmungstief zu überwinden, da Dinkel die Vorstufen von Serotonin liefert. Außerdem enthält es viele B-Vitamine.
- Iss eine Hand voll Nüsse pro Tag. Nüsse enthalten viel Tryptophan; diese Aminosäure ist ein wichtiger Baustein des »Glückshormons« Serotonin.
- Achte auf Vitamin-B_6-haltige Lebensmittel wie Grünkohl, Vollkornreis, Kartoffeln, Blumenkohl, Bananen, Birnen, Bio-Milch, Bio-Eier, Meeresfische. Ein Vitamin-B_6-Mangel kann ebenfalls die Stimmung trüben.
- Salzarmes Essen verhindert Wassereinlagerungen und Schweregefühle.
- Iss eisenhaltige Lebensmittel wie Hirse, Kichererbsen, Linsen, Sesamsamen, Pistazien, Brokkoli, Kürbiskerne. Eisen ist ebenfalls an der Serotonin-Produktion im Körper beteiligt und versorgt die Zellen mit Sauerstoff und Energie.
- Würze deine Gerichte täglich mit etwas Ingwer, schwarzem Pfeffer oder Bockshornkleesamen.
- Bevorzuge bitteres Gemüse wie Chicorée, Endivien und Mangold in der Woche vor der Regel. Sie reduzieren das Kapha-Dosha, das im Ayurveda bei depressiven Ver-

stimmungen meistens im Ungleichgewicht ist.

- Iss Avocados, Fenchel, Fenchelsamen und täglich etwas Kresse oder Kressesamen (ein Phytoöstrogen). Phytohormone sind pflanzliche Inhaltsstoffe, die unseren körpereigenen Hormonen ähneln und den Hormonspiegel auf sanfte Weise ausgleichen können.
- Knoblauch stärkt die Verdauungsorgane und die Widerstandskraft, wirkt aktivierend auf die Keimdrüsen und soll die sexuelle Energie anregen.
- Meide Koffein, einfache Zucker und raffinierte Kohlenhydrate (Weißbrot, Wein, Bier, Fruchtsäfte, Kekse, Kuchen usw.), salzhaltige Lebensmittel, scharfe Gewürze und fette, frittierte Gerichte sowie kalte und rohe Speisen.

Nahrungsergänzungsmittel/Kräuter

- Gulkand, eine ayurvedische Rosenkonfitüre, soll bei herannahenden Wutausbrüchen und Stimmungsschwankungen eine gute erste Hilfe sein. Gulkand kannst du im ayurvedischen Fachhandel kaufen oder aber auch selbst herstellen.
- Johanniskraut wirkt stimmungsaufhellend und kann auch bei Schlafstörungen helfen.
- Traubensilberkerze (Cimicifuga racemosa) ist ein gut erprobtes natürliches Mittel bei Wechseljahresbeschwerden, [17] vor allem bei depressiven Verstimmungen, und wird auch bei prämenstrueller Reizbarkeit und Niedergeschlagenheit empfohlen. Die volle Wirkung entfaltet sich erst nach einer Einnahme von 4–8 Wochen.
- Kurkuma und Safran als Extrakt: Mehrere Studien zeigen erstaunlich positive Ergebnisse mit Kurkuma-Extrakt bei depressiven Verstimmungen und Angst. Vor der Einnahme bitte immer einen Arzt oder Heilpraktiker konsultieren.
- Bergamotte (als Saft oder Extrakt, auch als Aromaöl) soll u.a. eine stimmungsaufhellende Wirkung haben.
- Mönchspfeffer (Agnus castus) wirkt vor und in den Wechseljahren hormonell ausgleichend. Frauen profitieren allerdings erst nach zwei- bis dreimonatiger Einnahme von der Wirkung: Sie schlafen besser, sind ausgeglichener und haben seltener Heißhunger. Die gängige Dosierung in Deutschland liegt bei 4 mg, in Österreich und England gibt es auch 10 mg und 20 mg. Dazu gibt es verschiedene Studien.[18]
- Yamswurzel enthält den Wirkstoff Diosgenin, der eine leicht progesteronähnliche Wirkung aufweist. Sie gleicht Hormonschwankungen aus und hilft u.a bei depressiven Verstimmungen.

Körper- oder Aromaöle

- Orangenblüten wirken stimmungsaufhellend und entspannend.
- Lavendelöl wirkt beruhigend, ausgleichend und entspannend.
- Rose und Bergamotte wirken stimmungsaufhellend und ausgleichend.

Hilfreiche Asana Bogen (Seite 60): 3–5-mal mit jeweils 5 Atemzügen

Kleine Kobra

Bhujangasana

- In Bauchlage lege die Stirn am Boden ab. Platziere die Hände unter den Schultern, die Ellenbogen sind dabei dicht an den Rippen.
- Presse die Fußrücken und das Schambein in den Boden, um dein Gesäß zu entspannen und die Länge im unteren Rücken zu erhalten.
- Atme ein. Presse die Hände in den Boden. Hebe den Oberkörper sanft: Das Brustbein schiebt nach vorn, die Schultern rollen nach hinten unten, die Schulterblätter ziehen zueinander, der Nacken bleibt lang und der Blick ist auf die Nasenspitze gerichtet. (1)
- Atme aus, die Stirn sinkt mit langer Brustwirbelsäule wieder in Richtung Boden.
- 3–5-mal wiederholen. In der letzten Runde bleibe für 5–8 Atemzüge in der kleinen Kobra. Wenn du möchtest, hebe deinen Oberkörper noch etwas höher und strecke die Arme ein wenig mehr. (Bitte nicht bei Beschwerden im unteren Rücken!) Lenke den Fokus auf deinen Herzbereich und führe den siegreichen Atem (Seite 40) aus.
- Komm zurück in die Bauchlage, lege die Hände unter die Stirn und lass dein Becken nach links und rechts schaukeln. Entspanne den ganzen Körper.

Wirkung: Die Verdauungsorgane werden massiert und gestärkt, die Produktion der Bauchspeicheldrüse und der Adrenalindrüsen wird harmonisiert und die Nieren werden sanft massiert. Das gesamte Verdauungs-, Fortpflanzungs- und Ausscheidungssystem wird in seiner Funktion verbessert.

Bauchatmung im Liegen

Pranayama Variante

- Lege dich auf den Rücken. Die Arme liegen neben dem Körper, die Handinnenflächen zeigen nach oben. Schließe die Augen und entspanne dich für einen Moment. (2)
- Atme ein paar Mal ruhig durch die Nase ein und wieder aus.
- Lenke den Fokus auf den Nabelbereich und atme ca. 4 Sekunden tief in den Bauch ein und ca. 8 Sekunden aus. (Die Ausatmung sollte immer doppelt so lang sein wie die Einatmung, das wirkt besonders beruhigend auf das Nervensystem.)
- Wiederhole diese Atmung 3–5-mal. Wenn du möchtest, lege deine Hände dabei auf den Bauch.
- Wandere ein Stückchen höher und atme 3–5-mal in die Weite und Höhe des unteren Brustkorbs ein und doppelt so lange aus.
- Danach atme 3–5-mal unter dein Herz und unter die Schlüsselbeine.
- Füge alle drei Bereiche zusammen und atme langsam in 3–4 Teilen ein: in den gesamten Bauchbereich, Brustkorb und Herzbereich und wieder doppelt so lange aus. 3–5-mal wiederholen.

Wirkung: Wirkt sehr beruhigend auf das Nervensystem und ist hilfreich bei Stress, Ärger und Schlaflosigkeit.

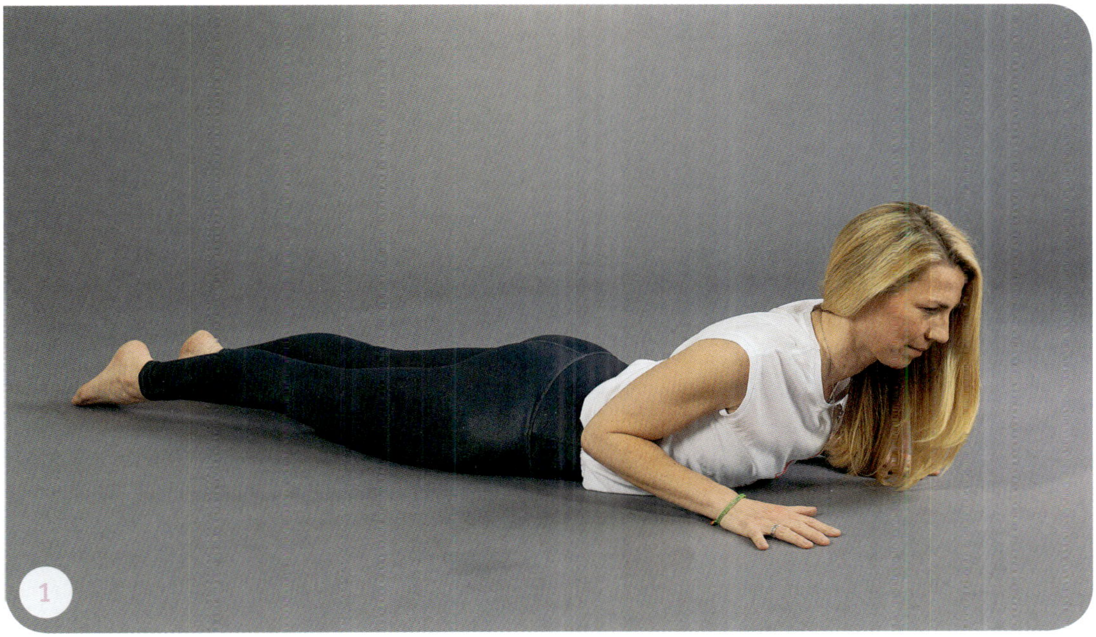
1

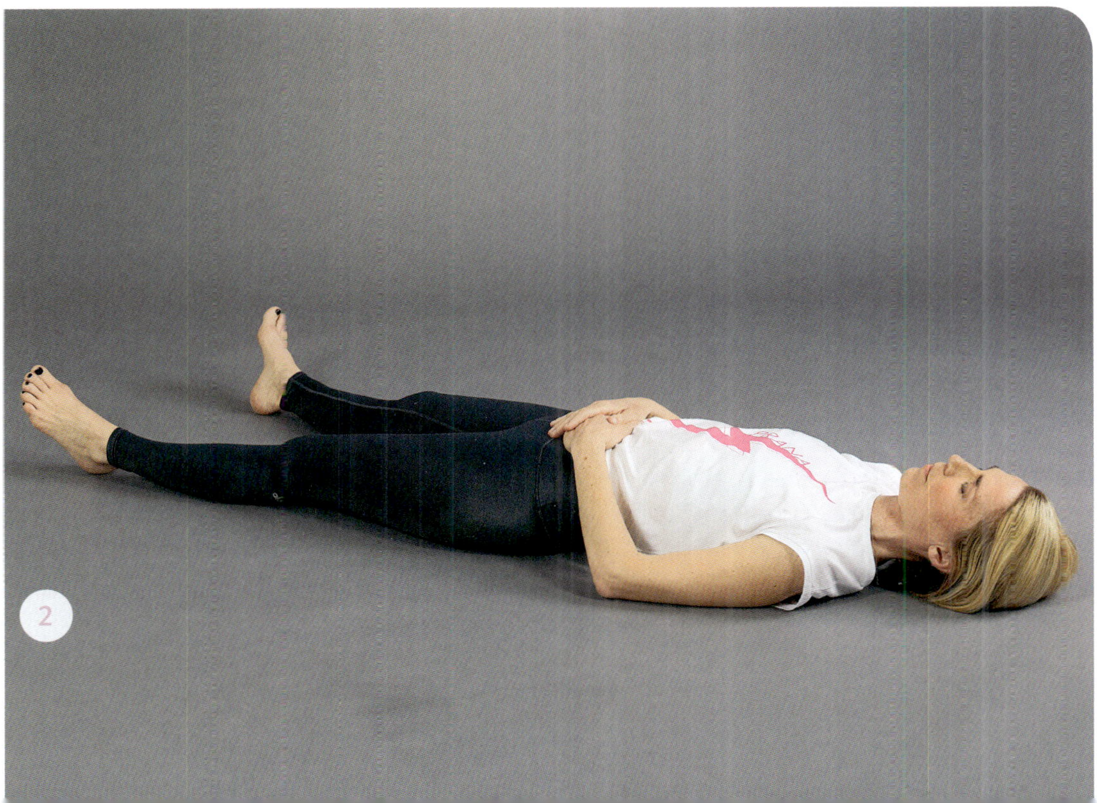
2

Schlafstörungen

Schlafstörungen sind Schlafprobleme, die über einen längeren Zeitraum anhalten. Es wird unterschieden zwischen Ein- und Durchschlafproblemen, sehr frühem Erwachen sowie wenig erholsamem Schlaf. Häufig sind Stress und Sorgen, Medikamente oder Atemaussetzer (Schlaf-Apnoe) während der Nacht die Ursache. Ebenfalls kann der Grund eine Schilddrüsenüberfunktion, eine gestörte Melatonin-, Cortisol-, DHEA- oder Progesteron-Produktion sein. Schlafstörungen sind häufig auch eine Begleiterscheinung in den Wechseljahren. Die Folgen sind eine Abnahme der Konzentrations- und Leistungsfähigkeit, des allgemeinen Wohlbefindens, Stimmungsschwankungen, Erschöpfung, Gewichtszunahme u.a.

Tipps für einen guten Schlaf

Ein erholsamer Schlaf ist eine der wichtigsten Grundlagen der Gesundheit und somit auch der Hormon-Balance. Schlechten Schlaf sollte man daher nicht auf die leichte Schulter nehmen, sondern etwas dagegen tun. Folgende Tipps können dir helfen, dich nach und nach von Schlafstörungen zu befreien und somit wieder Wohlbefinden und volle Energie zu gewinnen.

- Halte dich möglichst viel draußen auf und lass genügend Tageslicht auf deine Haut.
- Treibe Sport, möglichst an der frischen Luft. Das hilft beim Abschalten und macht müde.
- Sanftes Yoga, Meditation und beruhigende Atemübungen helfen dir, zur Ruhe zu kommen und den Parasympathikus zu aktivieren.
- Yoga Nidra (psychischer Schlaf, Seite 74) ist eine besondere Art von Meditation im Liegen (gibt es auch als CD oder App). Es kann wahre Wunder bewirken und deinen Schlaf wesentlich tiefer und erholsamer machen.
- Bei Schlafstörungen solltest du Nickerchen am Tag vermeiden.
- Bevorzuge Lebensmittel mit viel Tryptophan: Cashewkerne, Linsen, Sojabohnen, Bio-Hühnerei, Fleisch, Fisch, Haferflocken, Reis, Ananas, Bananen, Käse, Erdnüsse, Sesamsamen, Tahin. Tryptophan ist die Vorstufe von Serotonin, und somit auch eine Vorstufe von Melatonin. Tryptophan wird durch Insulin leichter ins Gehirn geleitet, daher ist auch Bio-Milch mit Honig als Schlummertrunk so beliebt.
- Meide Alkohol. Alkohol kann beim Einschlafen helfen, verhindert aber das Durchschlafen und stört somit die Tiefschlafphasen.
- Trink Koffein nur in Maßen und spätestens 6 Stunden vor dem Schlafengehen.
- Knoblauch und roher Fisch am Abend machen den Geist ebenfalls unruhig.
- Nimm ein leichtverdauliches Abendessen mindestens 3–4 Stunden vor dem Schlafengehen ein.
- Dein Schlafzimmer sollte ausschließlich dem Schlafen und dem Liebesleben vorbehalten sein. Verbanne alle technischen Geräte aus deinem Schlafzimmer: Fernsehen und Smartphones o. ä. machen den Geist vor dem Schlafen viel zu unruhig.
- Aufregende Bücher sind ebenfalls nicht zu empfehlen.
- Meide Lärm (Straßenlärm, laute Geräte usw.). Trage zur Not Ohrstöpsel.
- Verwende dunkle Gardinen oder Jalousien im Schlafzimmer, um die Melatonin-Ausschüttung während der Nacht anzuregen. Die Zirbeldrüse beginnt mit der Produktion von Melatonin, wenn es dunkel wird. Dafür ist der Lichteinfall über die Augen entscheidend, daher kann auch eine Augenmaske hilfreich sein.
- Trainiere dir einen regelmäßigen Schlafrhythmus an: Gehe möglichst immer zur gleichen Zeit, am besten zwischen 22 und 23 Uhr schlafen.
- Lüfte dein Schlafzimmer am Abend mindestens 10 Minuten.
- Ein regelmäßiges Ritual hilft, zum Beispiel ein paar Seiten in einem

guten Buch lesen, am Abend über den Tag sinnieren, Tagebuch schreiben. Schreibe dir mindestens drei Dinge auf, für die du heute dankbar bist – das stimmt den Geist positiv.

- Wenn du nachts aufwachst, kannst du deine Gedanken aufschreiben und sie so besser loslassen. Oder du kannst aufstehen und einen beruhigenden Tee trinken, anstatt dich hin- und herzuwälzen.
- Besorge dir einen Wecker, der dich behutsam mit langsam heller werdendem Licht weckt. Gut geeignet sind auch entspannte Klänge, zum Beispiel Naturgeräusche wie Vogelgezwitscher, damit du sanft geweckt wirst. Wirst du morgens von lauten Geräuschen aufgeweckt, erschrickst du dich und beginnst den Tag direkt im Stressmodus.

Ein guter Tee Kamillen- oder Baldriantee ungefähr eine Stunde vor dem Schlafengehen können einen guten Schlaf fördern.

Nahrungsergänzungsmittel

- Baldrian hilft bei nervös bedingten Einschlafstörungen und Unruhe.
- Hopfen ist ein pflanzliches Beruhigungsmittel, das den Schlaf fördert und Hormondefizite in den Wechseljahren ausgleicht. In einer finnischen Studie konnte die Wirksamkeit des Hopfens bei Hitzewallungen und Schlafstörungen bestätigt werden.[19]
- Passionsblume verbessert den Schlaf und verringert Anspannung und Unruhe.
- Traubensilberkerze wirkt positiv bei Schlafstörungen.

Körper- und Aromaöle

- Lavendelöl auf Brust und Armen oder als Aromaöl auf dem Kopfkissen trägt zur Entspannung bei und erleichtert das Einschlafen.
- Alternativ kannst du dir auch ein kleines Kräuterkissen mit Lavendelblüten (ggf. gemischt mit Hopfen) unter das Kopfkissen legen.
- Ein warmes Lavendelbad vor dem Schlafengehen macht müde.

Hilfreiche Asana Yoga Nidra (Seite 74)

Bienensummen

Bhramari Pranayama

- Sitze aufrecht und bequem im Schneider- oder Fersensitz, alternativ auf einem Stuhl, ohne dich anzulehnen (die Beine im rechten Winkel und die Füße geerdet). Richte den Rücken gerade auf und entspanne die Schultern. Die Handinnenflächen ruhen auf den Knien. Daumen und Zeigefinger berühren sich in Jnana Mudra.
- Schließe die Augen und atme ein paar Mal tief ein und aus. Entspanne Körper und Geist.
- Entferne die Zähne leicht voneinander, während die Lippen sich sanft berühren.
- Hebe die Arme auf Schulterhöhe und schließe mit Zeige- oder Ringfingern deine Ohren, ohne die Finger dabei in die Ohren zu stecken. (1)
- Lenke nun deinen Fokus auf das Ajna Chakra im Zentrum des Kopfes. Atme tief ein und begleite die langsame Ausatmung mit einem Summton, der sich anhört wie eine Biene.
- Atme 10 Atemzüge im Bienensummen. Später kannst du die Übung auf 5–10 Minuten verlängern.

Achtung: Diese Übung darf nicht im Liegen ausgeführt werden.

Wirkung: Lenkt die Wahrnehmung nach innen, lindert geistige Anspannung und Stress, fördert einen gesunden, tiefen Schlaf und kann gegen Schlaflosigkeit helfen. Übe 10–30 Minuten, bevor du schlafen gehst.

Tipp: Falls die Arme müde werden, kannst du dich in eine Hockstellung setzen, deine Ellenbogen auf den Knien ablegen und die Ohren mit den Handflächen schließen.

Konzentrierter Blick

Trataka

- Stelle eine Kerze in Augenhöhe ungefähr 30 cm von dir entfernt auf. Wichtig ist, dass die Kerze ruhig brennt.
- Setze dich in einen aufrechten Meditationssitz. Schaue auf die Kerze und versuche, so wenig wie möglich zu zwinkern. (2) Wenn die Augen anfangen zu brennen oder zu tränen, schließe sie für einen Moment.
- Dann führe eine ausgleichende Atemübung aus: Atme im siegreichen Atem (Seite 40) 5 Sekunden ein, halte für 5 Sekunden den Atem an, atme 5 Sekunden aus, halte für 5 Sekunden den Atem an.
- Aktiviere dabei das Kechari Mudra (Zungenspitze am weichen Teil des Gaumens) und füge das Mantra »SO-HAM« hinzu. Sprich im Geiste bei der Einatmung das Mantra »So«, mit der Ausatmung »Ham«. 20-mal wiederholen.

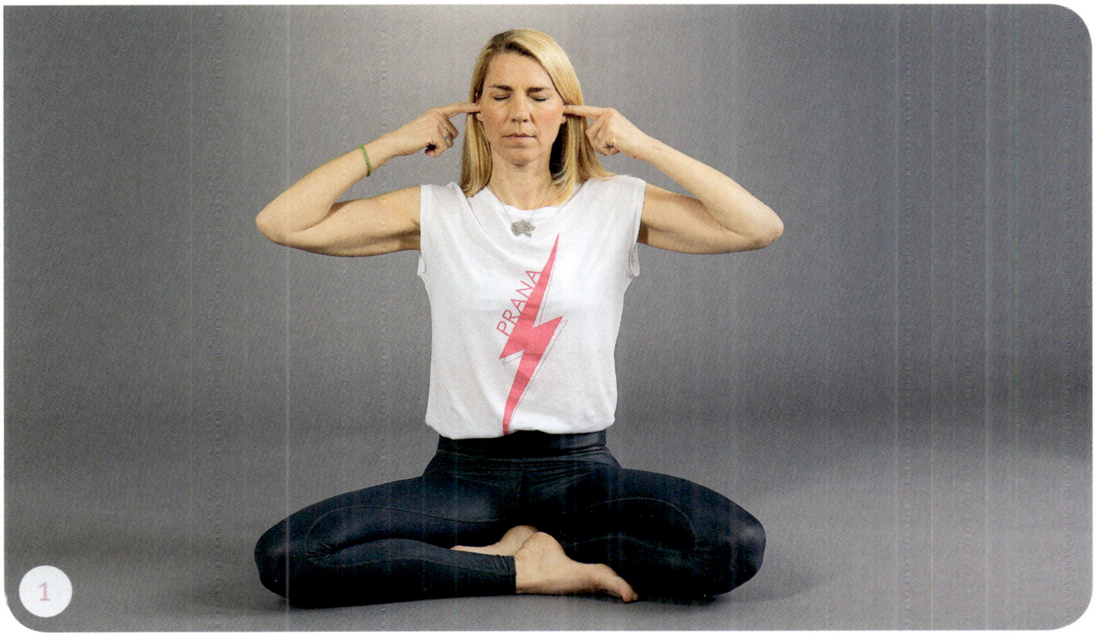

1

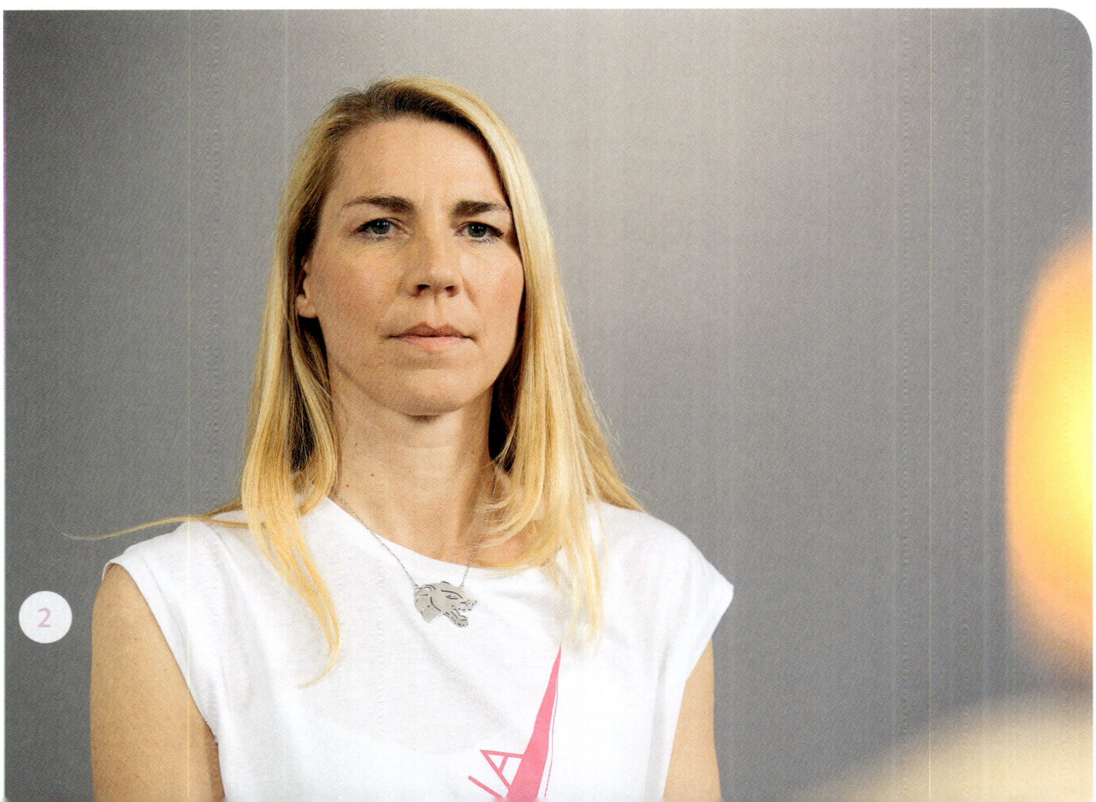

2

Trockene Schleimhäute

Häufig leiden Frauen in Phasen der hormonellen Veränderungen unter trockenen Schleimhäuten, zum Beispiel in der Schwangerschaft, nach der Geburt, während der Wechseljahre oder bei Einnahme der Pille. Aber auch psychischer oder körperlicher Stress oder zu wenig Flüssigkeitszufuhr können Ursachen sein.

In den Wechseljahren sinken der Progesteron- und der Östrogenspiegel. Dadurch bildet sich die Schleimhaut der Vagina zurück und produziert weniger Feuchtigkeit. Deshalb kann es zu Juckreiz, Brennen und vermehrten Entzündungen und Pilzinfektionen kommen. Durch den Hormonmangel sinkt auch die Abwehrkraft.

Tipps bei trockenen Schleimhäuten

Nach der ayurvedischen Gesundheitslehre sollen bei trockenen Schleimhäuten vor allem warme, ölige und nahrhafte Speisen bevorzugt werden. Lokale Pflege-Anwendungen mit Öl oder Ghee unterstützen die Elastizität der Schleimhäute, aber auch ausreichend Entspannung und ein regelmäßiger Lebenswandel beugen Ungleichgewichten vor und sorgen dafür, dass Stress leichter abgebaut werden kann.

- Viel Bewegung fördert die Durchblutung und somit auch die Befeuchtung der Schleimhäute. Verwende Menstruationstassen oder Binden anstatt Tampons, da diese Feuchtigkeit aufsaugen und die Schleimhäute austrocknen.
- Um die Elastizität zu bewahren und Juckreiz zu vermeiden, kann die Pflege mit hochwertigen Bio-Ölen wie Babyöl, Kokosöl, Mandelöl und Olivenöl hilfreich und angenehm sein.
- Trage regelmäßig 1 Esslöffel Bio-Joghurt auf die Vagina auf; das sorgt für einen gesunden (leicht sauren) pH-Wert und genügend Milchsäurebakterien. Lass ihn etwa 30 Minuten einwirken und spüle ihn dann sanft ab. Das vermindert Juckreiz und verhindert, dass Krankheitserreger in die Scheide eindringen.
- Für einen Scheidenwickel mit Ghee (geklärte Butter aus dem Ayurveda) tauche einen Tampon in geschmolzenes, lauwarmes Ghee, führe ihn in die Vagina ein und lass ihn drei Stunden oder über Nacht wirken. Wiederhole diese Behandlung 6–7 Tage lang 1-mal täglich.
- Du kannst auch Vaginal-Creme oder -Gel aus Yamswurzel in die Scheide einführen. Yamswurzel enthält »natürliches« Progesteron und soll die Trockenheit der Schleimhäute nachhaltig und nebenwirkungsfrei beseitigen.
- Auch Fenchelcreme oder Rotklee-Zäpfchen können hilfreich sein.
- Sex aktiviert die Feuchtigkeitsproduktion der Vagina. Verwende evtl. ein natürliches Gleitgel, um Schmerzen zu vermeiden. Verwende hormonfreie Gels oder Zäpfchen.
- Meide alkalische Seifen zum Waschen. Verwende entweder nur Wasser oder natürliche Intimhygiene mit Biosiegel.
- Trage keine zu engen Jeans.
- Trage atmungsaktive Unterwäsche aus Biobaumwolle, meide Kunstfasern.
- Bei trockener Nasenschleimhaut gib 1–2 Tropfen hochwertiges Sesamöl in die Nase oder reibe es mit dem kleinen Finger vorsichtig ein.
- Bevorzuge leicht verdauliche Nahrung, warme, gekochte Speisen, süßes gekochtes Gemüse, gut bekömmliche Gewürze, süßes Obst und Getreide, zum Beispiel: Reis und Weizen, Karotten, Rote Beete, Spargel, grüne Bohnen, Süßkartoffeln, Zucchini, Aprikosen, Avocados, Bananen, Beeren, Granatäpfel, Kokosnüsse, frische Feigen, Grapefruits, Trauben, Zitronen, Mangos, Melonen, Orangen, Papayas, Pfirsiche, Ananas, Pflaumen.

- Trinke täglich ein Glas frisch gepressten Orangensaft; das soll die Feuchtigkeitsproduktion anregen.
- Iss täglich 1 Tasse Misosuppe oder Gemüsebrühe, um genügend Salz aufzunehmen.
- Trinke täglich mindestens zwei Liter stilles Wasser oder Kräutertee für eine ausreichende Flüssigkeitszufuhr.
- Meide Bitterstoffe und bittere Gemüse. (Nach dem Ayurveda verstärken Bitterstoffe ein Vata-Dosha-Ungleichgewicht, das eine Trockenheit der Schleimhäute verstärken kann.)
- Meide schwer verdauliche Nahrung.

Ayurvedisches Ölziehen Bei trockener Mundschleimhaut und rissigen Lippen hilft morgendliches Ölziehen mit hochwertigem Sesam- oder Kokosöl.

- Vor dem Ölziehen solltest du die Zunge mit einem Zungenreiniger reinigen. Putze die Zähne erst nach dem Ölziehen.
- Spüle den Mund möglichst 20 Minuten lang mit etwas Öl aus. Ziehe es immer wieder durch die Zähne und baue auch Pausen zum Einwirken ein. Wichtig: nicht gurgeln, nicht herunterschlucken!
- Danach das Öl auf ein Papiertaschentuch spucken und in den Müll werfen, sonst kann der Abfluss verstopfen.
- Spüle den Mund mehrmals mit Wasser aus und putze danach die Zähne.

Ölziehen soll auch eine antibakterielle, entgiftende und entzündungshemmende Wirkung haben und wird traditionell in der Ayurveda-Heilkunde für die gesamte Mundhygiene, gegen Zahnfleischentzündungen, Karies, Mundgeruch und vieles mehr angewendet. 2011 wurden im »Indian Journal of Dental Research« Studienergebnisse veröffentlicht, die bestätigen, dass eine Emulgierung und Verseifung des Öls im Mund stattfindet, was zu der antibakteriellen Wirkung des Ölziehens beiträgt.

Nahrungsergänzungsmittel

- Sanddornöl, Nachtkerzenöl oder Granatapfel als Kapseln können die Befeuchtung der Schleimhäute unterstützen.
- Schisandra (Spaltkörbchen) enthält Phytoöstrogene und kann sich positiv auf die vaginale Schleimhaut auswirken. Zudem soll sie die Libido anregen und einen Anti-Aging-Effekt haben.
- Rotklee hat eine schwache Östrogenwirkung. Als Zäpfchen angewandt lindert der Rotklee Scheidentrockenheit
- Fenchel hat krampflösende und östrogenartige Effekte. In einer Studie stellte sich heraus, dass sich Scheidentrockenheit mit Fenchelcreme in den Wechseljahren gut behandeln lässt.[20]
- Traubensilberkerze wirkt positiv bei Scheidentrockenheit und Reizblase.
- Walnussblätter enthalten progesteronähnliche Wirkstoffe. Waschungen aus Walnussblättertee wirken lindernd bei Scheidentrockenheit.

Körper- und Aromaöle Gönne dir ein feuchtigkeitsspendendes Ölbad: 10 Tropfen Karottensamen-Öl, 10 Tropfen Muskatellersalbei und 4 Tropfen Ylang-Ylang ins Badewasser geben.

Hilfreiche Asana Sanfter Schulterstand (Variante, Seite 70) mit Wurzelverschluss (Mula Bandha), 10-mal wiederholen

Hocke mit Wurzelverschluss

Malasana mit Mula Bandha

- Stelle dich hin, die Beine etwas mehr als hüftbreit auseinander, die Fersen leicht nach innen gedreht. Drücke die Handinnenflächen vor dem Brustbein sanft aneinander und entspanne bewusst deinen Kiefer.
- Komm in die Hocke. (Wenn die Fersen etwas hochstehen, lege dir eine gerollte Decke unter die Fersen oder einen Block oder ein festes Kissen unter den Po.) Die Ellenbogen pressen sanft gegen die Knieinnenseiten und umgekehrt. Richte die Wirbelsäule auf. (1)
- Atme ein paar Mal tief ein und aus.
- Lenke deinen Fokus auf den Beckenboden. Stelle dir vor, dass du mit dem Beckenboden eine Blume pflückst und sie mit einem inneren Fahrstuhl nach oben fährt: Erst schließen sich die Türen, dann geht es 10 Stockwerke nach oben. Dabei ziehen die Sitzbeinhöcker zueinander und Vagina und Anus sanft zusammen. Versuche dabei einen Punkt wahrzunehmen, der sich anhebt.
- Lass wieder alles los und entspanne den ganzen Bereich. Dein Atem fließt dabei ganz natürlich. 10-mal wiederholen.
- Führe 10–15-mal die aktivierende Bauchatmung (Seite 41) aus und lenke die gebündelte Energie in die Eierstöcke.

Wirkung: Macht die Hüften geschmeidig und kräftigt die Beckenbodenmuskulatur. Die Durchblutung in diesem Bereich wird aktiviert, was Scheidentrockenheit entgegenwirken kann. Das steigert die Freude am Liebesleben und kann Inkontinenz und einer Gebärmuttersenkung vorbeugen.

Ausgleichende Verecks-Atmung

Samavritti

- Setze dich in einer aufrechten, angenehmen Meditationshaltung hin. Die Schultern sind locker und der Bauch weich, die Hände ruhen auf den Oberschenkeln, Daumen und Zeigefinger berühren sich. Atme ein paar Mal entspannt und tief durch.
- Rolle die Zungenspitze an den weichen Teil des Gaumens (Kechari Mudra). (2)
- Atme im siegreichen Atem (Seite 40) und lenke den Fokus auf die Stelle zwischen den Augenbrauen zum Ajna Chakra.
- Atme 5 Sekunden ein, halte 5 Sekunden den Atem an, atme 5 Sekunden aus und halte ihn wieder 5 Sekunden an. Dabei kannst du dir auch ein Viereck um das 3. Auge vorstellen. 20-mal wiederholen.

Achtung: Bitte nicht üben bei Herzproblemen oder hohem Blutdruck!

Wirkung: Hat eine besonders beruhigende Wirkung auf Nervensystem, Geist und Gemütszustand. Die gleichmäßigen Atempausen zwischen Einatmung und Ausatmung unterstützen die ausgleichende Wirkung noch mehr. Das Kechari Mudra regt durch Druckpunkte am Gaumen die Speichelproduktion an und befeuchtet so intensiv den Mundraum.

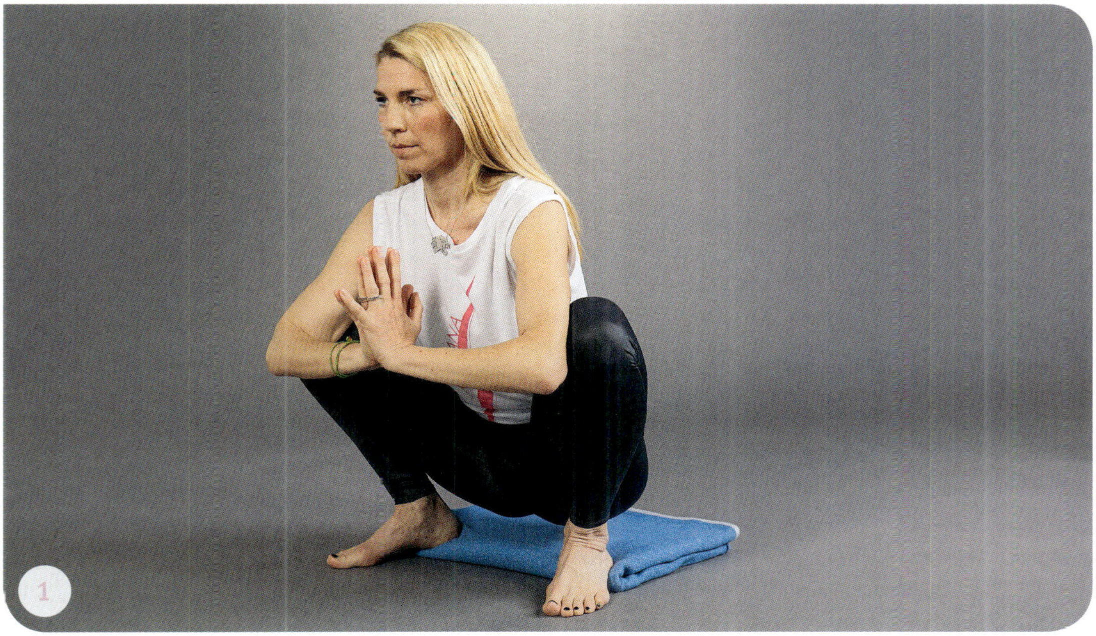
1

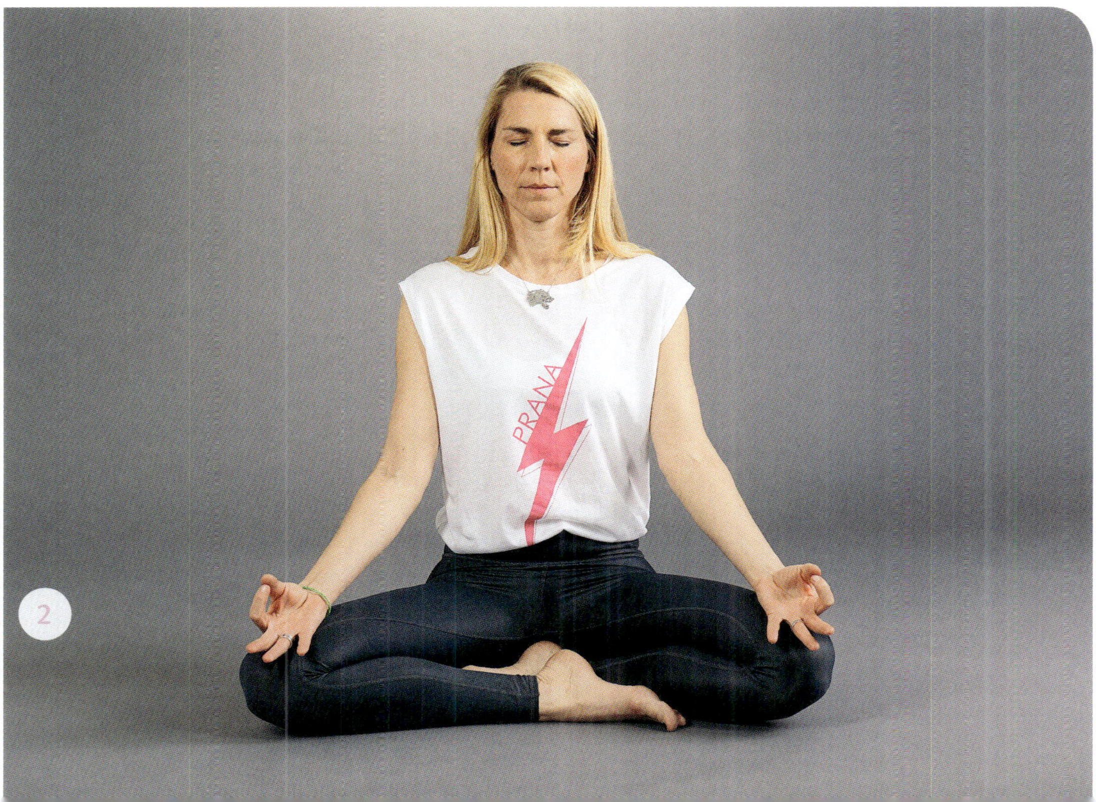
2

Libido-Verlust

Eine geringe Libido ist eine der häufigsten weiblichen Sexualstörungen und kann viele Ursachen haben, zum Beispiel ein Hormonungleichgewicht (Schilddrüsenüberfunktion oder -unterfunktion), ein Mangel an Progesteron (Testosteron) oder Östrogen, Stress, Beziehungsprobleme, physische oder auch emotionale Gründe.

Sexuelle Unlust zählt unter anderem auch zu den Wechseljahresbeschwerden, die mit der Abnahme der Hormone einhergeht. Laut einer Veröffentlichung des American Journal of Lifestyle Medicine vom November 2017 kann schon ein gesunder Lebensstil, der Yoga, Achtsamkeit, Sport und gesunde Ernährung beinhaltet, Frauen dabei helfen, ihre sexuelle Zufriedenheit zu steigern.[21]

Tipps für eine lebendige Libido

In der Ayurveda-Lehre trägt Sexualität, Freude und Sinnlichkeit grundlegend zu unserem körperlichen und seelischen Wohlbefinden bei und gehört zum Ausdruck unserer Persönlichkeit. Durch den schnelllebigen Alltag sind unsere Sinnesorgane häufig gedämpft und müde. Daher ist es hilfreich, diese mit sanften Ritualen zu reinigen, damit wir unser Gespür verfeinern und uns auf Sinnlichkeit einstimmen können.

- Ganzkörper-Ölmassagen und warme Entspannungsbäder, eine behutsame Augendruckmassage, um die Augen zu entspannen, und eine tägliche Nasenbefeuchtung mit Sesamöl oder Ghee können dabei helfen.
- Schaffe dir ein harmonisches Ambiente mit Kerzenlicht und angenehmen Düften aus ätherischen Ölen oder Räucherungen mit Salbei oder Weihrauch.
- Höre Musik, die dich entspannt,
- Bevorzuge leichte, mit Liebe zubereitete Speisen, nach denen du dich in deinem Körper und deiner Haut wohlfühlst, leicht gesättigt, zufrieden und gesund.
- Gesunde Fette wie Avocado, Olivenöl, Fisch und Meeresfrüchte fördern die Produktion von Testosteron und Östrogen und somit auch die Lust.
- Chili regt die Durchblutung der Schleimhäute an und animiert den Körper, Opioide auszuschütten.
- Spargel enthält die Aminosäure Asparagin, die den Unterleib ebenfalls durchbluten soll.
- Petersilie enthält Apiin, das die Sinnlichkeit anregen soll.
- Genieße anregende und durchblutend wirkende Nahrung wie Erdbeeren, Brombeeren, Gojibeeren, Granatäpfel, Feigen, Datteln, Mangos, Kokosnüsse, Wassermelonen, Weintrauben, Sellerie, Spargel, Mandeln, Walnüsse, Kardamom, Galgant, Nelken, dunkle Schokolade (80%), Knoblauch, Ingwer und Süßkartoffeln.
- Meide schwere, trockene Nahrungsmittel wie Hirse, Erbsen, Mais oder Jackfruit.
- Rühre dir ein ayurvedisches Aphrodisiakum aus Süßholzwurzelpulver mit warmer Milch (Bio- oder Pflanzenmilch) und Honig an. Süßholz soll aufgrund seiner östrogenartigen Substanzen eine luststeigernde Wirkung haben.
- Alternativ kannst du dir den Liebestrank der Azteken zubereiten: heiße Schokolade mit echter Vanille. Vanille entfaltet seine Wirkung wie ein Lockvogel über den Geruch auf das Gehirn.

Nahrungsergänzungsmittel

- Brennnesselsamen wird schon seit Jahrhunderten eine aphrodisierende und fruchtbarkeitssteigernde Wirkung nachgesagt. Sie enthalten Phytoöstrogene und sollen den weiblichen Zyklus harmonisieren. Auch bei Wechseljahresbeschwerden können sie ausgleichend wirken. Zudem enthalten sie reichlich Vitamin A, C und E, ungesättigte Fettsäuren (Linolsäure), Mineralien wie Eisen, Kalium, Kalzium und sie haben einen hohen Proteingehalt. Rühre täglich 1–3 TL in Honig oder eine Suppe ein oder streue dieselbe Menge auf einen Salat oder dein Müsli.

- 3 g Maca (mit EU-Bio-Siegel) täglich können laut einer US-Studie[22] eine deutliche Verbesserung bei sexuellen Störungen und eine Auswirkung auf die Libido erzielen. Die Einnahme sollte jedoch mit einem Arzt besprochen werden. (Bitte nicht zusammen mit Östrogenen einnehmen, sowie bei, Schlafstörungen, Schilddrüsenfehlfunktionen, Herzproblemen oder in der Schwangerschaft.)
- Schisandra oder Wu Wei, die Chinabeere, wird in der Traditionellen Chinesischen Medizin als sexuelles Stärkungsmittel für Frauen und Männer verwendet und soll zudem ausgleichende, blutreinigende, regenerierende, allgemein stärkende und krampflösende Eigenschaften haben.
- Ginseng und Safran sollen laut Forscher der University of Guelph in Kanada lustfördernd wirken.[23]
- Mönchspfeffer soll gering dosiert die Libido dämpfen, bei 20 mg jedoch soll er die Lust dagegen steigern. Das wurde bei Frauen festgestellt, die gegen Wechseljahresbeschwerden oder PMS 20 mg Mönchspfeffer einnahmen.[24]
- Bockshornkleesamen: Mehreren Studien zufolge soll der Extrakt aus Bockshornkleesamen das sexuelle Interesse durch seinen positiven Einfluss auf den Testosteron- und Östrogenspiegel anregen. Das hat sich vor allem in Kombination mit ausreichend Bewegung und Sport gezeigt.[25]

Körper- und Aromaöle

- Sandelholz kann gegen sexuelle Unlust eingesetzt werden.
- Jasmin soll stresslösend wirken und die Sinnlichkeit anregen.
- Muskatellersalbei ist bekannt für seine aphrodisische Wirkung.
- Rose hat einen harmonisierenden, sinnlichen Charakter.
- Hildegard von Bingen empfahl Lavendel für sinnliche Momente.

Die Öle kannst du in Form einer Duftlampe, als Bestandteil eines Massageöls oder als Badezusatz auf dich wirken lassen.

Hilfreiche Asana: Sanfter Schulterstand (Variante (Seite 70) mit Wurzelverschluss (Mula Bandha), 10-mal wiederholen

Beckenschaukel mit halber Schulterbrücke

Setu Bandha Sarvangasana

- Lege dich mit aufgestellten Füßen auf den Rücken. Die Arme liegen neben dem Oberkörper, Beine und Füße sind hüftbreit auseinander, die Fersen stehen unter den Knien.
- Mit der Einatmung komm mit dem unteren Rücken in ein kleines Hohlkreuz.
- Mit der Ausatmung rolle den unteren Rücken und das Kreuzbein zum Boden und aktiviere dabei sanft die Bauch- und Beckenbodenmuskulatur. 10-mal wiederholen.
- Komm dann einatmend wieder in ein sanftes Hohlkreuz.
- Ausatmend verlängere das Steißbein zu den Fersen hin und spanne deinen Beckenboden nach innen oben wie einen Schirm auf. Rolle dein Becken in Richtung Nabel hoch und hebe ganz langsam deinen Rücken Wirbel für Wirbel an. (1)
- Halte dein Becken ca. 10 Sekunden auf Kniehöhe. Atme dabei ruhig weiter.
- Rolle dich ausatmend wieder Wirbel für Wirbel zum Boden ab, das Becken zuletzt. Atme ein und wieder aus, entspanne den Beckenboden vollständig.
- 5–10-mal wiederholen. Bei dieser Übung ist das gezielte Anspannen, Halten und Entspannen der Muskulatur wichtig.
- Führe 10–15-mal die aktivierende Bauchatmung (Seite 41) aus und lenke die gebündelte Energie in die Eierstöcke (Seite 42).

Wirkung: Ein entspannter Unterleib und ein trainierter, gut durchbluteter Beckenboden machen das Lustempfinden intensiver.

Liegender Schmetterling

Supta Baddha Konasana

- Lege dich auf den Rücken, ziehe die Fersen Richtung Gesäß heran und lass deine Knie nach außen sinken. Lege dir zwei Kissen oder Decken zur Unterstützung unter die Oberschenkel. Die Arme liegen entspannt neben dem Oberkörper, die Handinnenflächen sind empfangend nach oben gerichtet. (2)
- Atme ein paar Mal tief durch die Nase ein und aus. Schließe die Augen und richte deine Aufmerksamkeit nach innen auf deinen ruhigen, rhythmischen Atem. Entspanne den ganzen Körper.
- Erlaube deiner Einatmung, langsam immer tiefer in den Bauch zu fließen.
- Mit der Ausatmung lenke deine Wahrnehmung in dein Becken und in deinen Schoß, dabei atmest du sanft durch den Mund mit »Ha« aus.
- Wiederhole diese Atmung für 1–5 Minuten.
- Führe danach 10–15-mal die aktivierende Bauchatmung (Seite 41) aus und lenke die gebündelte Energie in die Eierstöcke und den Unterleib (Seite 42).

Wirkung: Erhöht die sinnliche Wahrnehmung des Unterleibs, entspannt den Kiefer- und Beckenbereich und stärkt das Verlangen.

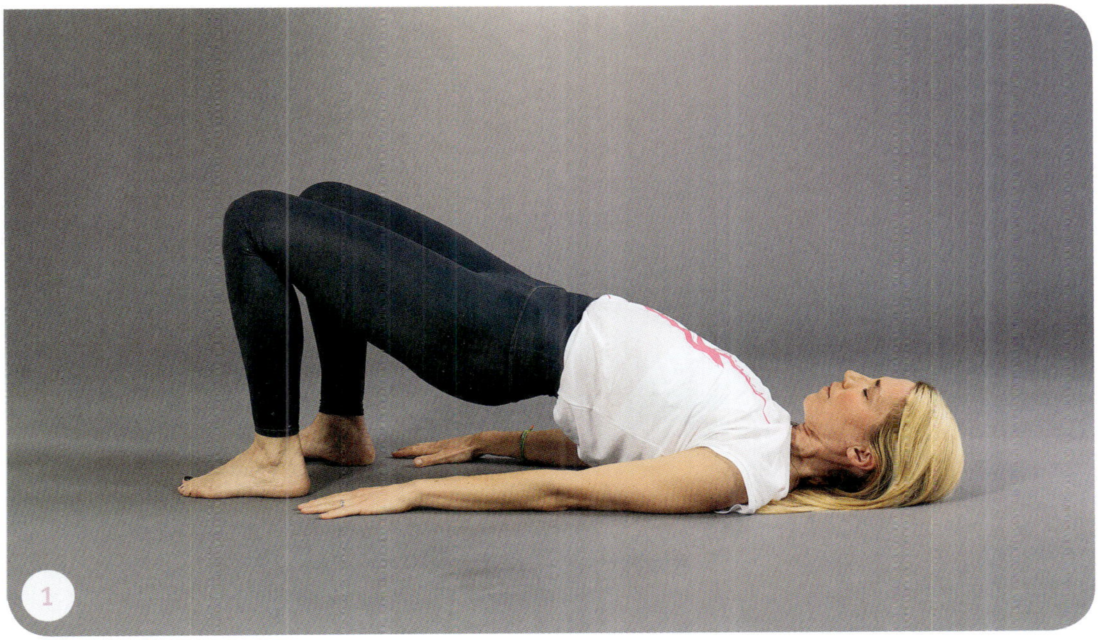

1

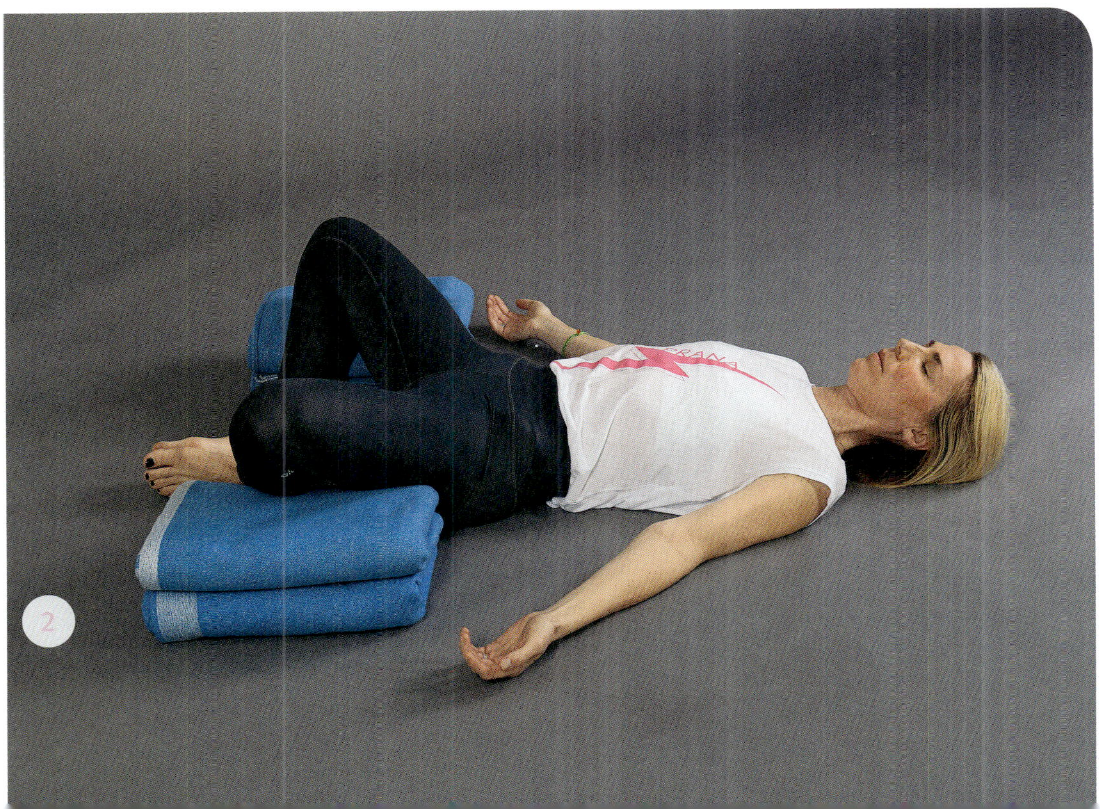

2

Haarausfall

Die Gesundheit und Pracht des Kopfhaars sind eng mit unserem Hormonhaushalt verknüpft. Ein ausgeglichener, gesunder Hormonspiegel hilft, das Haar gesund und schön zu halten. Bei Frauen sind Östrogene und Progesteron verantwortlich für einen gesunden Haarwuchs.

Wenn Haarausfall auftritt, ist dieser bei 9 von 10 Frauen androgenetisch (meistens erblich) bedingt. Dabei reagieren die Haarwurzeln besonders empfindlich auf Testosteron und die Haare werden mit den Jahren immer feiner.

Zudem können sich diverse Faktoren ungünstig auswirken und auch bei Frauen ohne androgenetische Prädisposition Haarausfall auslösen:

- Stress, insbesondere Dauerstress, ist (wie bei anderen Beschwerdebildern auch) einer der Hauptfaktoren, denn er führt zur Ausschüttung von Neurotransmittern und Botenstoffen, die die Haarfollikel schädigen. Abbauprodukte der Stresshormone Adrenalin und Cortisol sammeln sich vor allem im Fettgewebe an und gelangen über den Blutkreislauf zur Kopfhaut, wo sie sich negativ auf die dort befindlichen Talgdrüsen auswirken und dadurch Haarausfall auslösen können.
- In der Schwangerschaft erfreuen sich die meisten Frauen an ihren Haaren, die durch den erhöhten Östrogenspiegel bis zur Geburt in voller Pracht wachsen. Nach der Geburt sinkt der Östrogenspiegel wieder und die Haare fallen vermehrt aus. Nach etwa sechs Monaten normalisiert sich das Haarwachstum wieder, aber bei Frauen mit androgenetischer Veranlagung sind die neu nachwachsenden Haare häufig feiner.
- Haarausfall ist zudem ein typisches Symptom von Schilddrüsenüber- oder -unterfunktion. In diesem Fall wird er oft von brüchigen Nägeln begleitet.
- In den Wechseljahren sinkt die Produktion der weiblichen Hormone Östrogen und Progesteron häufig drastisch ab. Im Verhältnis dazu sind dann meistens zu viele männliche Hormone im Körper vorhanden, was einen Haarausfall auslösen bzw. verstärken kann.

Tipps gegen Haarausfall

Da Stress eine Hauptrolle bei der Entstehung von akutem und chronischem Haarausfall spielt, ist die Vermeidung von Dauerstress besonders wichtig (siehe Kapitel »Stressreduktion«, Seite 98). Ansonsten können folgende Tipps helfen:

- Massiere regelmäßig deine Kopfhaut, um Verspannungen zu lösen. Die Kopfhaut reagiert besonders empfindlich auf Stress und kann ihre Geschmeidigkeit verlieren, was wiederum die Nährstoffversorgung der Haarwurzeln hemmen kann.
- Kopfhautmassagen dienen der Entspannung des Nervensystems, sind gut für die Durchblutung der Kopfhaut und die Kräftigung der Haarwurzeln.
- Du kannst Brennnesselhaarwasser anwenden, was den Haarwuchs stimulieren soll.
- Im Ayurveda werden Kokosöl zum Pitta-Ausgleich und Johanniskraut zur Vata-Regeneration empfohlen.
- Nach dem Haarewaschen kannst du deine Haare mit kühlem Wasser nachspülen, um die Kopfhaut zu beleben und das Nervensystem zu stärken.
- Meide übermäßige Hitze und Sonneneinstrahlung, denn sie schwächen die Haarwurzeln.
- Achte auf eine ausreichende Versorgung mit Proteinen: Die beiden schwefelhaltigen Aminosäuren Methionin und Cystein bilden die Hauptbausteine des Keratins, der Grundsubstanz der Haare. Eine gute pflanzliche Quelle für Methionin sind Paranüsse und Sesamsamen. Cystein findest du u.a. in Sonnenblumenkernen, Bierhefe, Weizenkeimen, Rosenkohl und Brokkoli.
- Bevorzuge hochwertige Proteine aus verschiedenen tierischen und pflanzlichen Quellen: Hülsen-

früchte, Eier (auch eine gute Quelle von Zink), eventuell Fisch und Bio-Fleisch.

- Zinkreiche Lebensmittel sind beispielsweise auch Garnelen und Vollkornprodukte.
- Iss Hirse, Quinoa, Kürbiskerne, grünes Gemüse und getrocknete Aprikosen für die Eisenversorgung und Vitamin-C-reiche Nahrung wie Zitrusfrüchte, Sanddorn und Paprika. In Verbindung mit Vitamin C kann der Körper Eisen besser aufnehmen.
- Genieße dunkle Schokolade, Mandeln und Bananen. Sie sind wertvolle Magnesium-Quellen.
- Nüsse und Samen bieten dir einen Cocktail aus B-Vitaminen.
- Meide Zucker und Koffein und iss wenig Fleisch.

Tees für den Haarwuchs Du kannst den Tee trinken und zudem in abgekühlter Form als Haarspülung verwenden. Massiere dafür den Tee nach der Haarwäsche gründlich in das handtuchtrockene Haar, ohne ihn danach auszuspülen.

- Basilikumtee wirkt als natürlicher Testosteron-Blocker.
- Brennnesseltee ist reich an Vitaminen und Mineralstoffen, wirkt basisch und hilft daher gegen Übersäuerung des Körpers.
- Bockshornkleetee enthält eine einzigartige Kombination aus entzündungshemmenden Saponinen, ätherischen Ölen und Vitaminen aus dem B-Komplex.
- Rosmarintee ist gut für Kopfhaut und Haar, zum Beispiel bei juckender und trockener Kopfhaut, Schuppen und Haarausfall, den er mindern und sogar ganz stoppen soll.
- Salbeitee wurde schon in der Antike gegen Haarausfall angewandt. Er fördert eine gesunde Kopfhaut.

Nahrungsergänzungsmittel

- Eisen versorgt die Haarwurzeln mit Sauerstoff. Bei Eisenmangel, insbesondere wenn du kein Fleisch isst und/oder unter starken Regelblutungen leidest, kannst du Eisenpräparate zu dir nehmen.
- Vitamin C begünstigt die Eisenaufnahme und ist unverzichtbar für eine gesunde Haarpracht.
- Magnesium und Zink beugen der frühzeitigen Alterung des Haars vor, indem sie freien Radikalen den Zugang zu den Haarwurzeln blockieren. Magnesium reguliert nervliche Anspannung und hilft daher gegen Stress.
- B-Vitamine sind äußerst wichtig für die Haare, sie bilden sozusagen ihren Kraftstoff und jedes hat eine besondere Aufgabe im Aufbau von Haarwurzeln und Keratin.
- Bierhefe stellt eine ideale Nahrungsergänzung dar, denn sie enthält sowohl B-Vitamine und 16 Aminosäuren, als auch 15 verschiedene Mineralstoffe und Spurenelemente.
- Brennnesselsamen fördern erfahrungsgemäß und traditionellen Quellen zufolge den Haarwuchs und sorgen für dichtes, glänzendes Haar.
- Der Ayurveda empfiehlt bei Haarverlust Triphala und Ashvaghanda.

Hilfreiche Asana Kreisen der Beine (Seite 58)

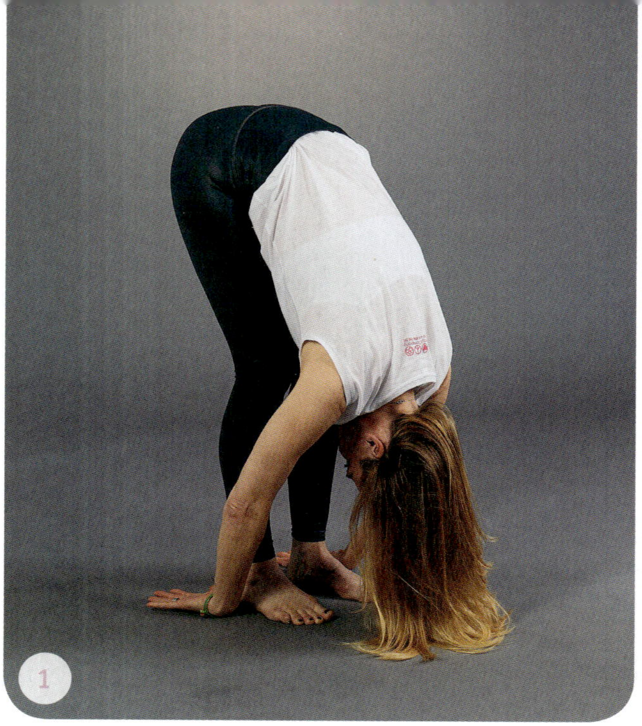

1

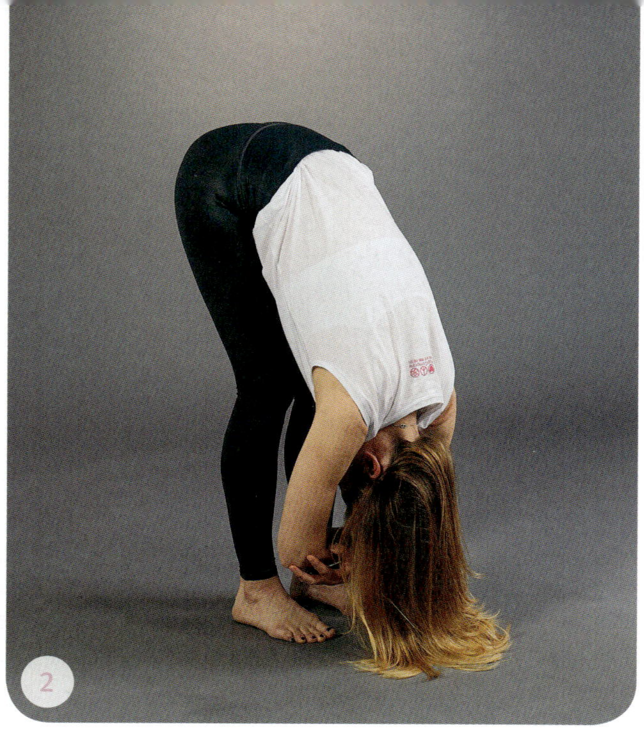

2

Stehende Vorbeuge

Uttanasana

- Stelle dich hin, die Beine hüftbreit auseinander, die Füße stehen parallel, die Knie sind leicht gebeugt.
- Lass deinen Oberkörper nach vorne sinken. (1) Greife eventuell deine Ellenbogen und lass deinen Rücken aushängen, Schultern und Nacken sind entspannt. (2)
- Du kannst ein paar Mal mit dem Oberkörper nach rechts und links schaukeln, damit die Gewebe noch ein bisschen mehr gelockert werden. Entspanne die gesamte Gesichtsmuskulatur, die Kopfhaut, den Unterkiefer.
- Lenke den Fokus auf Kopfhaut und Haare und atme 5–10-mal tief im siegreichen Atem (Seite 40).
- Lenke danach die gebündelte Energie in Gesicht und Haare (Seite 42).
- Löse die Haltung, indem du die Beine eventuell noch etwas mehr beugst und den Rücken ganz langsam Wirbel für Wirbel von unten nach oben wieder aufrollst.

Wirkung: Wirkt beruhigend auf Nervensystem und Gehirn. Oberkörper und Kopf befinden sich in einer Umkehrposition, was die Durchblutung von Gesicht, Gehirn und Kopfhaut intensiviert, wodurch die Funktion der Haarfollikel angeregt werden kann. Auf energetischer Ebene weisen Haarprobleme darauf hin, dass das Prana (die Lebensenergie) nicht richtig fließen kann. Yoga und Atemübungen (Pranayama) aktivieren das Prana und lassen es fließen, das kann sich positiv auf die Haare auswirken.

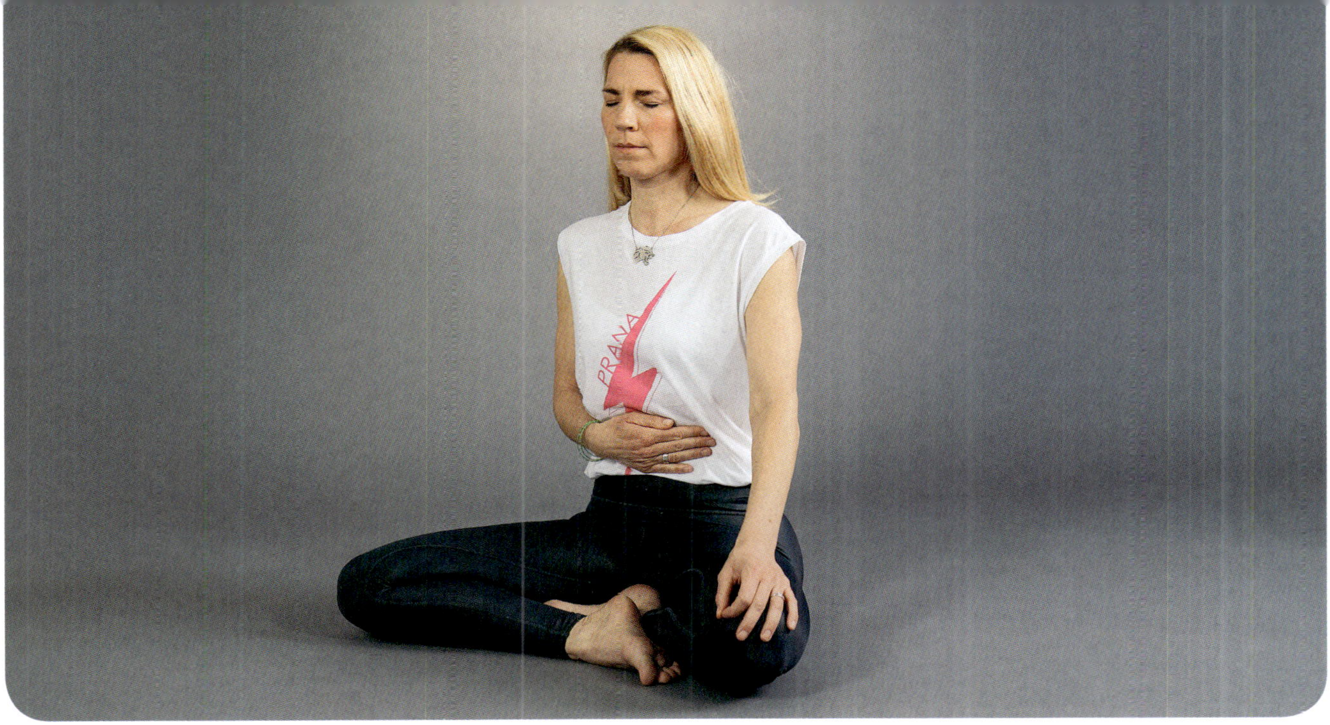

Schädelleuchten

Kapalabhati

- Setze dich gerade und aufrecht in eine Meditationshaltung. Lege die Hände entspannt auf den Oberschenkeln ab, schließe die Augen. Atme ruhig und tief durch die Nase ein und wieder aus, entspanne die Bauchdecke.
- Bereite die 1. Runde Kapalabhati vor: Lege eine Hand auf den Nabelbereich. Atme kurz in den Bauch ein und ziehe dann mit der Ausatmung kräftig den Bauchnabel zur Wirbelsäule. Fokussiere dich auf die Ausatmung, die Einatmung kommt ganz von alleine. Die Atmung ist kräftig und geht schnell.
- Atme insgesamt 40 Atemzüge und dann tief aus.
- Atme wieder ein und fülle die Lungen nur zu ¾. Halte dann den Atem an (Kumbhaka) und verweile so lange, wie du es ohne Anstrengung kannst.
- Dann atme vollständig aus und halte die leere Lunge für ein paar Momente (Rechaka).
- Atme wieder tief ein und vollständig aus und bereite dich auf die 2. Runde vor.
- Insgesamt 3 Runden und dazwischen jeweils einen Atemzug mit Kumbhaka und Rechaka. Atme danach noch ein paar Mal ruhig und tief und spüre nach.

Achtung: nicht während der Menstruation und in der Schwangerschaft üben!

Wirkung: Diese Atmung unterstützt die Sauerstoffversorgung der Hirnzellen, was sich positiv auf das Nervensystem auswirkt. Sie hat eine belebende und entgiftende Wirkung.

Schilddrüsen-unterfunktion

Bei einer Schilddrüsenunterfunktion erschöpft sich die Schilddrüse und ist nicht mehr fähig, genügend Hormone zu produzieren. Der Auslöser ist in den meisten Fällen eine autoimmun verursachte Schilddrüsenentzündung Typ Hashimoto. Dabei zerstört das Immunsystem nach und nach das Schilddrüsengewebe. Auch hier können hormonelle Dysbalancen den Ausschlag geben.

In den Wechseljahren kann die Schilddrüse ermüden, denn sowohl der Abfall der Östrogenproduktion, als auch eine relative Östrogendominanz können ihre Funktion beeinflussen.

Folgende Faktoren spielen bei der Entstehung einer chronischen Schilddrüsenunterfunktion eine ernst zu nehmende Rolle: chronischer Stress, Mangel- oder Fehlernährung, hohe Blutzuckerwerte, Verdauungsprobleme, verborgene Infektionen, Umweltgifte.

Bei Dauerstress wird die Schilddrüsenfunktion automatisch heruntergeregelt, was zu einer anhaltenden Unterdrückung der Schilddrüse führen kann. Stress verbraucht zudem lebenswichtige Nährstoffe wie Selen und Magnesium, die dann nicht mehr für die Schilddrüse verfügbar sind. Sie sind jedoch notwendig für ihre Hormonproduktion und dienen ihr als Schutz vor Entzündungen.

Tipps bei Schilddrüsenunterfunktion

Falls du unter chronischem Stress leidest, suche Wege, dich langfristig davon zu befreien. Die in diesem Buch aufgezeigten Methoden wie Yoga, Atemübungen, Meditation und Yoga Nidra können dir dabei helfen. Auch ein geregelter Tagesablauf und ein ausgeglichener Wach-Schlaf-Rhythmus sind von grundlegender Bedeutung, ebenso regelmäßige Erholungsphasen wie Auszeiten, Urlaub, Wochenenden, an denen nichts zu tun ist.

- Die Schilddrüse braucht Harmonie, um gut zu funktionieren. Auch akuter emotionaler Stress, Schocks und Traumata können sie aus dem Konzept bringen. Es ist wichtig, diese bewusst zu verarbeiten. Eine Psychotherapie kann hier hilfreich sein, ebenso verschiedene alternative Therapieformen.
- Überprüfe deinen Hormonspiegel und achte auf ein intaktes Östrogen-Progesteron-Gleichgewicht.
- Regelmäßige ayurvedische Panchakarma-Kuren können von großem Nutzen sein. Sie reduzieren überschüssiges Körpergewebe, stimulieren Verdauung und Stoffwechsel und wirken sich positiv auf Stimmung und psychische Verfassung aus.
- Empfehlenswert ist ein überwiegend pflanzlicher und glutenfreier Ernährungsstil, der den Blutzuckerspiegel konstant hält.
- Deine Ernährung sollte ausreichend natürliches Jod enthalten, denn die Schilddrüse ist auf Jod angewiesen, um ihre Hormone zu produzieren. Dieses essenzielle Spurenelement ist sozusagen der Treibstoff der Schilddrüse. Allerdings sind synthetische Jodverbindungen, wie sie beispielsweise in jodiertem Speisesalz enthalten sind, mit Vorsicht zu genießen, denn sie sind der Schilddrüse fremd und meistens nicht vollkommen rein. Zudem entsteht hier die Gefahr der Überdosierung. Dr. Aviva Romm schreibt, dass viele von Hashimoto betroffene Frauen von einer Verschlimmerung ihrer Symptome berichten, selbst wenn sie Jod als Nahrungsergänzung nur sparsam dosieren.[26]
- Bevorzuge natürliche Jodquellen. Dazu zählen insbesondere Meeresprodukte wie Meersalz, Meeresalgen (zum Beispiel Dulse, Nori, Meersalat, Wakame), Meeresfisch und -früchte (auch eine gute Quelle von Selen).
- Selen findest du außerdem in Kokos, Paranüssen, Hülsenfrüchten,

Sesamsamen und Sonnenblumenkernen.

- Garnelen, Eier und Vollkornprodukte liefern dir Zink.
- Nüsse und Samen sind reich an B-Vitaminen.
- Pflanzliche Eisenquellen sind u.a. Hirse, Quinoa, Kürbiskerne, grünes Gemüse und getrocknete Aprikosen.
- Iss Obst mit wenig Fruchtzucker (alle Sorten von Beeren, Aprikosen, Grapefruits, Limetten, Zitronen, Kiwis, Orangen, Pfirsiche usw.)
- Verfeinere deine Speisen mit Gewürzen wie Ingwer, Koriander oder Kurkuma. Sie enthalten wertvolle sekundäre Pflanzenstoffe.
- Rohes Kohlgemüse (Kreuzblütler) solltest du nur in Maßen, am besten nicht öfter als 2-mal pro Woche essen.
- Sei auch bei Sojaprodukten eher vorsichtig, denn sie können die Aufnahme der medikamentösen Schilddrüsenersatzhormone hemmen.
- Meide Milch und Milchprodukte (oder schränke sie nach Möglichkeit ein).

Nahrungsergänzungsmittel

- Selen wird im Körper in Glutathion, ein sehr wirksames Antioxidans, umgewandelt, das die Schilddrüse gegen Entzündungen und oxidativen Stress schützt. Zudem ist Selen bei der Konversion von T_4 in T_3 beteiligt und kann besonders bei autoimmun verursachter Schilddrüsenunterfunktion helfen, da es dazu beiträgt, die dabei produzierten Antikörper zu reduzieren. Da die mitteleuropäischen Böden arm an Selen sind, kann durchaus zu einer Nahrungsergänzung geraten werden, sie sollte aber nicht überdosiert werden.
- Zink spielt ebenfalls eine wichtige Rolle bei der Umwandlung von T_4 in T_3.
- Insbesondere wenn du kein Fleisch zu dir nimmst, solltest du auf deine Eisenwerte achten und eventuell Eisenpräparate zu dir nehmen. Denn bei Eisenmangel produziert die Schilddrüse weniger Hormone.
- Magnesium verbessert die Jodaufnahme.
- Nimm Vitamin D, besonders bei Hashimoto und in der Schwangerschaft zur Vorbeugung.
- Omega-3-Fettsäuren wirken entzündungshemmend.
- Das Coenzym Q 10 soll die Durchblutung der Schilddrüse positiv beeinflussen.
- In der ayurvedischen Medizin werden besonders Guggulu (indische Myrrhe) und Gewürzheilmittel wie Trikatu (Mischung aus Ingwer, langem und schwarzem Pfeffer) empfohlen.

Hilfreiche Asana Sanfter Schulterstand (Variante, Seite 70) gefolgt vom Pflug

Fisch

Matsyasana

- Auf dem Rücken liegend hebe dein Becken an und platziere deine Hände unter dem Gesäß. Die Handflächen sind zum Boden gerichtet, die Daumen berühren sich. Führe die Arme so dicht wie möglich unter dem Körper zusammen. Deine Beine liegen aneinander und bleiben in einer Grundspannung, die Füße sind gestreckt.
- Mit der Einatmung hebe deine Brust an und stütze dich auf den Unterarmen ab.
- Mit der Ausatmung lass deinen Kopf sanft in den Nacken sinken und leg ihn am Boden ab, ohne dass Gewicht auf ihm lastet. (1) Bei empfindlichem Nacken vermeide starke Spannung und führe nur den Hinterkopf sanft zum Boden.
- Zieh dein Schambein Richtung Knie und die Schulterblätter zueinander.
- Führe hier 5–10 tiefe lange Atemzüge im siegreichen Atem (Seite 40) aus und lass dabei deinen Kehlkopf vibrieren.
- Lenke die gebündelte Energie in die Schilddrüse (Seite 42).

Wirkung: Als Ausgleichsposition der Umkehrhaltungen vervollständigt der Fisch deren Wirkung und harmonisiert sie. Mit dem siegreichen Atem wird diese intensiviert, die Schilddrüse wird stimuliert. Der Atem kann frei fließen, Brust- und Herzraum öffnen sich, der Herzschlag wird reguliert. Darüber hinaus wird besonders der obere Rücken gedehnt und so einem Rundrücken entgegengewirkt. Der Fisch hat auch eine regenerierende Wirkung.

Schädelleuchten mit großem Verschluss

Kapalabhati mit Maha Bandha

- Setze dich gerade und aufrecht in eine Meditationshaltung (im Schneider- oder Fersensitz oder auf einen Stuhl), lege die Hände entspannt auf den Oberschenkeln ab, schließe die Augen. Atme ein paar Mal ruhig und tief durch die Nase ein und wieder aus, entspanne die Bauchdecke. (2)
- Führe dann die 1. Runde Kapalabhati (Seite 125) aus. Atme insgesamt 40 Atemzüge und atme dann tief aus.
- Atme wieder ein und fülle die Lungen zu ¾, halte dann den Atem mit vollen Lungen an (Kumbhaka) und verweile so lange du kannst – ohne Anstrengung.
- Dann atme vollständig aus und halte den Atem mit leeren Lungen an (Rechaka).
- Aktiviere jetzt Maha Bandha (Seite 42) und verweile hier so lange, wie es angenehm für dich ist.
- Atme wieder tief ein und vollständig aus und bereite dich auf die zweite Runde vor.
- Mache insgesamt drei Runden Kapalabhati und zwischen den Runden jeweils einen Atemzug mit Kumbhaka und Rechaka kombiniert mit Maha Bandha.
- Wenn du die drei Runden beendet hast, atme noch ein paar Mal ruhig und tief und spüre nach.

Achtung: nicht üben während der Menstruation und in der Schwangerschaft!

Wirkung: Kapalabhati in Kombination mit Maha Bandha wirkt ausgleichend und aktivierend auf die Schilddrüse.

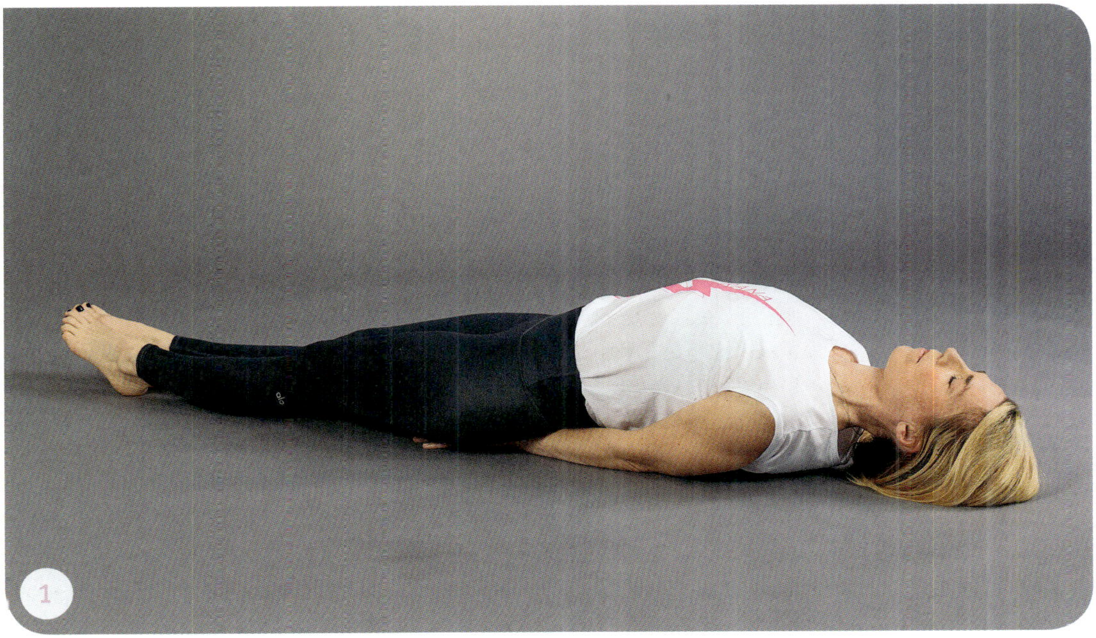

1

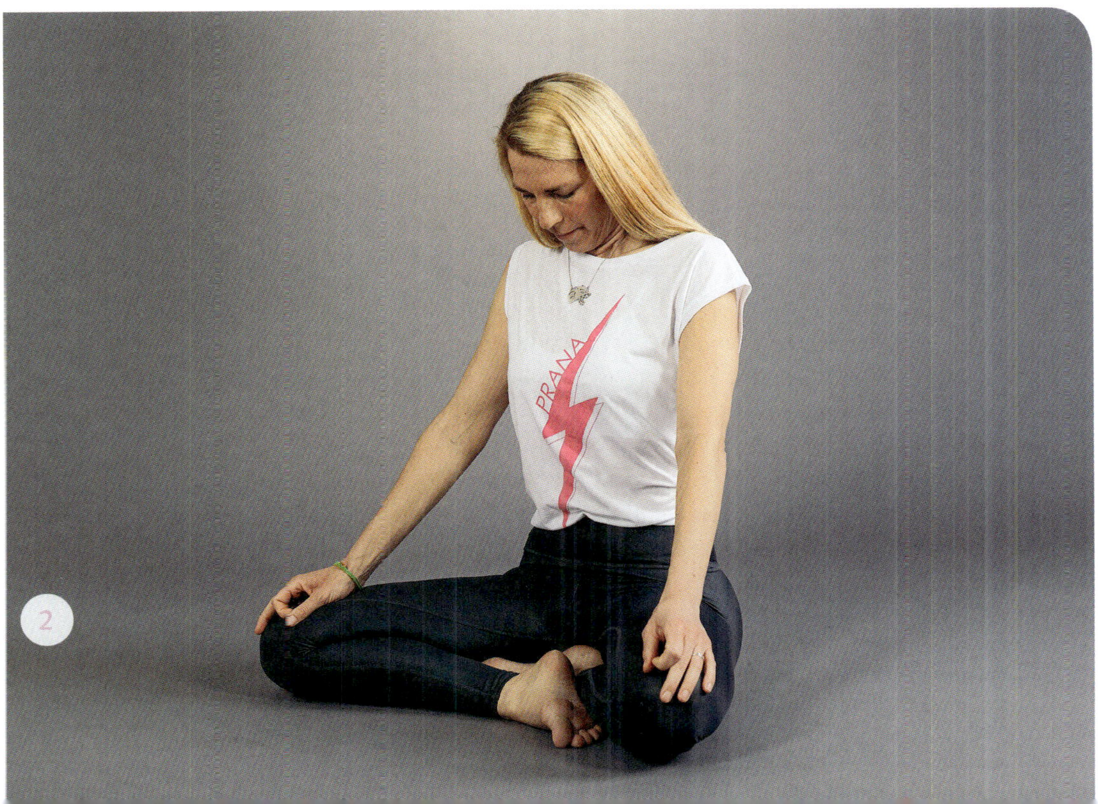

2

Erschöpfung

Erschöpfung bezeichnet das Gefühl der lähmenden Müdigkeit und vollkommenen Energielosigkeit. Wenn du ausreichend lange geschlafen hast und trotzdem morgens mit dem Gefühl aufwachst, so ausgelaugt zu sein, dass du nicht weißt, wie du deinen Tag bewältigen kannst, dann bist du definitiv erschöpft.

Erschöpfungszustände entstehen durch andauernde psychische und/oder körperliche Belastungen. Auch ein geringes Schlafdefizit kurbelt die Produktion des Stresshormons Cortisol an und kann über längere Zeit das Energieniveau merkbar schwächen.

In den Wechseljahren erfahren manche Frauen plötzlich auftretende Erschöpfungszustände, in denen sie sich auf einmal total entkräftet fühlen, ohne dass sie sich zuvor körperlich oder geistig angestrengt haben. Grund und Auslöser kann ein hormonelles Ungleichgewicht sein. Insbesondere kann ein stark absinkender Östrogenspiegel zu Veränderungen des Energieniveaus führen.

Diverse Faktoren können diese Zustände verstärken. Hierzu zählen selbstverständlich Stress und Belastungsdruck, aber auch Angstgefühle, eine eventuelle Schilddrüsenunterfunktion und Eisenmangel.

Tipps bei Erschöpfung

Wenn du dich häufig oder andauernd erschöpft fühlst, musst du lernen, genau wahrzunehmen, was für dich besonders energieraubend ist und welche Aktivitäten dich mit neuer Energie versorgen. Erkenne deine Grenzen und lerne sie zu respektieren, auch wenn du das Gefühl bekommst, weniger zu »schaffen«. Dein Körper wird es dir mit neuer Energie danken.

- Plane bewusst Auszeiten ein, in denen du vielleicht auch mal gar nichts tust (kleine Pausen im Alltag, echte Wochenenden ohne Termine und Zeitdruck, ausreichend erholsamen Urlaub usw.).
- Schaffe dir neuen Raum für Hobbys, Leidenschaften, Aktivitäten, für die du »brennst«. Sie werden dir neue Energie schenken.
- Bewege dich möglichst täglich an der frischen Luft.
- Sorge für einen ausgeglichenen, gleichbleibenden Tagesrhythmus, genügend Schlaf und eine ausgewogene Ernährung.
- Achte bei deiner Ernährung auf eine ausreichende Versorgung mit Eisen und B-Vitaminen.
- Iss Nahrungsmittel, die reich an Phytoöstrogenen sind, zum Beispiel fermentierte Sojaprodukte wie Miso und Tempeh, Leinsamen, Kürbiskerne, Oliven, Brokkoli, Cranberrys.
- Achte darauf, genügend zu trinken (Wasser, Kräutertees). Denn wenn der Körper zu wenig Flüssigkeit bekommt, kann er ermüden.
- Meide Alkohol, da er dem Körper Flüssigkeit entzieht.
- Meide Koffein und Zucker. Sie geben zwar Energiekicks, lassen danach aber das Energieniveau in den Keller gehen.

Tees bei Erschöpfung

- Rotkleetee: 2–3 gehäufte TL getrocknete Rotkleeblüten mit 250 ml kochendem Wasser übergießen, 12–15 Minuten ziehen lassen und die Blüten abseihen. Bei Bedarf kannst du den Tee mit etwas Honig süßen. Trinke davon maximal 3 Tassen am Tag und verwende diesen Tee als Kur über höchstens 5–6 Wochen. Rotklee enthält Isoflavone, die als Phytoöstrogene wirken.
- Auch Ingwertee hebt das Energieniveau: Schneide ein Stück Ingwerknolle klein und übergieße es mit heißem Wasser. Trinke 1–2 Liter des Tees nach Belieben über den Tag verteilt.

Nahrungsergänzungsmittel

- Chlorella-Algen in Form von Pulver oder Tabletten sind wahre Nährstoffbomben, die deinen Körper u.a. mit B-Vitaminen, den

Vitaminen A, C, D, E, Magnesium, Eisen und Zink sowie Omega-3-Fettsäuren versorgen.
- Aus dem Ayurveda ist insbesondere Ashwaganda (Schlafbeere oder »indischer Ginseng«) als Naturheilmittel bei Erschöpfungszuständen bekannt. Diese Pflanze soll besonders hilfreich bei körperlichem und geistigem Stress sein, verjüngend wirken und Nervensystem sowie Bewegungsapparat stärken. Ferner soll sie sowohl Gehirnleistung als auch Schlafqualität verbessern. Achtung: Bei Unverträglichkeit gegenüber Nachtschattengewächsen solltest du sie nur vorsichtig oder gar nicht anwenden.
- Die Maca-Knolle wirkt kräftigend und vitalisierend. Sie unterstützt die Balance des Hormonhaushalts und wird daher häufig bei der Behandlung von Menstruations- und Wechseljahresbeschwerden angewandt.

Körper- oder Aromaöle

- Basilikum
- Bergamotte
- Lemongrass
- Schwarzer Pfeffer

Du kannst sie auf die Haut reiben, als Kompresse bei einer Massage, im Duftbad oder zur Aromatisierung der Raumluft verwenden (siehe auch Kapitel »Aromatherapie« (Seite 101).

Hilfreiche Asanas: Es kann sehr hilfreich sein, die Übungen aus der Tibetischen Hormongymnastik (Seite 44) jeden Morgen vor dem Aufstehen zu praktizieren.

Sphinx (Yin-Yoga-Variante)

Ardha Bhujangasana

- Auf dem Bauch liegend setze die Ellenbogen unter die Schultern. Die Unterarme befinden sich im rechten Winkel zu den Oberarmen und parallel zueinander am Boden. Die Brust und der obere Bauch heben vom Boden ab, die Beine sind entspannt und öffnen sich leicht.
- Lass deine Schultern sanft nach hinten unten rollen, der Nacken ist lang.
- Schließe die Augen und entspanne Bauch, Becken, Beine und Füße. (1)
- Führe eine entspannte Bauchatmung aus. So kannst du die Organe im unteren Bauch sanft massieren.
- Bleibe für 3–5 Minuten in dieser Position und lenke deinen Fokus auf den unteren Rücken.
- Löse die Position dann behutsam, lege die Hände übereinander und lass die Stirn auf ihnen ruhen. Spüre den Energiefluss in der ganzen Wirbelsäule, besonders im unteren Rücken.
- Setze die Hände unter den Schultern am Boden ab und schiebe dich in den Vierfüßlerstand (Seite 82). Runde den Rücken und setze dich dann in die Kindhaltung (Seite 66). Verweile hier einen Moment und spüre nach.

Wirkung: Energetisierend und zugleich entspannend. Die Brustmuskulatur und die gesamte Vorderseite des Körpers werden gedehnt, der Rücken gekräftigt, Herz- und Lungenbereich geöffnet. Die Sphinx fördert ein gesundes Selbstvertrauen und stärkt die Nieren, unseren Energiespeicher. Sie wirkt zudem besänftigend auf das Nervensystem.

Wechselatmung

Nadi Sodhana

- Setze dich in einer aufrechten und bequemen Meditationshaltung hin, richte dein Brustbein auf, entspanne die Schultern und schaffe Länge im Nacken. Lege deine Handrücken auf den Knien ab und führe Zeige- und Ringfinger zusammen, die anderen Finger sind gestreckt (Chin Mudra, die Geste des Wissens). Nimm einen langen, tiefen Atemzug durch die Nase.
- Hebe jetzt deine rechte Hand und lege Zeige- und Mittelfinger zwischen beide Augenbrauen (an das Dritte Auge).
- Schließe das Nasenloch mit dem dem rechten Daumen und atme durch das linke Nasenloch ein.
- Schließe das linke Nasenloch mit rechten Ringfinger und löse den Daumen vom rechten Nasenloch: Atme durch rechts aus.
- Atme durch das rechte Nasenloch ein, schließe jetzt rechts mit dem Daumen, öffne links und atme durch das linke Nasenloch aus. (2)
- Wiederhole diesen Zyklus mindestens 6-mal. Spüre, wie deine Atmung ruhig fließen kann. Achte darauf, dass deine rechte Schulter entspannt bleibt. Schließe die Nasenlöcher im oberen Bereich (Knochenpartie), nicht im Bereich des Knorpels.

Achtung: Führe diese Atemübung nie nach den Mahlzeiten aus, warte 4 Stunden ab.

Wirkung: Bringt den Energiefluss und das Nervensystem ins Gleichgewicht und reinigt die Nadis. Diese Atemtechnik hilft besonders bei Stress, Depression und negativen Emotionen. Sie beruhigt den Geist und fördert Harmonie, Konzentration, innere Ruhe und Kraft.

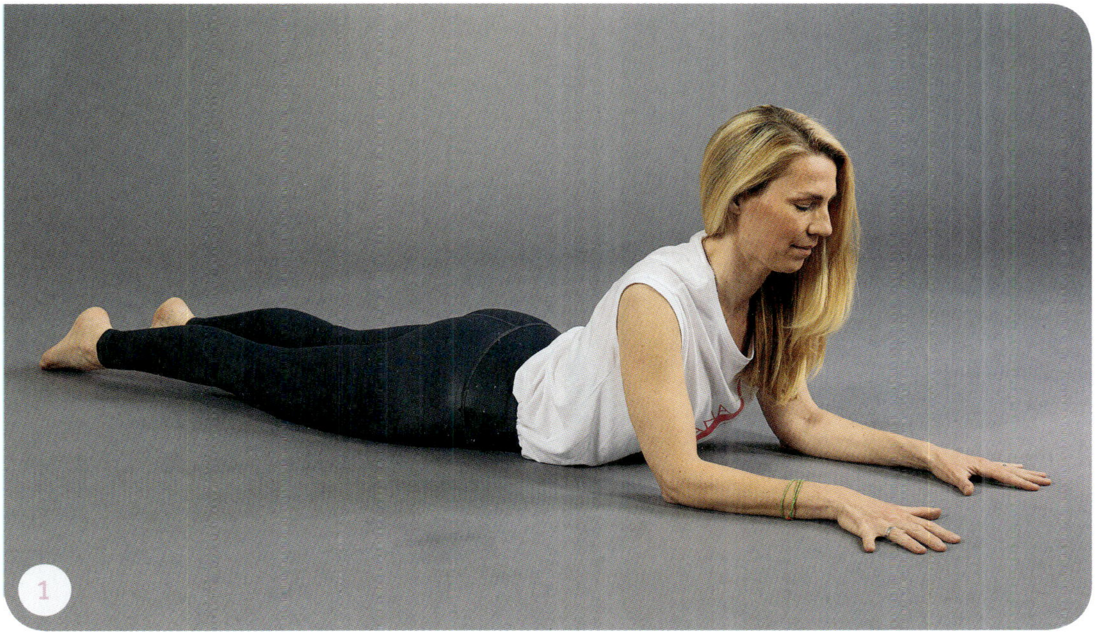

1

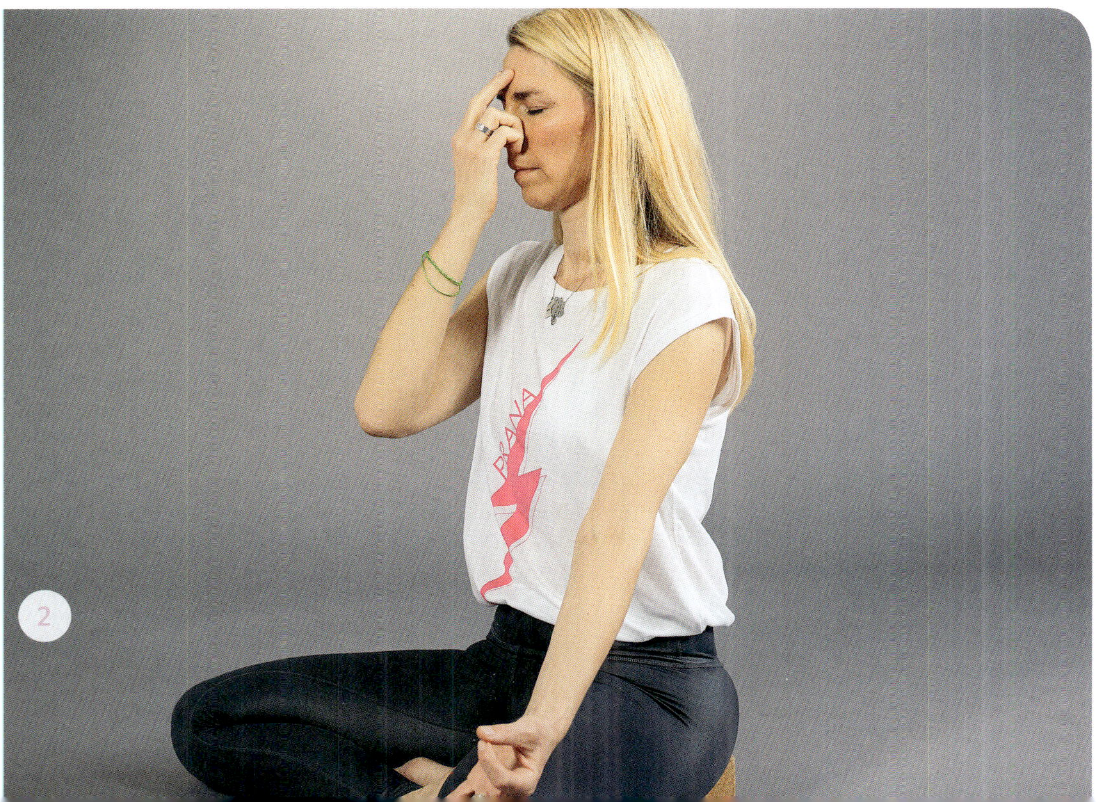

2

Angst, Panik und Herzrasen

Manche Frauen berichten von gehäuft auftretenden Angstgefühlen, die sich bis hin zu Panikattacken verstärken und sich extrem beeinträchtigend auf ihr Leben auswirken können.

Bezeichnend für Angst- und Panikzustände in der Zeit der Wechseljahre ist, dass sie ganz unerwartet, ohne jegliche Vorzeichen und in den unterschiedlichsten Situationen aus heiterem Himmel ausbrechen. Es beginnt oft mit einer unerklärlichen Nervosität und Unruhe, dann beginnt das Herz regelrecht zu rasen, kalter Schweiß überströmt den Körper, einzelne Körperteile fühlen sich taub an, Atemnot breitet sich aus. Die Frau will wegrennen, gleichzeitig fühlt sie sich vollkommen gelähmt vor Angst oder glaubt manchmal sogar zu sterben. Diese Attacken dauern in der Regel 15–30 Minuten, manchmal auch nur wenige Sekunden, und dann ist alles wieder wie vorher.

Stress, psychische Belastungen sowie Zukunftsängste können ihre Häufigkeit und Intensität verstärken. Ihre Auswirkungen belasten das Leben einer Frau mitunter immens: von chronischer Anspannung und Schlaflosigkeit über Appetitlosigkeit, Sich-Zurückziehen in einer »Angst vor der Angst« bis hin zur Arbeitsunfähigkeit.

Auch für diese emotionalen Extremzustände sind – zumindest größtenteils – die Hormone verantwortlich. Einerseits provoziert der sinkende Progesteronspiegel in der Prämenopause eine relative Östrogendominanz. Östrogen wirkt aktivierend und hemmt angstlösende Botenstoffe. Zudem kann das Progesteron seinen beruhigenden Einfluss nicht mehr voll entfalten, was die Panik verstärken kann. Andererseits bewirkt der sinkende Östrogenspiegel, dass die Nebennieren mehr vom Stresshormon Cortisol bilden, dadurch steigen Blutdruck und -zucker an, was wiederum Panikattacken auslösen kann.

Das »Herzrasen« ist ein Symptom, das durchaus unabhängig von Angst und Panik auftritt und in den Wechseljahren meistens gesundheitlich unbedenklich ist. Östrogen beeinflusst das vegetative Nervensystem, das alle unbewussten Körperfunktionen wie Herzschlag und Atmung, steuert. Durch Schwankungen im Östrogenhaushalt wird es sehr unausgeglichen stimuliert – mal mehr, mal weniger – was sich auf den Herzrhythmus auswirkt. Zudem wirkt Östrogen gefäßerweiternd, daher haben Frauen bis zu den Wechseljahren einen natürlichen Schutz vor Herz-Kreislauf-Erkrankungen. Wenn die Östrogenproduktion abfällt, ziehen sich die Arterien zusammen und Herzrhythmusstörungen können entstehen.

Tipps bei Angst, Panik und Herzrasen

Wichtig zu wissen ist, dass all diese Beschwerden in den Wechseljahren in der Regel keine ernsthaften Auswirkungen auf deine Gesundheit haben und dich nicht zu beunruhigen brauchen. Versuche daher, die Ruhe zu bewahren. Folgende Tipps können dir dabei helfen:

- Trage immer ein Fläschchen Rescue-Tropfen (Bachblüten) bei dir und greife dazu, sobald du ein Anzeichen einer Panikattacke spürst.
- Versuche, dich den Angstsituationen zu stellen, und reduziere deinen Stress. Meditation, Yoga und Atemübungen sind hier wertvolle Helfer.
- Formuliere positive Affirmationen und sage sie dir auf, binde sie in deine Meditation ein oder schreibe sie auf ein Blatt Papier und hänge sie sichtbar an die Wand. Du kannst sie auch als Sankalpa (Vorsatz) in ein entspannendes Yoga Nidra (Seite 74) integrieren. Auf diese Weisen können sich deine positiven Affirmationen im Unterbewusstsein verankern und zur Beruhigung deines Nervensystems beitragen.

- Sorge für einen ausgeglichenen Tagesrhythmus mit regelmäßigen, ausgewogenen Mahlzeiten in einer ruhigen Atmosphäre, ausreichend Schlaf und regelmäßige Schlafzeiten.
- Bewege dich viel an der frischen Luft.
- Regelmäßiges Ausdauertraining stärkt Herz und Kreislauf.
- Wechselduschen erfrischen Körper und Geist und sind ein gutes Training für die Blutgefäße.
- Trinke ausreichend stilles Wasser oder Kräutertee, um keine Mundtrockenheit entstehen zu lassen. Ein trockener Mund kann sich wie der Beginn einer Panikattacke anfühlen und erst recht Panik schüren.
- Iss viel Gemüse, um dich gut mit Vitaminen und Mineralstoffen zu versorgen.
- Sei sparsam mit Fleisch und wähle Bio-Qualität.
- Iss möglichst wenig Zucker und einfache Kohlenhydrate.
- Meide Kaffee, Alkohol und Zigaretten. Diese Genussmittel enthalten Substanzen, die das Gehirn stimulieren und starke Emotionen hervorrufen können.
- Nimm deine eigenen Bedürfnisse wahr und lerne, sie zu verstehen und ernst zu nehmen. Erlaube dir, dein Leben nach deinen eigenen Wünschen und Bedürfnissen zu gestalten.

Tees zur Beruhigung

- Lavendel zur Entspannung
- Melisse gegen die Nervosität
- Baldrian, Hopfen und Passionsblume zu gleichen Teilen gemischt beruhigen die Nerven und fördern einen guten Schlaf.

Nahrungsergänzungsmittel/Kräuter

- Magnesium wirkt stimmungsaufhellend und beruhigt Körper und Nerven. Es fördert die Muskelentspannung und sorgt somit für einen ausgeglichenen Herzrhythmus. Zudem trägt es zur Regelung des Blutzuckerspiegels und der Insulinausschüttung bei.
- Rhodiola (Rosenwurz) hilft bei Angststörungen, stärkt Psyche und Nerven. Dieses Heilkraut soll die geistige und körperliche Leistungsfähigkeit sowie einen erholsamen Schlaf fördern, Stress und Reizbarkeit reduzieren. Zugleich wirkt es anregend, daher sollte es am besten morgens oder mittags eingenommen werden.
- Mönchspfeffer und Traubensilberkerze sind altbewährte natürliche Mittel gegen Wechseljahresbeschwerden und können auch bei Angst, Panik und Herzrasen durch ihre hormonell ausgleichende Wirkung helfen.
- Baldrianwurzel kann dir zur Entspannung und zu einem erholsamen Schlaf verhelfen.
- Weißdorn (Crataegus) fördert die Durchblutung und stärkt das Herz.

Körper- oder Aromaöle

- Kamille entspannt, ohne müde zu machen.
- Lavendel wirkt beruhigend, entspannend und angstlösend.
- Melisse hilft gegen Unruhe und Nervosität.
- Rose wirkt ebenfalls angstlösend.

Tipps zur Anwendung findest du im Kapitel »Aromatherapie« (Seite 101).

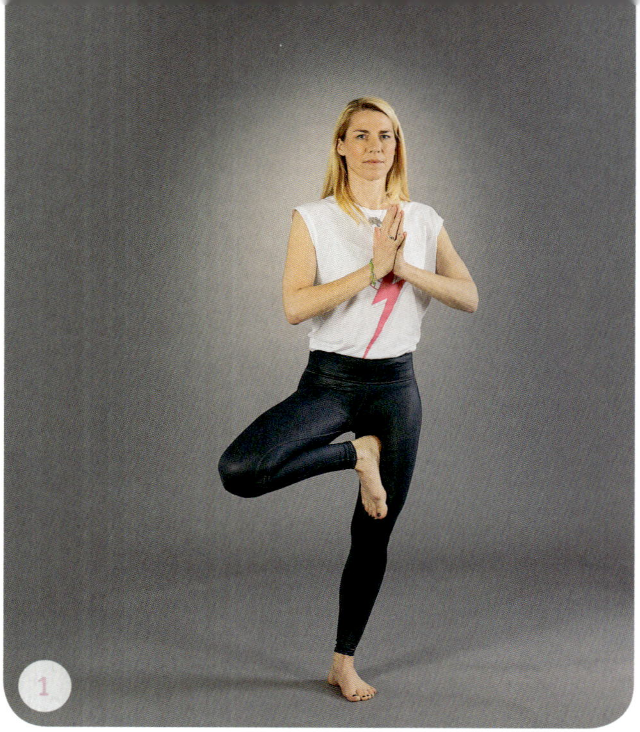

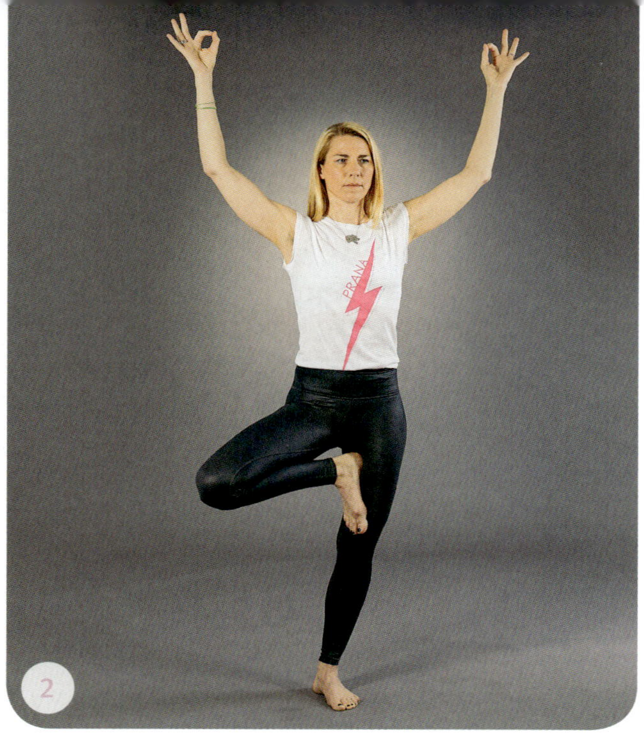

Baum

Vriksasana

- Ausgangsposition: Stelle die Füße hüftbreit auseinander und parallel.
- Verlagere dein Gewicht auf den linken Fuß und setze den rechten Fuß an die Innenseite des linken Beines (Knöchel, Wade oder Oberschenkel, je nach körperlichen Möglichkeiten).
- Führe die Hände vor dem Herzen zusammen und finde dein Gleichgewicht. (1)
- Wenn du dich stabil fühlst, kannst du die Arme über den Kopf heben. Lass dabei die Schultern sinken. (2)
- Fixiere deinen Blick, aktiviere die Beckenbodenmuskulatur und sauge den unteren Bauch heran.
- Bleibe hier, so lange du kannst, und atme tief ein und aus, gerne im siegreichen Atem (Seite 40).
- Setze dann den rechten Fuß wieder am Boden ab und wiederhole die Übung auf der anderen Seite: rechter Fuß verankert im Boden, linker Fuß an der Innenseite des rechten Beines.

Wirkung: Auf einem Bein in der Baumhaltung zu stehen, kräftigt die Beinmuskulatur und verfeinert den Gleichgewichtssinn. Die Konzentrationsfähigkeit wird verbessert, was sich wiederum positiv auf den Energiefluss auswirkt. Diese Übung wirkt stabilisierend und harmonisierend und beruhigt den Geist.

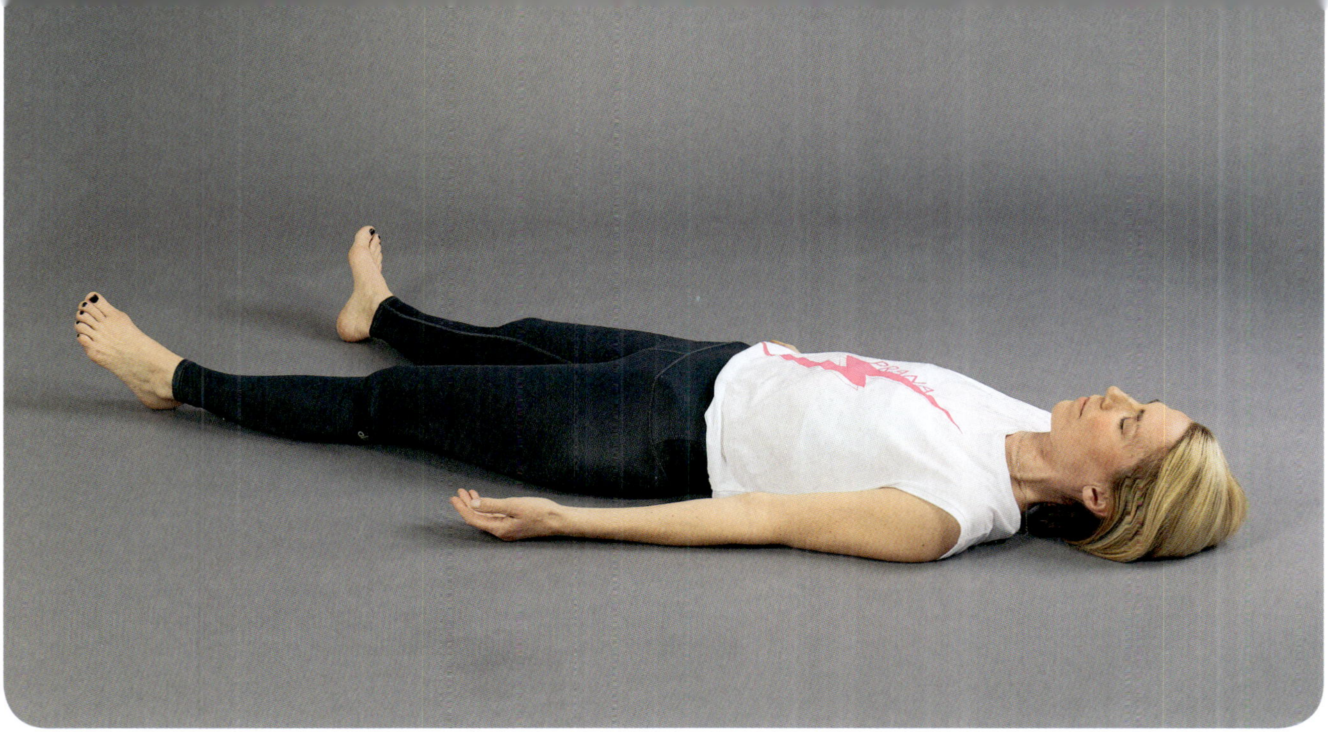

Beruhigende Atmung

Entspannendes Pranayama

- Ausgangsposition: im Sitzen, Liegen oder Stehen.
- Atme ein und zähle dabei bis drei (eventuell bis vier oder fünf, je nach Atemkapazität).
- Atme aus und zähle dabei bis sechs (eventuell bis acht oder zehn). Die Ausatmung ist immer doppelt so lang wie die Einatmung.)
- Führe diese Atemübung täglich mindestens 4 Minuten lang vor dem Schlafengehen aus und immer, wenn dich Unruhe, Panik oder Herzrasen überkommen.

Wirkung: Diese einfache Atemübung beruhigt Körper und Geist, fördert die Konzentration und einen meditativen Zustand, da der Verstand durch das Zählen fokussiert bleibt.

Service

Bezugsadressen für Kräuterbitter und homöopathische Arzneimittel:

www.hoerbs.com

www. calendula-kraeutergarten.de

www.ceresheilmittel.ch

Literatur

[1] Dinah Rodrigues: Hormon-Yoga. Schirner 2005

[2] Bei der Beschreibung der Hormondrüsen orientieren wir uns an: Rosina Sonnenschmidt: Endokrine Drüsen. Basiskräfte der Spiritualität. Narayana 2016

[3] Hans Selye: The stress of life. McGraw-Hill 1956; Hans Selye: Stress in health and disease. Butterworth 1976

[4] www.psych.mpg.de/2559909/news_publication_13846531_transferred?c=25056

[5] Christiane Northrup: Weisheit der Wechseljahre. Zabert & Sandmann 2016

[6] Sattva beschreibt eine ayurvedische Ernährungsform, die den Körper und den Geist so rein und harmonisch wie möglich halten soll. Also vegan oder vegetarisch, energetisch wertvoll, leicht und erdend süß, z. B. süßes Obst, gekochtes Gemüse, gekochter Reis und Getreide, Nüsse, Mandeln, Cashewkerne, Sesam, Milch, Sahne und Honig; als Gewürze: Fenchel, Anis, Kümmel, Süßholz.

[7] Raja Yoga ist einer der klassischen Yogawege und wird mit Ashtanga Yoga (dem »achtgliedrigen Yogapfad«) gleichgesetzt, wie er im Yogasutra von Patanjali beschrieben wird.

[8] https://www.ncbi.nlm.nih.gov/pubmed/21241460

[9] http://journalmedizin.de/magen-darm/beeinflussen-darmbakterien-unsere-hormone/

[10] »Koffein wirkt, indem es ein Hormon imitiert, das den Nebennieren signalisiert, mehr Adrenalin auszustoßen. Die Nebennieren denken dann, dass eine stressauslösende Situation vorliegt und von ihnen erwartet wird, zusätzliche adrenale Hormone zu produzieren.« Aus: Ralph T. Golan: Herbal Defense, Seite 280

[11] www.ncbi.nlm.nih.gov/pubmed/29661913

[12] Bei der Beschreibung der Kräuter haben wir uns angelehnt an: Margret Madejsky, Praxishandbuch Frauenkräuter. AT 2019

[13] Margret Madejsky, Praxishandbuch Frauenkräuter. AT 2019, Seite 71–72

[14] Margret Madejsky, Praxishandbuch Frauenkräuter. AT 2019, Seite 95

[15] www.ncbi.nlm.nih.gov/pubmed/17454163

[16] www.ncbi.nlm.nih.gov/pmc/articles/PMC3832176/

[17] www.pharmazeutische-zeitung.de/ausgabe-062018/gut-untersucht/

[18] vitalinstitut.net/moenchspfeffer/ www.ncbi.nlm.nih.gov/pubmed/23022391

[19] Margret Madejsky, Praxishandbuch Frauenkräuter. AT 2019, Seite 95

[20] Margret Madejsky, Praxishandbuch Frauenkräuter. AT 2019, Seite 71–72

[21] www.ncbi.nlm.nih.gov/pubmed/30283244

[22] www.ncbi.nlm.nih.gov/pubmed/18801111

[23] www.uoguelph.ca/news/2011/03/spicing_up_your.html

[24] www.ncbi.nlm.nih.gov/pubmed/23022391

[25] In einer an der Universität Sydney durchgeführten Studie (2015) bekamen 80 Frauen (20–49 Jahre alt) acht Wochen lang eine tägliche Ration von 600 mg Bockshornkleesamenextrakt. Ergebnis: ein deutlicher Anstieg von Östrogenen und freiem Testosteron und eine gesteigerte Libido.
www.academia.edu/20178611/Influence_of_a_Specialized_Trigonella_foenum-graecum_Seed_Extract_Libifem_on_Testosterone_Estradiol_and_Sexual_Function_in_Healthy_Menstruating_Women_a_Randomised_Placebo_Controlled_Study

[26] Aviva Romm: Der Aufstand der Hormone. Beltz 2018, S. 358

Stichwortverzeichnis

Bibliografische Information der Deutschen Nationalbibliothek
Die Deutsche Nationalbibliothek verzeichnet diese Publikation in der Deutschen Nationalbibliografie; detaillierte bibliografische Daten sind im Internet über http://dnb.d-nb.de abrufbar.

Programmplanung: Celestina Filbrandt
Projektmanagement: Annalena Müller
Redaktion: Ursula Brunn-Steiner, Vaihingen/Enz
Bildredaktion: Christoph Frick, Caroline Merdian

Umschlaggestaltung und Layout:
CYCLUS · Visuelle Kommunikation, Stuttgart

Bildnachweis:
Umschlagfoto und Bild S. 3: Fotografie:
© Johannes Nemecky, Hamburg; Hintergrund:
© iStock.com/Oleksandr Shcherban
Fotos im Innenteil (ausgenommen Autorenfoto Karolin Lankreijer):
© Johannes Nemecky, Hamburg
Autorenfoto Karolin Lankreijer: felix storp – fotografie
Zeichnungen: Grafikbüro Schaaf, Bellheim (ausgenommen der Grafik für das kleine Vinyasa)
Die abgebildeten Personen haben in keiner Weise etwas mit der Krankheit zu tun.

1. Auflage 2021

TRIAS Verlag in Georg Thieme Verlag KG
Rüdigerstraße 14, 70469 Stuttgart, Germany
www.trias-verlag.de

Printed in Germany

Satz und Repro: Fotosatz Buck, Kumhausen
Gesetzt in Adobe Indesign CS6
Druck: AZ Druck und Datentechnik, Kempten

gedruckt auf chlorfrei gebleichtem Papier

ISBN 978-3-432-11142-1 1 2 3 4 5 6

Auch erhältlich als E-Book:
eISBN (ePub) 978-3-432-11143-8

Schlank mit TRIAS

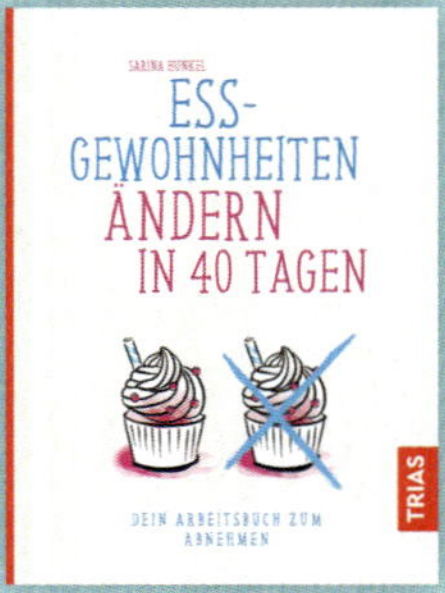

Sarina Hunkel
Ess-Gewohnheiten ändern in 40 Tagen

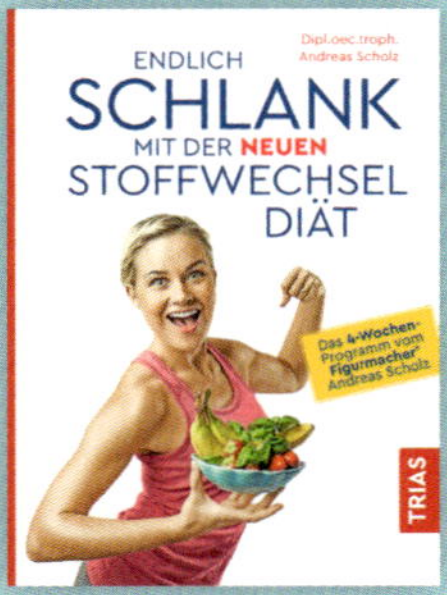

Andreas Scholz
Endlich schlank mit der Stoffwechselkur

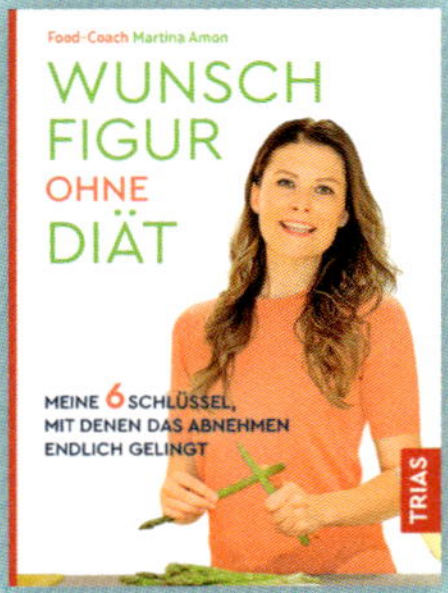

Martina Amon
Wunschfigur ohne Diät

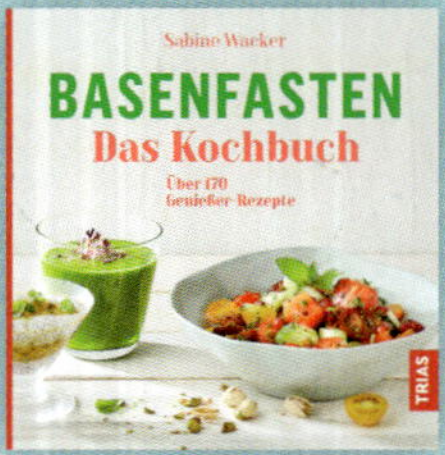

Sabine Wacker
Basenfasten – Das Kochbuch

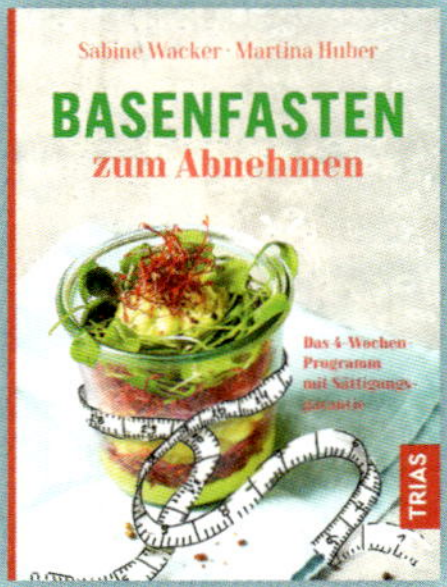

Sabine Wacker, Martina Huber
Basenfasten zum Abnehmen

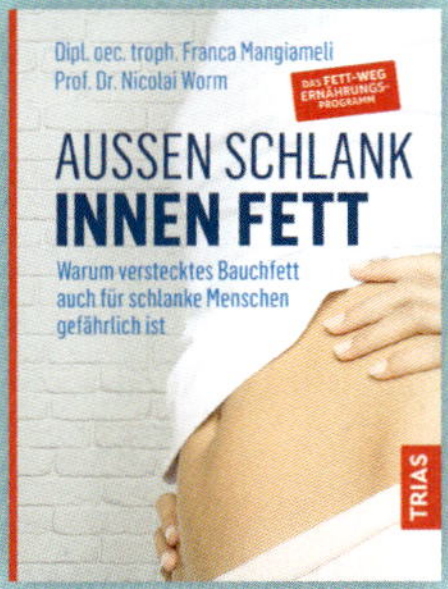

Franca Mangiameli, Nicolai Worm
Außen schlank – innen fett

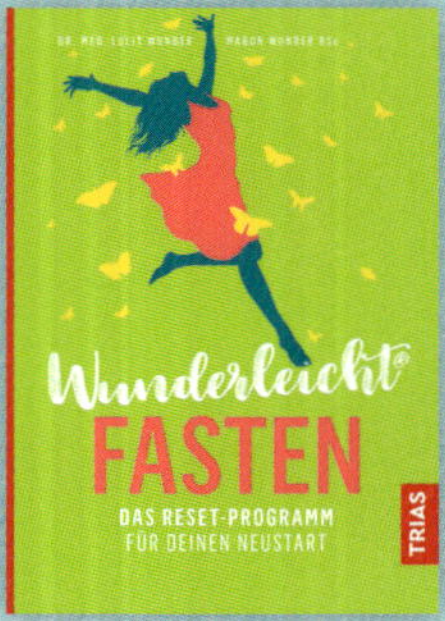

Lulit Wunder, Mabon Wunder
Wunderleicht® Fasten

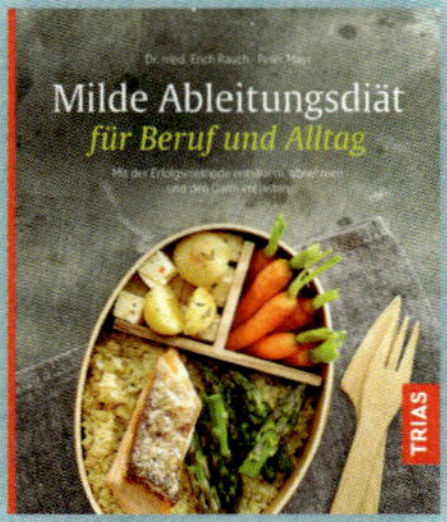

Erich Rauch/Peter Mayr
Die milde Ableitungsdiät für Beruf und Alltag

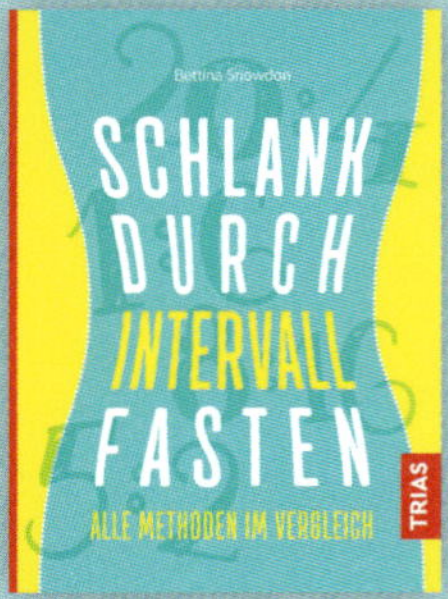

Bettina Snowdon
Schlank durch Intervallfasten

Auch erhältlich als E-Book!

Mehr Bücher finden Sie hier:
www.trias-verlag.de

TRIAS

Unterhaltsames Wissen – lebenswichtige Fakten

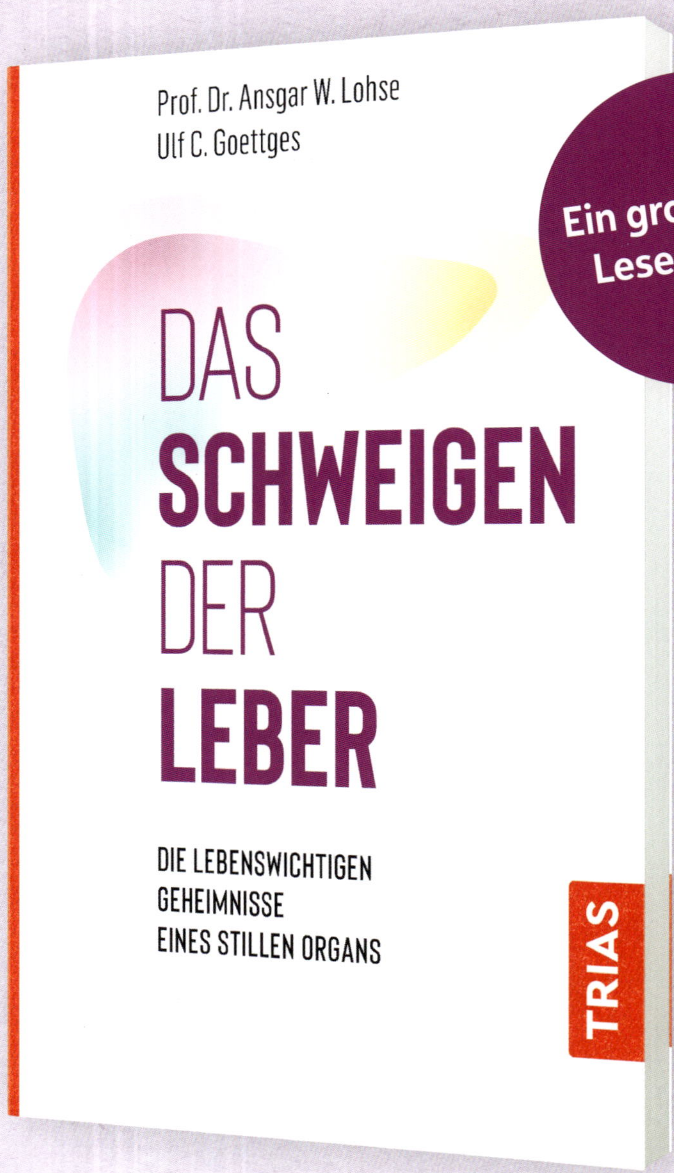

Ein großartiges Leseerlebnis

- **Dieses Buch verlängert Ihr Leben**
- **Alles zu Aufbau, Funktion und Erkrankungen**
- **Lebergesundheit, Alarmsignale und moderne Therapien**

Ansgar W. Lohse / Ulf C. Goettges
Das Schweigen der Leber
16,99 € [D] / 17,50 € [A]
ISBN 978-3-432-11271-8
Auch als E-Book

Bequem bestellen über
www.trias-verlag.de
versandkostenfrei
innerhalb Deutschlands

TRIAS